聴診器を手に

信原孝子医師のパレスチナ解放運動と地域医療

絆を生きる

信原孝子著

信原孝子遺稿・追悼文集編集委員会編

インパクト
出版会

聴診器を手に絆を生きる　目次

第三部

追悼文集

まえがき

信原孝子医師は、一九七一年から八七年までベイルートとダマスカスのパレスチナ難民キャンプで、パレスチナ解放機構（PLO）の医療部門・赤三日月社で、ボランティア医師として過ごした。パレスチナの人々からドクトーラ・サアードと親しく呼ばれ、その信頼に応えながら診療活動をつづけた。本書はその間、現地から発信された同医師の通信を遺稿集としてまとめたものである。なお本書編纂段階でパスポート裁判の記録ならびに追悼文集を加え刊行することにした。

信原医師が現地に向かった時代的背景を簡潔に以下記す。

一九四八年イスラエル建国と同時に、イスラエル軍は先祖代々居住していたパレスチナの土地を奪い家屋を破壊し、パレスチナ人を追放した。当初八五万人のパレスチナ人が、国内外での難民生活を余儀なくされた。史実はイスラエル建国前に、イスラエルのテロ組織イルグンが、パレスチナのデイル・ヤシン村を襲撃し、女・子ども二五〇人を皆殺し、極度の恐怖からパレスチナ人の集団脱走が始まっている。

パレスチナ人の抵抗運動は、生まれるべくして生まれたが、アラブ諸国はこれを危険視した。一九六四年、抵抗運動をコントロールする目的でアラブ首脳会議が開催され、パレスチナ人の代表機関（PLO）が設置された。アラブ連盟下に設置された組織で、パレスチナ人による組織ではなかった。初代議長にパレスチナ人のアハマッド・シュケイリが就任する。実質的な解放闘争は第三次中東戦争（一九六七年六月）のアラブ側の敗戦まで待たねばならなかった。これを機に、ヤセル・アラファトをはじめとする戦闘的パレスチナ人が、PLOの中核を担うことになった。一九六九年二月カイロで開催された第五回パレスナ国民会議（PNC）は、PLO議長にアラファトを選出した。

信原医師がベイルートに赴いた一九七〇年代は、パレスチナ解放闘争が全面的に展開されるアラファトの時代だった。パレスチナ民衆は一致して解放闘争を支援し、フェダーイーン（戦士）のみならず、農民、労働者、学生、文化人が一丸となり、パレスチナの解放に参与した時期である。同医師は通信の端々に深い共感をもってその状況を伝えている。「兵士は武器で、医師は聴診器で、教師は教育で、農民は鍬による」解放への呼びかけは、生活の隅々にまで行き渡り、人間解放運動へと広がっていった。当時心を捉える数々のすばらしいポスターが、家屋や壁に貼りめぐらされ、パレスチナ全土に熱気が伝わった。当時象徴的な図柄が「家のカギ」だった。一時の避難で、必ず帰宅できるとの全てのパレスチナ人の思いがこのカギに凝縮されていた。

パレスチナ解放運動は、当時のアジア・アフリカ民族解放運動と連帯しながらも、イスラエルのシオニズムを新たな植民地主義、侵略主義として捉え、世界の思想・文化の分野に新たに革新的な影響を及ぼした。パレスチナ解放運動がユダヤ人の解放を同時に志向しているとの信原医師の発信は、その一端といえる。

しかし当時の日本社会はもちろんのこと、国際社会はPLOをテロ集団、ゲリラ組織として危険視し敵視した。日本にPLO東京事務所がアラブ連盟を窓口として開設されたのは、一九七七年二月のことである。信原医師が中野まり子さんとベイルートに赴いたのは、東京事務所開設より六年前ということになる。

アラファトのPLO時代は「栄光と激動」の時代であった。信原医師はこの時代を身をもって体験した希有な存在といえる。土地を奪われ追放されたパレスチナ難民の多くは、隣接ヨルダンで難民生活を余儀なくされるが、次第にフェダーイーンの軍事的拠点となり、ついにヨルダン軍と戦闘を交えることになった。一九七〇年九月、ヨルダン軍はパレスチナ解放勢力を一掃しようとし、ヨルダン内戦が勃発した。パレスチナはこの内戦を「黒い九月」と呼んでいるが、本書で信原医師は、次のように記している。

アブ・モハメッドも、両脚切断の手術後の貧血気味の青い顔をうつむけたまま、じっとして身動きもしません。夕闇がだんだんと濃くなり、泣きながら説明してくれる看護婦さんの顔が、ますます青白く見えました。「戦車が何台も山に入り、パレスチナ兵士たちの籠っていた基地を押し潰し、何百人もが土砂で生き埋めにされている。戦車で押し潰している!」と言って、土砂が人々に被さる様子を両腕で大きく描きました。(二五〜二六ページ)

当時の現地の人々の状況を臨場感あふれるタッチで記している。

PLO本部は、この「黒い九月」のヨルダン内戦により、ヨルダンのアンマンからレバノンのベイルートに移行を余儀なくされた。レバノンに移行したPLO本部は、ベイルート西部を中心に拠点を置いた。レバノン右派のファランジスト党(キリスト教徒)は、PLOが「自国のなかの自国」を築くということで、敵意を抱きはじめた。レバノン国内の左派イスラム教徒はPLO側に同調したので、両者の対立は激化した。PLOがイスラム教徒側に加担したことで、右派ファランジスト党のPLOに対する憎悪に拍車がかかり、ついに一九八二年六月、イスラエルはレバノン侵攻を開始した。同年八月、PLOは西ベイルートから撤退を余儀なくされ、チュニスに本部を移行することになる。

撤退後の同年九月、あのサブラ・シャティーラ難民キャンプの大虐殺事件が起きた。本書の中で、信原医師は患者の眼をとおして次のように記している。

「ベイルートのシャティーラ・キャンプで家が砲撃でつぶされた。その時、一六歳と一三歳の少年が下敷きになって死んでしまった。今も朝早く目がさめて眠れない。息子のことばかり思い出す」という中年の婦人が一緒にやって来た。「パレスチナ人は武器なしに生きられないのだ」と、そのおばさんはキッパリとした口調で言った。

患者さんというより友人となってしまうことの良し悪しを考えながら、やはり、友人としてのあり方の問題なのだろうと思った。（九〇ページ）

苦渋する信原医師の内面を見る思いである。PLO本部のベイルート撤退にともない、同医師は再び難民となったパレスチナ人と共に、ダマスカス（シリア）郊外への逃れの旅をし、ヤルムーク難民キャンプでの診療を開始した。このヤルムークキャンプの責任者は、若きパレスチナの女性で幼な子をレバノンに残し、再度難民となった同胞と共にシリアにやってきた女性だ。文字どおり乾き切った大地にテントを張り、難民生活が再開された。この女性は信原医師に次のように語ったという。「ベイルートでも、このダマスカスでも、これまで多くの外交官や政治家、国連事務官やマスコミが訪ねてきた。われわれ難民生活の状況を詳しく聞き視察した。しかしわれわれの状況はその後少しも変わらない。むしろ悪化している。世界はパレスチナを見ようとしないのだ」と。

ベイルート撤退後、PLOのファタハは分裂し内乱も起きた。信原医師は厳しい状況に直面しながら、日常の医療活動は変わりなく求められた。PLOの激動期、その渦中で同医師はパレスチナ人と向き合い、患者の言葉に耳を傾けながら、医師として歩む座標軸を新たに問われはじめたといえよう。

以上、信原医師がボランティア医師として一七年間現地で活動された時代的背景を概観した。

帰国後、信原医師が一番ショックだったのは山谷の不気味さだったと記している。妻も子どももいないアルコール漬になった老人たちが、ベッドの詰まったドヤで過ごしている。病気になっても軽蔑されるのを嫌い、行く病院もない。「これはパレスチナよりひどい！」と。「アラブでは、こんなひどい人にはめったにお目にかからない。一日中食べない人は少ないし、外で寝る人はいない。家のない人はいても、友人の家で寝るか、テントがある」と。また、パレスチナ難民は、イスラエルに家屋を破壊され、「飢餓もあるし、戦争で殺されたり、手足をなくしたり、半身不随になったり、目が見えなくなったりした人が多くいるのは事実だけれども、皆、助け合って、何かを食べていた」とも記している（九九ページ）。

信原医師が、帰国後阪神医療生協診療所その後玉川診療所で、地域医療に取り組み専念されたことは、周知の通りであるが、そこには、新たな人間・信原孝子の「活躍」の世界が待ち構えていた。その姿に寄り添ってこられた林和雄さんの手記をここに紹介する。

……日本に帰国後、阪神医療生協や京都南病院などで日本の医療について勉強を始めた。一七年間というパレスチナでの活動は、日本での医療を始めるには環境が違いすぎたことと、日々進歩する医療に対応するためにはこのブランクは決して小さくはなかった。

しかし、信原孝子さんは、往診でも患者に向き合い、自分の持てる力を精一杯出し続けた。大学で同窓であった友人の診療所で医師として働き始める。大阪の泉南の地域で、居も診療所の近くに構えた。宝塚にいた母と二人で生活を始める。介護保険が始まる前には、制度外で「遊びり」と名付けた短時間の集まれる場所として、今で言うデイサービスを始めていく。歌のうまい人がいると「あんたボランティアで手伝ってや」といって、「遊びり」のボランティアとして協力者を組織していった。介護保険が始まると、ケアマネの資格を取得、医師でありながら、ケアマネの二足のわらじを履いた。地域住民の生活を支えようと突き進んでいった。自らが管理者となり、居宅支援事業所を診療所内に立ち上げる。病気だけを診るのではなく、生活全体を支える、そういう診療所の姿を追求していった。

診療所を地域医療の拠点にしようとさらに活動を広げていく。また、どこそこで地域医療を頑張っていると聞けば訪ねていった。地域で頑張っている人がいると聞けば会いに行き、語り明かす。時には強引すぎるとして反発を招くときもあった。スタッフからも言い出したら聞かないからと思われながらもみんなを引っ張っていった。

病気が進行しても診察をやめることはなかった（ホスピスに入るまで診察は続いた）。気分が少しでもいいと、集会にも出かけていった。引き留めても無駄だった。

亡くなる前に、身辺の整理を始めた。銀行からお金を引き出しこれはどこそこの運動体に、これは診療所のために使ってもらおうと、貯めたお金をカンパしていった。

診療所の経営が苦しいとき自分の給与を削って支えた。職員より安い給与でも平気だった。常に「患者のために、住民のために」が彼女を支えたよりどころだったのかもしれない。……

亡くなられる一カ月前の五月一四日、入院中の信原医師は病身を圧してネタニヤフ来日に抗議する京都集会に参加し、周囲の人々を驚かせた。渾身をふり絞っての参加は、パレスチナと心を同じくする同医師の最後の意志表示となった。日本政府とイスラエルとの軍事、経済での急接近は、われわれの焦眉の課題である。

地域医療での活躍をこれから期待されていた矢先、信原孝子医師はご家族に見守られながら、二〇一四年六月一一日永眠された。

遺骨の一部はベイルートとガザを望む地中海に、友人の手により散骨された。

二〇一五年一一月　信原医師の平和実現への途を刻みつつ
信原孝子遺稿・追悼文集編集委員会（文責・村山盛忠）

難民キャンプの生と死をみつめて

第一部

信原孝子

パレスチナ人民とともに

はじめに

一九七一年春から一三年が経ってしまいました。何度か日本の母や兄、姉、そして幼い姪や甥たちに「過激派」と思われるような親不孝な放浪をなぜ今も止めないのか、少しでも分かってほしいと思ってきました。

私が南部レバノンを中心に、日本の都会生活とは違って、水も十分にない、しかも日常的に砲爆撃に曝されているパレスチナの「難民キャンプ」の人たちや、レバノンの貧農の人たちと共に暮すことが、日本から見れば奇異なことだったのだろうと今さらのように考えています。ことに旅券の期限が切れてしまい、日本には帰れても自由に外国へ出てこれなくなるのを承知で、なぜ七年間も旅券申請をしなかったのかと友人たちからも質問を受けます。一言で、あの厳しいテロ、リンチ、市街戦の続くベイルートの中で旅券どころではなかったのだと言っても、なかなか分かってはもらえないかも知れません。なぜ私が日本人としての身分よりもパレスチナ人と共に生きることを選んだのか。自分の生きてきた時代、育ってきた家庭、そして、苦しんでいる人々の中で何を見聞きし、何を考えてきたのか。私の求めてきたものは何だったのか？　私の姪や甥、そして支える会の若い人々にも、共通の一人の人間として、日本人の一人として、パレスチナの人々と共に生き続けることの意味を考え、伝えていきたいと思います。

それは、私自身が、日本にない何かを求めて旅立って以来、日本人としての自分を見失っていると思ってきたことを、捉え返していくことでもあります。日常的に問われる言葉の壁や、考え方、習慣の違いに対して、日本人として、嫌でも「自分の育ち」を意識せずには生きてこれなかったこの年月の中で、「日本の良さ」や、家族、友人への思いを一面的に切り棄ててきたのではなかったか？　あるいは、パレスチナの子供たちや母親、若者の中に、私の求める家族との絆や、友人、恋人の絆を求めてきたのではなかったのか？

レバノンから撤退して以降、それまでの一三年の生活の中で、日本での三〇年間の生活と二重映しになったパレスチナの第二の家族や友人たちへの愛着や、会えなくなってしまった人たちへの思いの中から、一枚一枚のフィルムを剥がすように私自身の姿を取り出していくと、そこには、父のない子供の一人として人一倍甘えん坊で育ってきた少女がいます。

ことあるごとに食事から洗濯の世話までしてもらっていた家族への愛着、パレスチナの豊かな土地と大きな粒の葡萄の話をしてくれたおじさんの微笑、青い眼をした、くりくり眼の少女が持って来てくれた贈りもの、神経痛のおばあさんが御馳走してくれたジャガイモと肉の料理、どんなにかパレスチナの人々の暖かさに甘えていた自分が見えてきます。レバノンの侵略戦争の中で「レバノンの闘いを死守する」と宣言をうけたときも、まだ「何とかなる」と思い、多くの報道陣が詰めかける病院で「何かやれている」という気になっていました。

「自分で自分の今後の滞在は保証してくれ」と赤三日月社総裁から言われたとき、私は、レバノンにいるパレスチナの人々を残して立ち去ることはできない、しかし自分の生命の保証を自分自身ですることができない、とジレンマに陥ったのです。日本に強制送還されるかも知れない、または、イスラエルに捕まったら拷問を受け、殺されるかも知れない、という恐怖が襲って来ました。このようなとき、「パレスチナのために殺されてもよい」と常日頃思っていたことが嘘だったのかと、自分自身が情けなくなりました。

選択の余地がない切羽詰まった状況の中で、パレスチナの人々が真っ先に命をかけ、自己犠牲を惜しまず闘っているときには、私自身も自分のことは第二のことにして必死に駆けずり回れたのですが、いざ自分が一人で自分の生命を賭けて闘うかどうかと問われたときに、やはり日本人として、いつか日本へ帰ろうと思っていた自分を再発見したのです。せめてパレスチナの人々の思いを引き継いでいくことが、日本人として生きていくことの意味だろうと、そのとき思ったのです。

するとまた、パレスチナの人々の心をどこまで理解しているのかという不安に襲われます。そんな自分への疑問を持ちながら私が日本へ帰ることの意味を考えたとき、やはり最低限、自分が放棄してきた家族への責任を果たすことと、共に学んできた友人たちの様々な信頼を裏切ってきたことに対して、共に闘っていく以外にないのだということがやっと分かってきました。

いくらパレスチナの砲弾を潜ったといっても、そしてパレスチナの兄弟たちが愛おしくとも、一方で残してきた日本の人たちへの思いは消えてはいなかったのです。否、むしろ闘いの中で、時に励ましてくれた自分の母親のようなパレスチナのお母さんたちやお父さんたち、そして兄弟のように同じ所に寝、同じ物を食べてきたパレスチナの兄弟たちに対して私が期待していたのは、日本の兄弟や母ともこのような信頼関係が作れたら良いのにという思いだったと思います。けれども日本にいるときには、家族や友人たちに甘えてきた分、家族や自分が求めていたものが何だったのか分かっていなかったのだと思います。一〇年以上経っても変らない家族の愛情や友人の愛情を再発見したとき、パレスチナの人々が家族を思う心も同じなのではないのかと気が付きました。青い鳥を求めてきた自分が、実は一人の人間として素朴な人間への愛情を求めていることを認めざるを得なかったのです。

自分が生れた日本の、そして育ててくれた母や愛してくれた友人たちに対して何をしてあげられるのか、私の幸福を願ってくれている人々の期待にどう応えていけばよいのか、考えていきたいと思います。私の少しの体験、見聞の中で、これからも問われている人間としての生き方を捉え返し、日本へ帰る日の準備をしていきたいと思います。

この手記は、とりあえず、母と兄姉、そして、いつも私のことを聞いて育っている姪や甥、そして、いつも覚えていてくれる友人たちに献げたいと思います。支える会の皆さんに応えられるかどうか、早く皆さんに直にお会いできる日が来ることを夢見つつ、私の弟や妹に応えるつもりで書いていきたいと思います。

この一年間の裁判の中で、会ったこともない人々が支援して下さるという、人間としての無上の喜びを味わった感激を大切にしていきたいと思います。この支援は、パレスチナの多くの血を流して闘っている、そして犠牲的な精神で人間を信じて死んでいった戦士たちや、深い愛情で結ばれた家族や友人たち、すべてのパレスチナの人々に対する共感であり、抑圧と戦争、貧困に対する人間としての怒りであると思います。

パレスチナへの出発

一九七〇年、安保反対のデモに東京まで行ったとき、多くの若者たちが手をいっぱいに広げて道を塞ぐほどのデモ隊が静かに行進している中で、私は、ふと六〇年安保のデモに当時、学生で初めて参加したときの新鮮な感激を思い出していました。あのとき、大阪の御堂筋を同じように手を繋ぎ合って歩いていたとき、「こんなに多くの人々が平和を求めているのか。自分の利益に及々しているのかと思っていたら、違うではないか」と、初めて「人間」というものを、そして連帯という無私の心を感じたのでした。

一九七〇年のデモは何となく精気がありませんでした。それは、年末から春にかけ、荒廃して、ほとんど学生もいなくなった大学に何度か機動隊が入り、講座制を中心とした大学の支配機構としての歪みに対して、民主化や改革を求めて闘ってきた医師、看護婦、学生の多くが大学や病院を辞めたり、何も言えなくなるという「全共闘運動の敗北」があったからです。当時、学生だけで反抗しても駄目だろうと、私なりに自分の場で教授の姿勢や研究内容に対して批判をしたりしましたが、多数の患者さんを抱え、地域の中心医療機関であった病院を自分たちの力で運営していくという考えも力もありませんでした。また、病院のすぐ隣に続く釜ヶ崎地区の労働者や市民の人々に共感を呼ぶような、そして一緒に作っていくような医療について、真剣に考えてもいなかったと思います。

そんなわけで、機動隊が入った後も、何を皆でやっていくのかが分からないまま、久し振りに東京まで行ったのです。物理的に力で押し潰されたという思いに逃げ込み、自分たちの問われている生活の中からの闘いを再度作って行くことの重要性に気づきませんでした。デモに行ってもその日だけで、あとどうしていくのか分からないのです。そんなとき、友人たちと話す中で、釜ヶ崎に診療所を作ろうかという考えもありました。それは、私が、六〇年安保も終り、もっと社会を知らなければと思って入ったサークル、社会医学研究会で釜ヶ崎の実態調査に行った経験があったからです。

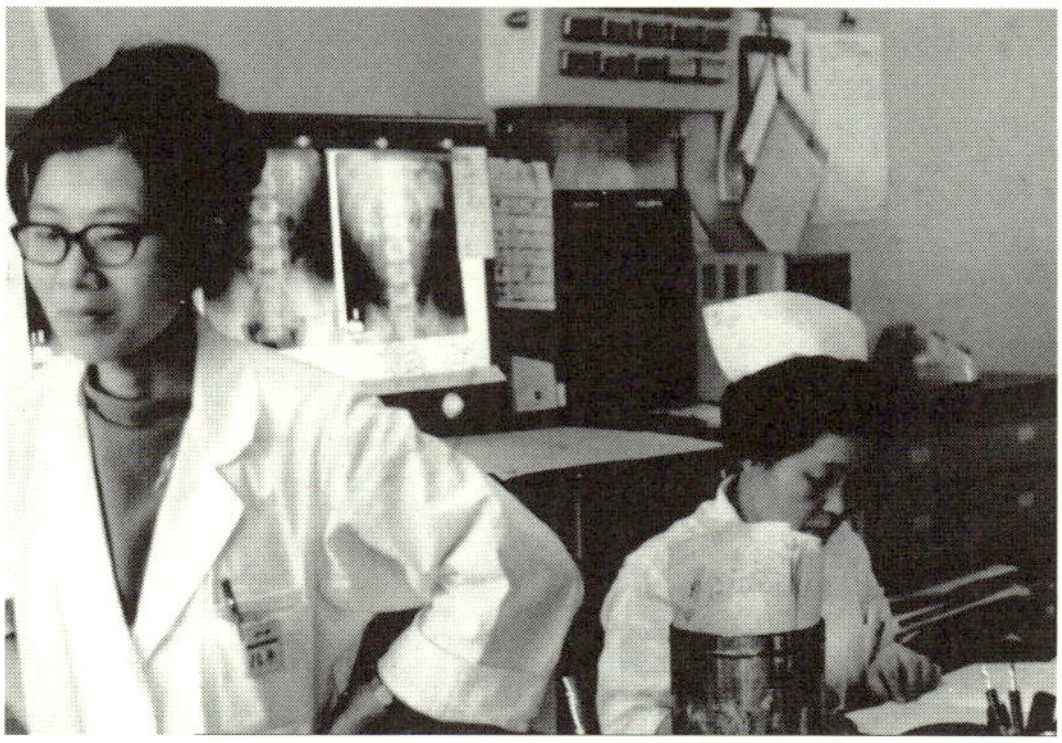
医学生時代

学生として地域に入り、労働者の生活の問題や労働現場の問題にまで関わるのはとてもじゃないがやり切れないだろうと、当時、調査だけで終っていました。けれども、まだ医学も勉強していない学生が、白衣を着て労働者にアンケートを取っていた際、「腹を刺された」と言って、冷汗をかいて苦しんでいる中年のおじさんが、「家族に送金している」と言って泣き出したとき、やっと重病なのに気づき、所長の本田良寛先生が「早く救急車を呼べ」と言われたのに驚いたこと、そのときの自分の無神経さが恥ずかしかったことが忘れられません。労働者の矛盾が渦巻いている釜ヶ崎に対して、何かやることがあるだろうくらいの考えでは、本当に釜ヶ崎の人々のことを理解できるはずがありません。無私の心がなければ、苦しんでいる人々の重荷を共に担うことに躊躇します。

そのような躊躇の中で、突然「パレスチナに行く医者を公募している」という話を聞いたのです。一人で行くなどとは考えなかった私は、他にも多勢の人が行くのだろうと思い、「行ってみようか」と言ってしまいました。「日本にいても、当面、何にも身が入らない、人のために自分を犠牲にすることもできないような自分を鍛え直すのも良いだろう」という考えもありました。

パレスチナについて私はほとんど何も知らなかったのですが、「戦争で土地を追われ、難民として生活しながら、闘っている」と聞き、「戦場に行く」ということにまず内心恐れながら、「きっとギリギリの生活の中で毎日抑圧されている人々の中に人間性があるのだろう」「日本と違う人々の強さ、団結があるに違いない」という期待に胸を膨らませました。「日本の、このイジイジした状況でボンヤリしているより、医師が必要とされている所で思いきりやる方が良いだろう」「このまま日本にいると、ますます自分が駄目になる。三〇歳を過ぎたのだから、ここで自分が変らなければ、もう変われないだろう」と、他力本願もよいところで、医師としての使命感に燃えるというような考えは二の次のことでした。

準備のために、救急医療病院へ行ったり、「中東戦争」などの本を読んだりしましたが、その中で、戦争をほとんど知らない私は、四八年、五六年、六七年とうち続く戦争があり、またイルグンなどのシオニストのテロで多くの人々が殺されたという歴史を知り、恐怖に襲われました。また、ヨルダンの難民テントの写真を見て、食べ物もないのではないかと不安になりました。

公募しているという「パレスチナ難民支援センター準備委員会」では、中野マリ子さん（キューバにサトウキビ刈りに行ってきたという元気な女性）と、他に医師がもう一人行く予定というのですが、医師はいっこうに現われません。キューバ行きを世話していた若い人々は、ボランティア活動の意義について「自発性と無償」ということを教えてくれました。

もともと高校までキリスト教の教えを受けてきた私は、「無私の精神」が尊いものであること、「人のため」に善行を行うことが、「隣りの人を愛する」ことが素晴らしいという道徳が、知らず知らずにまだ残っていたのでしょう。母には、小学生の頃から友人や姉とケンカをしても「ケンカをするのは両方が悪い」と、いつも自分を反省するようにと言われました。

友人が家に遊びに来ると「優しい子」を褒めました。私はいつも「甘えん坊」で「口が悪く」「意地悪」と批判されました。「我がまま」というのが母の口ぐせでした。「我がままを棄てて、人々を愛し」という讃美歌を歌うたびに、自分のことを言われているように思っていました。内向的だったので、母に強く叱られると、自分の部屋に閉じこもって、日記を書いて怒りを発散させ、最後には母に同情して終るのです。父が戦争で早く亡くなってしまったため、母が物心両面で苦労していることは子供にも分かるのです。自分を反省するということはなかなかできませんでしたから、母が怒るのは疲れているからだろう、お金がないからだろうなどと考えていました。だから、「我がまま」そのものはあまり変わらなかったのですが、お金の心配や、家の仕事や人に対して気を使う態度などが、知らず知らず身についていました。

極貧ということではなかったし、食事もちゃんと食べられていたのですが、私の我がままのせいか、いつもギリギリの生活をしていて、時には年の暮れに借金取りがどなり込んだり、母が質屋に自分の着物を入れていることなどを見るにつけ、貧乏というのが嫌でした。また、母が働きに出るので、私に家の掃除や夕食の仕度、片付けの当番があてがわれ、食事がまずいと叱られたり、他の級友のように自由にクラブ活動ができなかったり、母子家庭では良い就職口がないなどの話を聞いたりすると、「父が戦争で死んだことがすべての元凶だと思うようになりました。

父は無教会の信者さんで、反戦を唱えていたのに、「戦争に行ってから戦争を讃美するようになった、子供たちを残して死ぬなどという無責任は許せない」と母は言っていました。私は、兄が「当時は戦争に行かざるをえなかったのだ」と、父を弁護するのを聞いて、どちらも本当のようだと思いながら、戦争をやった元凶は当時の支配者たちの侵略の野望であったのだろうと思いました。また、父は当初戦争に反対しながらも、キリスト教の弱さのために反対し切れなかったのだろうと思いました。「父のような死に方はすべきでない。同じ死ぬのなら、共産主義者のように、殺されても戦って死ぬべきだ」と思うようになったのは、ずっと後になってからだと思うのですが。「戦争」と「貧困」、「差別」の問題は、私自身の生活の中に日常的にあるように思いました。

けれども、戦争を知らないから、戦争には侵略戦争と解放のための戦争があるということが分かるまでには、長い時間がかかりました。それは、ヴェトナム戦争のときに、いかに米軍が、南北ヴェトナムの分断と南ヴェトナムへの侵略を、非人間的な化学兵器や大量の爆弾投下によって行っているのか、それに対して、日本が後方基地として物資補給や運搬を行い、米軍を支えているのかが分かったときです。当時、南ベトナムの解放軍をベトコンと呼び、共産主義勢力の侵略と逆宣伝していた米軍も、人民のねばり強い抵抗の前で逃亡したり、ノイローゼになる兵隊たちが続出したりして、正義がどちらにあるのかがより明らかになりました。戦争、ことに大国の侵略戦争に対して怒りを感じるとき、父のような死に方はしたくないという思いと共に、差別と抑圧、貧困に対する怒りもあったと思うのです。

自分が、人を殺したり、傷つけたりすることはとてもできないと思っていても、もしも弱い者イジメする侵略者に対して闘っている人がいれば、その人たちを支えることくらいはできるだろう。悪い人たちをやっつけるという「正義の闘い」をどこまで理解し、支援することができるのか。大多数の人々が傷つけられ、家を奪われ、殺されるという、抑圧をはねのけていく抵抗そのものは、侵略戦争の元凶に対して闘っていくことであり、戦争を止めさせていく道でもあるのではないか。父が侵略者の側に立って犠牲になったことを否定し、乗り越えていく一つの方法として、侵略の側でなく、反侵略の側で、戦争を乗り越えていくこともあり得るのではないか。日本は侵略戦争を二度とやらないと言って、平和憲法を作りながら、防衛と称して二六万の軍隊を作ってしまった。日米安全保障条約で国を守るという口実で、アジアの人々に武器をつきつけようとしている。戦争をしない平和な日本を求める市民、学生のデモも、機動隊で押さえ込まれて、すぐに散らされてしまう日本。見えない力で無力になってしまっている日本。

　このように日本の現状を見ていた私は、何か遠い戦場へ赴く勇士のような錯覚に身を寄せて、パレスチナを、戦争に反対し、父親の作ってきた日本の現状を乗り越えて行くために自分を試す場として捉えていました。

　戦争や貧困に対して闘っていくことの意義や方法が本当に分かっていなかったからこそ、私の医師としての働く場があるならば、どこへでも行って、自分のやれる最大を尽

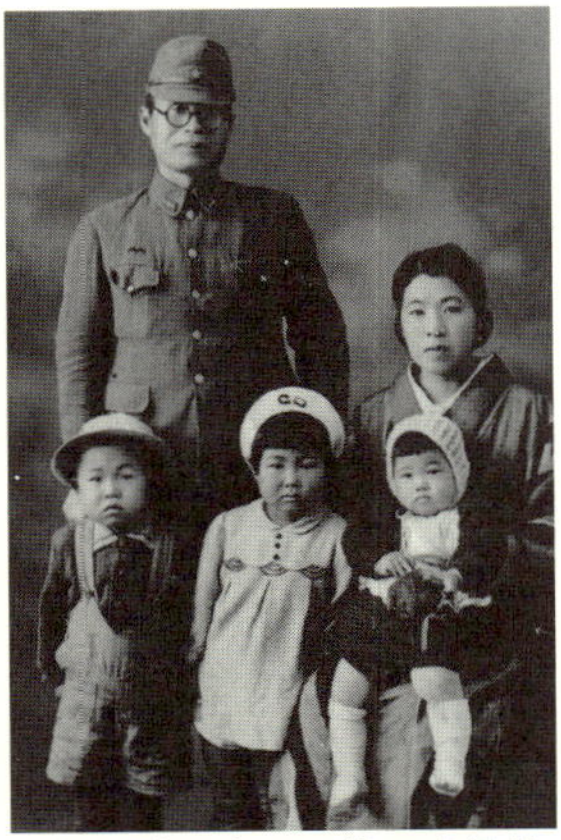

母親の膝の上で。父の出征前、家族写真。

くすことの中で、日本でできなかった何かができるようになるかもしれないと考えていたのです。女性として抑圧を受けたり、貧困の中で耐えてきたりしたという思いを正当化し、自分一人が苦しんでいるかのように思っていたのです。誰も他に行く医師がいないことが分かって、目まいを覚えるほどの不安が襲って来ても、友人たちに対して、勇気ある人間という評価をしてほしいという思いを棄てることはできませんでした。二年すれば何とか現地でもやれるようになるだろう、死んでしまわなければまた帰って来れると、「死ぬ」ことへの恐れを直視しないようにしていたと思います。

友人たちが出してくれたカンパと、アルバイトで貰ったお金を集めて、一年間くらいは自活できるだろうと、はっきりした見通しもなく出発したのです。一緒に行った中野さんの人見知りしない外交的な明るさに、私はもたれかかっていたのでしょう。飛行機が羽田を出るとき、華やかな見送りの人たちの姿が見えなくなったとき、「ほら、よく日本の上を見ておくのよ、もう見れないかも知れない」と中野さんに言われ、そんな余裕もない自分に気づきました。

(『サアード』八号、一九八四年一二月三〇日)

初めて見たアラブ・パレスチナの人々

飛行機が飛び立つと、もう引き返せないという思いのせいか、次に行く町のことを考え始め、不安も少しは和らいできました。カイロの空港を出るとすぐに、「全学連」と日本語で書いた記章を付けた若者たちが待っていてくれました。アラブ・リーグ(アラブ連盟。第二次世界大戦末期の一九四五年に創設)アラブ世界の政治的な地域協力機構。から出迎えにきてくれたのです。そんなことは予期もしていなかったので、ここで不安は全く消えてしまいました。

当時PLO事務所は、アラブ・リーグの軒の下を借りているかたちで、私がパレスチナ赤三日月社に行くのも、すべてカイロに本部を置くアラブ・リーグが公式に受入れてくれました。日本・アラブ協会がPLOとも連携を持っており、PLOからは、アラブ協会の支援を得てほしいと要請されたのです。

当時、日本には、パレスチナ連帯運動をやっている組織はなく、アジア・アフリカ連帯機構も分裂したままでした。非同盟諸国の中心だったカイロはアラブ諸国の中心でもあり、カイロの大きな建物が密集した中心部では、夜中まで夜店が賑わい、人波がまるで日本のお祭のようでした。六七年戦争以来、イスラエルの空襲に備え、土のうを積んだ町々には、ナセルに代わり、サダトの大きな顔写真が増えているようでした。まだ今日のようにサダトが憎まれていないときでした。

アラファト議長の実兄だというパレスチナ赤三日月社カイロ支部長は、こじんまりしたアパートに住んでいる奥さんと、まだ幼い息子さんを紹介してくれました。腰に差したピストルを見せ、「私たちは闘っているのです」と、誇らしげに、人なつっこく笑いました。

カイロの町の中にある女性たちの寮に案内され、身寄りのない子供たちの明るいこと、人なつっこいことにまず驚きました。私は接吻と抱擁攻めにあい、皆は歌と踊りが好きで、アラブ訛りの英語で話かけてくるのです。日本人の中でも人見知りする私は、まさに圧倒されながら、嬉しい悲鳴をあげました。中野マリ子さんは、キューバで習った歌と踊りで一緒に溶け込んでいます。私は、日本の踊りといっても知らず、日本舞踊の手まねだけして誤魔化していました。カイロにいるパレスチナ人のキャンプについて質問しても、そんなものはないと言われ、連れて行ってくれた家には立派な絨毯が敷かれていました。それでも、古いパレスチナの民謡だといって歌を聞かせてくれたおばさんは、パレスチナの話を自然に目を輝かせて話してくれるのです。

暇をみてカイロの南部郊外の貧民地区へ行きました。砂地に建つ掘立て小屋は、周りに蠅がいっぱいで、尿の匂いが立ち込めていました。何度も起こる食糧暴動のニュースを聞くたびに、この地区のことを思い出します。そして、パレスチナの人々の住むキャンプよりもひどかったなあと思うのです。

エジプトは、近代に入っていち早く西洋の思想を受け入れ独立した、民族主義運動の先駆者で、早くから共産主義者が活躍しましたが、現在も共産党の活動は認められていないといいます。生活費は安いのだけれど、給料が安く、貧富の差がひどく、出稼ぎの労働者がアラブ諸国に二百万人もいます。私の隣に住んでいる人も、七三年戦争の後、ずっとパレスチナ赤三日月社で働いています。満員のバスがぶらさがる人々を振りほどくように傾きながら走っていたカイロの街は、戦後まもなくの日本のようでした。

ベイルートの町と人々

カイロからベイルートに着いたときは夜でした。紹介状に書いてある住所を見せて、タクシーに乗りましたが、五分ほどですぐに目的地に着きました。暗闇の中から、長い銃をもち、赤ベレーに軍服の兵士たちが数人立ち現われたときには、まさか銃をこちらへ向けないかなと背筋が寒くなりました。紙きれを見て三階へ案内してくれ、何も聞かれず、ほっとしました。

あとで聞くと、彼らはパレスチナ解放軍（ＰＬＡ）で、その療養所の近くに駐留している人たちだったのです。パレスチナ解放軍という名前も実体も知らなかったのです。あとで日本の新聞に「ゲリラ病院」と書かれるようなことがあっても、日本の人たちにもっとここの実際を知ってもらうことの意義も考えていませんでした。ともかく、自分がどうやって医者として働けるのかという思いでいっぱいだったのだと思います。そして、直接自分に危害が来ない限り、人々の気持ちや、アラブの人々とパレスチナの人々の連帯や、歴史などには無頓着で過ごしていました。

まず最初にびっくりしたのは、その療養所の奥のすみっこで静かに寝ていた若い女性が、全身の火傷の跡がひどいケロイドで、顔もひきつっていたことです。ナパーム弾によるものだと説明してくれましたが、私はどう言っていいのかわからず、目を背けてしまいました。今考えると、一九七〇年九月のヨルダン内戦時の爆弾か、一九六七年戦争時のイスラエルの空爆か、どちらかだと思うのですが、イスラエルやヨルダンに対する怒りというよりも、その女性が気の毒という気持ちだけで、それ以上何も考えられませんでした。


ベイルートの町は、賑やかさと西洋的な美しさを兼ね備えた町です。海は澄んでいて青く、空は雲があっても、夜になると星がよく見え、日本の、あの煙の空と違い、空気も清々しく思いました。白い建物と緑色の窓が美しく、町の所々に杉の林があり、高層の建物も多くありました。町行く人々は、ヨーロッパ風の美しい女性や若者たち、古いアラブの長い服にネッカチーフを被ったり、黒いコートを着たおばさんたち、といろいろな服装です。古い町の中心では、アラブ風の小屋のような商店街と、高い建物の立ち並ぶ放射線状の街並が、映画館や生ジュースのお店、果物の屋台や小間物売りの屋台、そして靴みがきの少年たちの呼び込む声で騒然としていました。今はペンペン草が生え、古い建物や遺跡までが数万発の弾で潰されてしまっています。

この騒然とした町の新鮮な生ジュースが日本円で五〇円ぐらいと、とても安く、映画も一五〇円ぐらいで二本見られ、庶民やパレスチナ・コマンドの町というふうでした。病院の職員や看護夫さんにせがんで、何度か下町に連れていってもらいました。一度「赤線」が見たいと無理を言い、下町の奥深く、赤い灯の灯るレストラン風の劇場に入りました。舞台ではまだ何もやっていなかったのですが、ビールを持ってきてくれた女性は中年で小肥り、美しいとは言い兼ねるおばさんでした。エジプト人で、子供もいるとのことでした。

その後、安いセルビスという相乗りタクシーに乗ることを覚え、一人で町に出かけるようになりましたが、タクシーの運転手には、エジプト人の女性を口説いているのが目立ちました。ホテルで働いている女性もエジプト人が多いようです。あとで私が知った南レバノンのパレスチナの女性も、ホテルで働いているという人が何人かいました。お掃除やシーツの洗濯など、力仕事をするのです。

下町の中心にある広場には、正面にトーシバ（東芝）やミツビシ（三菱）の看板がデカデカと掲げられ、夜はネオンがつきます。初めて出た外国で、こんな大きな日本の宣伝を見て、私は複雑な気持ちになりました。パレスチナ連帯やアラブとの交流が、一般大衆や日頃進歩的な運動をしている人々の間でもあまりに遅れているのではないか、日本の大企業は世界のどこにでも店を出しているのに、と思ったのです。

商社員、新聞記者など日本人もいたようですが、あまり日本人には興味もなく、新聞記者の人々に何人か会ったくらいで、パレスチナのことに興味を持つ日本人とは、ずっと中東にいながら、今も個人的な付き合いで終っています。

何か政治的と思われるようなことに対して、日本人は警戒心が強過ぎるのかと思います。エコノミック・アニマルと言われているような日本人の現実は、まだアラブでは、同じ黒い目と黒い髪というアジアの人々に対する親近さの中であまり問われなくて済んでいるようです。

私も最初は、アラブの人々の人なつっこさ、外交的な優しさ、そして、アジア・アラブの文化的な近さというふうに、自分の側からの良さだけを見て、アラブの人々の苦しみや、西洋・アメリカに対する憎しみとも言える批判の眼を理解しませんでした。ベイルートの町は、西洋の物が無関税で入ってくるせいもあり、人々は西洋・日本の製品を自由に買い、金持ちはそれを誇りにしているようでした。けれども金持ちでない一般の人は、中国製の安い商品、台湾や香港製の服などを愛用しています。

世界の商品と世界の人々が集まる街ベイルートの郊外にある沼地や砂地に、パレスチナの人々の住むキャンプがあり、また石垣の下や林の中に隠れて、一番貧しい、売春や物もらいなどで暮らしているヌワルと呼ばれるジプシーの部落があります。日本と同じく、酒・売春・トバク・麻薬……と、何でもあるこの町のことを充分知らないうちに、私は南レバノンへ移動しました。それは、都会で育った私にとって、ベイルートの町が何か新鮮味がないようにしか思えなかったからかも知れません。町のど真ん中に爆弾や砲弾が落ちた八二年戦争や、その前の七五年から七六年にかけての内戦で市街戦になって初めてこの町の凄さが分かったのです。

パレスチナの人々――赤三日月社に入って

　赤三日月社の病院は当時、グリーン・ラインという東西ベイルートを分ける線の近くにあり、ベイルートの端っこにありました。ともかく病院で言葉と医療の実際の勉強をしようと、恐る恐る出かけて行きました。職員や看護婦さん、医師たち、皆が大歓迎してくれましたが、中でも患者さんたちは、当時ヨルダン弾圧の直後で、長期的に治療を要するコマンドたちがまだいっぱいでした。大腿骨折や顔面骨折、失明、両足切断、片手切断、胸部貫通創など、専門的外科治療を要する人が大部分で、火傷の婦人や盲腸炎の子供、胃潰瘍の若者と市民もいましたが、だいたいが外科治療でした。内科を作る余裕がなかったのだと思います。

　外科については、ほとんどやったことのない私は、回診について行ったり、病室を覗いて、患者さんの状態をまず把握することが精一杯でした。カルテや看護ノートもアラビア語が多く、詰め所で医学用語のアラビア語を教えてもらいました。病室を覗くと、手を挙げてこっちへ来いと言う元気な戦士が必ずいて、まずタバコとお茶を御馳走になり、それから皮膚病や痔や胃痛の訴えを聞いていると、本当に病気なのかなと思うほど人なつっこく、私に仕事をくれるために相談してくれているのかと思うような状態でした。

　戦場ではどんなに勇敢だったとか、また元気になったら山へ行くとか、精一杯元気に振る舞っているように見えるのです。当初私は、それは大袈裟に言っているのだろうと思っていました。あとで、負傷者の人々が自分たちだけの部隊を作っていて、最前線で闘ったり、片足や両足のない人までが車の運転をしているのに出くわして、本当だったということが分かったのですが。

　私は言葉もわからない上に外科のことも知らないので、患者さんを励ますというより、逆に励まされていたようです。マリ子さんも、看護婦さんとしての教育はちゃんと受けていなかったのですが、さっそく薬の配布や

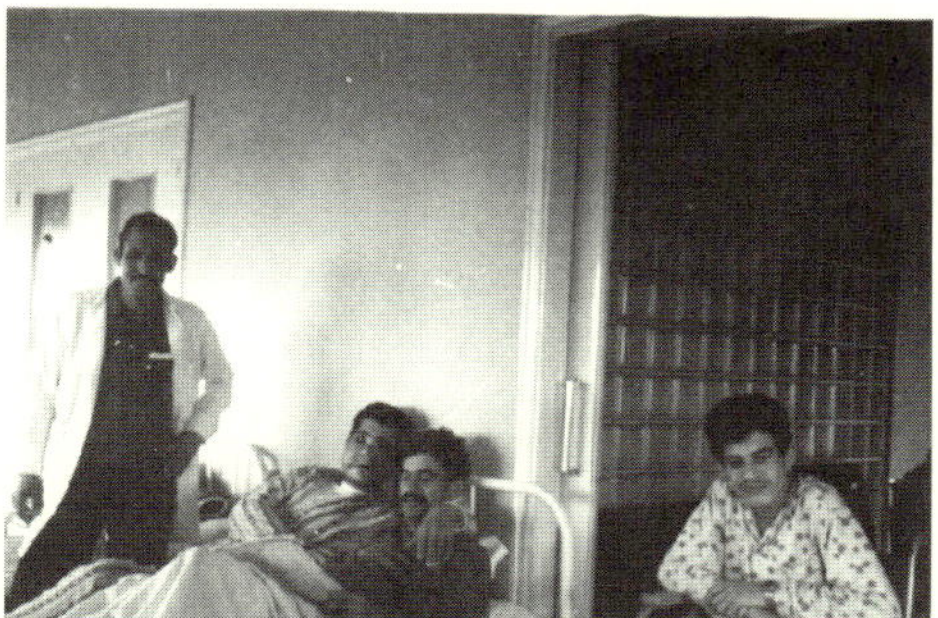

ベイルートのアル・クッズ病院

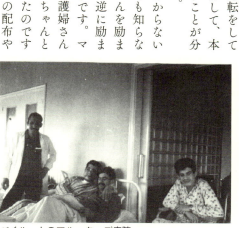

水汲みなど、できることは何でも率先してやっていました。彼女の明るさは皆に愛されていました。あるとき、私も病室でマリ子さん風にやって、歌を歌ってしまいました。看護婦さんが来て、ここは病室だからと言われ、初めて気がついたりするように、私は医者らしくない医者だったようです。

なかにはインテリ風の患者さんもいましたが、大きな負傷をしている人が多く、「戦争に行ってやられた」とか、「この病院はファタハの人が多いので充分かまってもらえない」などと不満を言うのもインテリ風の人に多いのです。彼らは、どうもファタハ以外の組織の人々で、政治的な訓練を積んでいるらしく、多くの戦士が殺されたり負傷しているのは現指導部のやり方にも責任がある、と批判的なようでした。そのことを私は青白いインテリだからと聞き流してしまいました。その後病院でハンストが起こって、初めて組織内の民主主義について考え始めました。

しばらく病院に寝起きするための、女性だけの寮を作ってくれました。看難婦さんと、外国人の医師・ボランティアが、二、三人から五、六人、三つの部屋に分かれて住みました。家具は病院のベッドしかなかったのですが、ちゃんとした鉄筋アパートだったので、私たちにとっては期待以上の物でした。そこで出会ったヨルダンから一人で来ているという看護婦さんは、すぐに近所の人と仲良くなり、しゃべりながら料理をして私たちに食べさせてくれます。水を撒いて床の掃除等するので、びっくりした私たちは、これは大掃除か？と思ったり、マリ子さんは、「家に住むようになり、嬉しいから綺麗にしたがるのだ」と言ったりしましたが、あとで判ったのは、アラブの人々は毎日床に水を撒いて、くまなく掃除をするのです。お鍋も金タワシでピカピカに磨いておくのです。台所もゴミひとつ落ちていないようにしておくのが良い主婦というわけです。私も一人アパート住いをしたことがありますが、週に一回掃除すれば良いほうだったので、そのときは、パレスチナの人々の勤勉さが分らなかったのです。

ドイツに行っていたという看護婦さんは、ドイツの共産党のことを詳しく話してくれました。そして、ヨルダンの問題では、パレスチナはヨルダンの内政に干渉しないのだと教えてくれました。ヨルダン王のパレスチナ人への弾圧の後だけに、賢明な考え方をしていると感心しました。この人はファタハのメンバーだと言っていました。

それに比べて、病院にボランティアで来ていたアメリカ人の看護婦さんはいつも、車で迎えに来ないと不満をたらたら言っていました。私は建前が強いので不満を言ってはいけないと自分に言い聞かせ、一二〜二〇分の道程を歩いて病院に通っていました。

　それでも、寮に入ってしばらくして、友人に餞別として貰った小さなパイプがなくなったときには「これは放っておけない」と、赤三日月社の責任者であったアラファト議長の弟、ファトヒ・アラファト氏に訴えました。「泥棒は良くない。ことに、外国人ボランティアでパレスチナのために来ている人から盗るとは」「革命を志す人々がなぜ？」と納得できないようでした。ある人は、「アラブ人民は、植民地支配のために抑圧されてきた。遅れている面が多いが、時間をかけて変えていくことが必要なのだ」「現状を理解してほしい」と言いました。ずいぶん後になって、イスラムは泥棒を非常に厳しく処罰し、手頸を切るという戒律のあることを知りました。皆で話し合おうと言っても、その戒律があるのだから、「自分がやった」と名乗りでることはできないし、また、物質的に恵まれていない人々が、珍しい物を見たときに欲しくなるのは当然なのだと私は考えて、やっと「持っていることが悪いのだ」と結論づけました。

　それでも、皆に気前よく贈り物をすることもなく、またまた、お茶の道具（母から貰ったもの）も失くしてしまいました。「革命を志す人は、皆で話合って反省を促す必要がある」という考えはずっと続いていました。それでも、実際に自分でやってみて成功したと思われる例はありません。生活に困っている人々がやはり多いという現実を無視して、建前で言っても仕方がないのだということが、少しは判ったような気がするのですが。


（『サアード』九号、一九八五年三月三日）

生き埋め地獄

　病院で働き出して、町にも少し慣れてきた頃、ヨルダンで、九月の弾圧にひき続き、山岳地帯に残っていたパレスチナ戦士たちに最後の止めを刺す大虐殺[1]がありました。それは一九七一年七月の末だったと思います。

　夏の夕暮れ、患者さんや看護婦さんたちと病院の屋上で夕涼みしていたときのことです。ヨルダンから単身来て同じ寮に住んでいた若い看護婦さんが、ラジオに耳を傾けながら青い顔をしてじっと何かに耐えているかと思っていると、突然泣き出しました。コマンド隊長をしていたという中年（と言っても三〇過ぎだと思いますが）の痩せこけたアブ・モハメッドも、両脚切断の手術後の貧血気味の青い顔をうつむけたまま、じっとして身動きもしません。夕闇がだんだんと濃くなり、泣きながら説明してくれる看護婦さんの顔がますます青白く見えました。「戦車が何台も山に入り、パレスチナ兵士たちの籠っていた基地を押し潰し、何百人もが土砂で生き埋めにされている。戦車で押し潰している！」と言って、土砂が人々に被さる様子を両腕で大きく描きました。私はカイロで「ヨルダン内戦で二万人の犠牲者が出た」と聞きましたが、それがまだ続くとは考えてもいませんでした。「フセイン王め！」と唇を噛み締めながら、拳で地面を叩いて怒りを悲しむ看護婦さんの痛ましい姿、そして、黙ってうつむいている両脚のない、おそらくヨルダンで撃たれ、命からがら逃げてきたであろう隊長の悲痛な表情に、私も胸が張り裂けるような思いになりました。ヨルダンに仲間や家族がいるであろうこの人々にとって、その瞬間、どんなに身を切られる思いであったことでしょう。

そのときの私は、彼らの家族のことなど、考えることもしなかったのですが、ともかく「生き埋め」と聞いて、背筋が寒くなる思いでした。「山から逃げたコマンドたちは、最後にジェラシの山に追い詰められ、シリア国境が閉まっているため、ヨルダン河からイスラエル占領下の西岸地区へ逃げている」というニュースを聞きながら、「アラブから見捨てられ、イスラエル占領地へ逃げるとは！」と、ますます口惜しさが込み上げてきました。シリアは、一九七〇年九月のヨルダン内戦時には戦車隊を出し、パレスチナ側を支援しようとしました。しかし今回は国境まで閉鎖したというのです。ここで初めてアラブ人とアラブ国家の違いを少し垣間見たのですが、歴史をよく知らなかったので私は不思議に思いました。その数日前、シリア労働党だという人々が一〇人近く病院に見舞いに来ていたり、レバノン人の外科医が働いていたりする病院の現実から見れば、決してパレスチナ人は孤立はしていないのです。

最後に聞いたのですが、このジェラシ山の最後の戦いにおいて、ファタハの軍司令官で、どの組織の人々からも尊敬されていたアブ・アリ・イヤドが殺されました。彼の写真は今も多くの事務所に掲げられ、「反ヨルダン」のパレスチナの人々の思いの象徴になっています。この隊長は片眼が義眼で片足も失っていました。この人のエピソードは人々に語り継がれていますが、その自己犠牲の精神はパレスチナ革命の精神をよく表しています。それは、地雷を仕掛けていて誤爆したとき、彼が真っ先に地雷の上に身体を投げ出し、近くにいた仲間を守った、そのために彼は片眼と片足を失った、と言うのです。このような仲間を大切にする精神は、すべてのアラブ諸国にとって、一切の保守性への批判として恐れられるものだったのです。

ヨルダン政府は、アメリカのＣＩＡの援助のもと、大虐殺を敢行したのですが、それは、単にＰＦＬＰ（パレスチナ解放人民戦線）のハイジャックや、ヨルダン政府に対する批判だけでなく、パレスチナの武装闘争とその徹底的な革命性に対する、言い換えれば、その人間性と、どの組織も一体となって連携していることに対する恐れであったと言えるでしょう。

ヨルダン政府は、ファタハがヨルダン内政不干渉の立場をとっていたにもかかわらず、革命勢力の成長がゆくゆくは王制を支えているヨルダン内の人民にも波及する恐れを、いち早く感じ取っていたのでしょう。

このニュースを聞いた日、寮に帰ると、中野マリ子さんから、「パレスチナの人々の危急の救援に駆けつけるべきだ。すぐにヨルダンへ行こう」という提案を受けました。私は外科医でないし、言葉も地理も分からないので、多少、不安だったのですが、彼女の熱意にほだされ、二人で事務局のところへ押しかけました。事務局長は、数十個もある救急袋を点検しながら、「待つように」と静かに言いました。翌日になっても動員令は出ず、ますますいらいらとした日が続きました。この出来事は、私にとってはじめてパレスチナの人々の悲しみと憤りを直接感じた出来事でした。

その後、この看護婦さんは、また単身ヨルダンへ帰りました。赤三日月社で働いていたことは隠して……。そのとき、私は相談を受けたように思いますが、偶然、彼女と再会したとき、「市民病院で働いていた身分証が欲しい」と言われました。こんな困難を背負って、彼女は今もヨルダンで働いているのだろうと思います。あの虐殺を聞いたとき、私は彼女やアブ・モハメッドの悲痛な憤りに同情し、涙が出て仕方なかったのですが、そんな同情だけでは、まだパレスチナの人々の生活を理解していたわけではなかったのです。

(1) ジェラシュ・アジュルーンの戦い・一九七〇年の「黒い九月事件」の後、ヨルダンにおけるPLO最後の拠点となっていたジェラシュとアジュルーンを一九七一年七月、ヨルダン政府軍が攻撃し、パレスチナ勢力を壊滅させた事件。

美しい姉妹の涙と決意

今も時々思い出す女性たちの中で、二人の姉妹と、その恋人の話があります。妹はまだ一〇代で、カイロに大学の試験を受けに行っていたとき、事務所でたまたま会ったのです。その後、私たちがベイルートで働いていると、わざわざ会いに来てくれました。英語ができる彼女は、言葉の不自由な私たちのことを心配してくれたのです。ブロンドの髪を長くカールにし、赤いワンピースなどを着こなす、おしゃれな彼女は、一見、何の苦労もなく育ったお嬢さんのようでした。私は誘われるまま、サイダの家へ一泊で遊びに行きました。恋人のような若い青年が車で迎えにきてくれました。

難民キャンプかと思っていると、サイダの港近くのカスバ（旧市街）のような小さな路地の中の、それでもブロックとセメントの、古い家に着きました。二階建てで、家の中は広く、ベランダも植木もあり、サロンはゆったりしていて自由な雰囲気で、多くの姉妹たち、お母さんが大歓迎してくれました。お父さんに会った記憶がないのですが、家族のことをよく聞かないうちに浜辺まで案内してくれ、港につき出たトルコ時代の海の城を見せてくれました。そこは有名な観光地だったのです。フェニキア時代からの古い遺跡が集められており、海は透き通るように石が見え、魚が見えました。私は単なる興味で誘われるままきたのですが、こんな優雅なことをしていて良いのかな、と少し後悔していると、お姉さんが帰って来て、彼女と何かこそこそしていました。お姉さんは、妹と違い、色が少し黒く、話していました。お姉さんは、妹と違い、色が少し黒く、髪の毛も黒く、美人というより何となく悲しげで、黒い服を着ていました。目は黒く大きく、スペイン人のような感じといえば良いのでしょうか。アラブの人々には、数千年も前から、ヨーロッパとアフリカの混合するところで、肌の色・顔立ちも、兄弟ですら、タイプの違う場合が珍しくありません。両親が黒い髪の毛でも、ブロンドや金髪の子供が生れることもあります。おじいさんの時代の血が出たりするようです。

パレスチナ人というのは、聖書によるとペリシテ人とあり、海の民という意味のようですが、五千年も前にアラビア半島の遊牧民が移動、定着し、後に地中海からヨーロッパ系の人々が移民して、混血したということです。

さて、お姉さんと妹、そしてその恋人らしい青年は、私に「今から川原へ行って訓練するから、一緒に来ないか？」と、車の中で提案しました。私は、コマンドの訓練のことかと思いながら、「一緒にいても良いのなら」と言いました。この青年はレバノン人らしく、立派な家に住んでいました。果樹園があり、二階建ての新しいお家でコーヒーによばれ、近くの川原に行きました。水は少ないのでだれも泳いでいません。お姉さんが、空カンを百メートルほど離れた林の手前に置きました。誰が訓練するのか？と見渡しても誰も来ません。突然、私の横で「ガーン」と音がしたので、身体中が震え上がりました。傍で、お姉さんがピストルを、空カンめがけて撃ったのです。続けて交代で撃って、五分もしないうちに終りました。あっけにとられて、警官や軍の人が来ないかと、あとになって心配になったのですが誰も来ません。それにしても、あの遊び人風のレバノン人青年が、どうしてピストル等持っているのか？　なぜあんな所で訓練したのか？　不思議なことばかりでした。何か知ってはいけないことを知ってしまったように気がひけて、私は、姉妹が「これでもちゃんとアシュバル（ファタハの少年組織）の訓練は受けたのよ」と言って、笑っているのを見て、それ以上何も聞きませんでした。

その後、数週間してからだったと思いますが、お母さんと一緒に診療所へ、「糖尿病の薬が欲しい」と言って来ました。仕事が終ってから、ベイルートの街が一望できる山のレストランへ連れて行ってくれました。帰りに、海岸で夜の海を見ながら、手すりにもたれて、妹は静かに話し出しました。

「実は、私のいいなづけは闘争に行って死にました」と言って、涙が頬を伝わっているのに、私はびっくりしてしまいました。月明りに、ほの白い彼女の顔は、いつもの朗らかな少女っぽい顔と違い、ほんとうに苦しく悲しそうです。「私も戦いに行こうと思っているの。姉もじっとしてられないと言っているのです。」こんな若い娘さんが、一見、平和で幸せそうな生活の中でも、七月のヨルダンの虐殺のくやしい思いをこれほどに思い詰めているとは。私は言葉がありませんでした。恋人と思った青年は、「レバノンも、いつパレスチナ人への弾圧をしてくるか分からない。僕たちもイスラエルとアラブ反動は許せない」と言いました。車を持っていたり、お金を持っていたり、今の生活が何とかやれているということでは、人間の考え方を推し量ることはできないことが「日本とは違うな」とそのとき感じ、「恥ずかしい」と思ったのです。しかし、「民族としての、人間としての尊厳」について、本当に実感として、怒りを持って理解してはいませんでした。でも、私の「誤解」は恥ずかしかったのです。

その後、ヨルダンで女性たちだけのハイジャックがありました。数時間で逮捕されてしまったのですが、そのニュースを聞き、私は彼女たちのことを思い出しました。その後もサイダ市内へ行く機会はあっても、海岸近くまでどうやって行ったのかよく覚えておらず、私が南レバノンに移動してしまい、彼女たちとのコンタクトも切れたままになりました。彼女たちがまだヨルダンの獄中にいるかも知れないと思うと、何とかあの家を見つけ出したいと思います。それは、私の幼い頃いた日本のふるさとをもう一度見たいのと同じような気持ちです。

（『サアード』一一号、一九八五年七月七日）

パレスチナ人のアイデンティティ（身分証明書）

私は病院で外科の勉強をしようと思いましたが、手術の立ちあいを希望する若い医者が多く、なかなか順番がまわって来ません。言葉も不自由な上に、手術台が高いので足のふみ台が必要です。皮膚縫合するくらいしか役に立たないので、日本でもっと勉強してきたらよかったと思いました。やはり少しは経験のある内科系の方がよいと考え、週のうち三日はキャンプの診療所に行きました。一日百人以上の人々が朝早くから門に座って待っており、カルテがないどころか、診察する時間もない有様でしたから、自分も少しは助けることができてうれしかった。

診療所の前に、いつも髪の毛をくしゃくしゃにした三歳くらいの女の子が、五歳くらいのどろんこの服を着た男の子と遊んでいました。ある日、病院にいたコマンドが診療所に来て、「おじさんの家だ」といって連れていってくれたのは、その子供たちの家でした。五〇歳も過ぎたと思われる小太りのおじさんは、暗い土間でミシンをふんでいました。夫人が病気で亡くなり、二人の子供の面倒を見る人がいないことがわかりました。長男はまだ中学生くらいですから、女の子の髪の毛をときほぐしてあげる人がいないのです。おじさんは人のよさそうなおだやかな人で、アラブ・ギター（元はトルコのものだという）とでもいうのか、ウードを持ち出して弾いてくれました。掃除も行き届いていない一部屋の小さい家で、どろんこの子供たちは、近所の子供からもらったのか、小学校の教科書とノート、鉛筆をもって来て、アラビア語をちゃんと書いています。私はふびんに思い、女の子の髪の毛をといてあげたりしていたのですが、彼らは家で仕事をする父親に守られて幸せだったのです。

ある日、彼らはベイルート郊外の海辺に避暑に行くから、とさそってくれました。スイカや食べものをいっぱい箱につめ、毛布を何枚か抱えて、ガタゴトのタクシーにつめこんで出発しました。そこは毎夏家族でにぎわう砂浜です。バンガローもあり、ジュース売りもいます。その浜辺に毛布と何本かの木で小屋を建てました。浜辺をかけまわり、一日中泳いだり、スイカ割りをしたり、食事をつくって食べたり、のんびりと二、三日過ごすのです。おじさんは例のウードを出してひいています。息子は岩場へ行って貝をとって来ます。

ベイルートから一〇キロもないところですから日帰りもできるのですが、彼らののんびりした生活ではお金がかかるわけでもありません。カンカン照りつける太陽のきついベイルートに住む人々にとっては、海風を思いきり吸って、自由にかけまわれる絶好の保養地です。きっとパレスチナでも、こんなのんびりした生活をしていたのでしょう。貧しいといっても、日本のような、都会の雑踏の中での身心ともに疲れ切った生活よりもずっと豊かです。

一緒に行った若いコマンドも負傷をいやすために泳いで

いました。心のすみで「この若い戦士にくどかれると困る」と思っていたのですが、彼にはちゃんといいなづけがいるようで、そんな下心はなく安心しました。ところが、夕方、岩かげに座っていると中学生の男の子がやって来て、おしまいに一人前の男のようにくどき出したのです。これにはびっくりして、冗談だろうと思って聞き流していたのですが、なかなか放してくれません。やっと、「私は年がいっていて、あなたのお母さんみたいなものだ」と言って説得しました。早い人は一七、八歳で結婚するというアラブの人々は、中学生でも子供とは思っていないでしょう。それにしてもそのあまりに大人ぶった積極性に、私はほとほと感心しました。

あの子供たちも今はもう結婚し、ひょっとしたら、サブラ・シャティーラの虐殺で殺されたり、子供を失ったりしているのかもしれません。あのシャティーラの本通りに面した所に家があったからです。

彼らの貧しいけれども人間味豊かな生活は、私のつまらないセンチメンタルな子供へのあわれみなどとは無縁であるどころか、ひとりぼっちの外国人を彼らはいたわってさえくれていたのです。何の報いも求めず、自然を愛し、子供を愛し、音楽を愛していたあのおじさんは、もうこの世にいないかもしれませんが、パレスチナが育んだ人間を代表しているように思えました。

そしてまた、「優しいおじいさん」というイメージで思い出すのが、PLO議長アラファトです。私が病院に働きだして間もなくだったと思います。アラファト議長が病院の患者さんたちを見舞いに来られました。手術室にいた私に皆が二階へ行けと言うので、手術着のまま病室へ入ると、二人の患者さんに声をかけ抱擁し、キスしている小柄なおじさんがいました。何事があって見舞いに来られたのかとびっくりしながら、その全身で笑っているような優しさに、私はすっかり安心して握手をしました。小さな少年が脚の骨折で寝ていましたが、ひときわその少年をいたわり一緒に写真を撮りました。その写真はずっと大切に持っていたのですが、一〇年後その少年が立派に救急車の運転手として働いているのに再会したとき、見せてあげると、「コピーを取りたい」と言って持っていったまま、戦争でコピーもとれず、私はこっち(シリア)へ来てしまいました。

アラファト議長はそのときに限らず、どんなに忙しくても、どんな前線にも出かけ、人々を励ましていました。議長とか国家元首とかいうと、一般の人々は会うことなどできないかと思うのですが、ここでは、子供や老人、病人、遺族、どんな人でも議長に会うことができます。

病院ではじめて出会ってから、しばらく後のことだったと思います。私が朝一人で病院へ行く坂道を歩いていると、後ろから黒い大きな車が静かに近づいて来て私の横で止まったかと思うと、扉が開いてアラファト氏が車から降り、私に握手をして、また車で病院へと向かって行きました。私はあっけにとられて呆然としてしまいました。「何と丁寧な人なんだろう」というよりも、「誰かと間違ったのか」と思うくらい咄嗟のことだったのです。ムスリムの人々は外国人に対してとても親切です。それは、ずっとあとになって、これも指導的な人から、わざわざ車から降りてあいさつされたことがあって、「尊敬を表す礼儀なのだ」ということがわかったのですが、それにしても、ミニスカートでオカッパ頭の貫録もない一人の日本人に、それまでの敬意を示されるのですから、どんなに人民一人一人を大切にしておられるか伺い知れます。

キャンプに議長が来ると、子供たちが数一〇メートルの人垣をつくり、握手とキスをしてもらおうと必死です。いつもボディーガードは何人かついていますが、彼らも子供たちや人民に対しては道を開けます。山道をアラファトの車が通っていて待ち伏せをうけたり、また彼の運転手をしていて負傷した人が何人もいますが、それでも人民、仲間に対してはできるだけ直接会い、何らかの対応をしておられたので、今も人民の絶対的信頼があるのだろうと思います。

これは単にファタハやそのシンパに対してだけではなかったので、ファタハ以外の組織の人も議長への尊敬を何のこだわりもなく持っています。ずっとあとになってからですが、あるとき、南レバノンの国境近くにイスラエルが攻めてきて、二、三時間対峙が続いていたとき、私は救急車に乗って見回りに行きました。ちょうど近くの基地から出てきたサーイカ（PLO傘下の一組織）の隊長とコマンドたちの車がありました。しばらく行くと、前を軍のランドローバー（イギリス製の四輪駆動のジープ）が走っていました。救急車は追いついたのですが、突然ランドローバーが止りました。救急車に乗っていたドライバーやサーイカの隊長、看護婦さんなど、ほぼ全員が救急車を降りて、ランドローバーへ走り寄りました。見ると、助手席に乗っているアラファト議長に握手をしに行ったのです。サーイカの人々が真先にかけ寄って、ていねいにあいさつしました。いつイスラエルの弾が飛んで来るかもしれないと私はひやひやしていたのですが、皆につられて車を降り、あいさつに行きました。ことに前線で生命の危険もあるわけですから、またまた私は議長に感心してしまいました。日頃は批判もしている他の組織の人々にとっても、やはり共に闘う戦士、人民を思う心に触れると、そのような意見の違いは吹っ飛ぶのでしょう。

このような日々の人民との接触の積み重ねと、敵の猛爆の中で先頭に立って闘う姿は、レバノン戦争中にも、病院へのお見舞いや土嚢の土堀りをやっていたことなど、数え上げればきりなくあります。ことに戦傷者、負傷者、弱い者――婦人や子供――に慕われています。レバノン撤退後、私がはじめて参加した一九八三年のシリアの首都ダマスカスにおける土地の日集会では、そのことが如実に現れました。広い体育館で高いステージなどなかったので、松葉杖をついた人や子供たちが、警備員の制止をふり切って議長のところへかけ寄り、握手を求めたのです。これを観ていた日本から来た旅行団の若い人々は「おそろしい」という表現をしていました。握手やキスを求める熱情、ころんでも警備員に制止されても恥らいもなく突進する若い女性の姿は、今の日本の、平和で一見民主的な社会では考えられないことでしょう。しかし、二カ月も、爆撃の雨の下で肉親を殺され、家を破壊され、苦しんできた人々は、その喜びを、そして悲しみを、最後までベイルートにとどまって闘った議長の忍耐と非妥協性への感謝と尊敬というかたちで表したのです。

彼らの愛情、尊敬の表現は、日本人の遠慮や畏敬の表現とは正反対です。強い握手と抱擁で、感情を肌で伝えあいます。しばらく会わないと、男同士でも何回も頬にキスを交し、手を握りあったまま立ち話などしている光景はよく見かけます。手をつないで歩くのも友情の表現ですから、日本から来た人が「ゲイが多い」と勘違いしたりします。友情も家族愛を敷衍したようなところが多く、年配のおばさんが私に示してくれる愛情は、洗濯をしてくれたり、食事を食べさせてくれたり、昼寝をさせてくれたり、娘を愛するように愛するので、私自身、自分の年齢や職業を忘れてしまうことが多いのではと、自己弁護的かもしれないのですが思っています。人間としての素朴な思いやりが自然に表現できるという意味で、また大らかで実践的な人間関係があるという意味で、密室の一人ぼっちの孤独の中で見出す思いやりや配慮、遠慮からいつも連れ戻されるのです。

ベイルート空港の近くのボルジ・バラジーネ・キャンプは、道がひときわ細く曲りくねって、何回行っても迷うようなところで、トイレもない家が多いのですが、ある日、病院の食事をつくっているおばさんに誘われて、そのキャンプへ行きました。道々、ナセルの写真がいっぱい貼ってありました。「ナセルがヨルダンの弾圧を止められなかった」という日本での批判的な報道を聞いていただけに、不思議に思いました。オム・モハメドの家は、二間くらいで、子供たちの写真がいっぱい飾ってありました。彼女の元気で世話好きなお母さん振りはとても印象的だったのですが、戦死した夫の思いをひきついで、何と一〇人近くの子供たちを戦士に育てあげたのです。レバノン戦争中にも、「息子が負傷した」と、病院を捜しまわっていました。彼女の話を聞くと、「ヨルダンの弾圧やイスラエルの強奪はすべてアメリカのしわざであり、ナセルもアラブ人のために全力を尽くして闘った」と、とても明確でした。彼女は理屈ではなく、誰がアラブ人の敵かをよく知っているので驚きます。彼らがパレスチナと言うとき、それは一片の土地ではなく、自分の息子、夫、娘であり、豊かな平和な農場、果樹園と、海や山に囲まれた家族愛にはぐくまれた生活なのです。血と泥靴で踏みにじられた夫や息子、娘の写真が、今の彼らの身分証明書なのです。

パレスチナ人の人々の生活と意識（一）

病院でしばらく外科系の患者さんの余病を診たり、外科の手伝いをしていましたが、最初の三カ月はともかく言葉が分からず、毎日ものの名前を聞き書きして、まず単語を覚えようとしたのですが、一日一〇個ほどメモしても、覚える方は追いつきません。アラビア語を覚えようと苦労しているのを知ってか、協力してくれるつもりなのでしょう。医師や看護婦さんで英語をよく知っている人々も、すべてアラビア語で話しかけてくるのです。部屋に入ったとたん「オー、オー」と何か叫んでいるので、何かとキョロキョロしても何もわかりません。大きな体の看護婦さんが来て、肩を押さえつけ、近くの椅子に強い力で坐らされました。あとでわかったのは「オーディ」というのが「座れ」という意味なのです。細い口のあいたガラスの水差しをもってきて、「飲め」と言っているらしいのですが、コップがありません。とまどっていると、水差しを頭よりも高くもち上げ、細い口から直接口へ流しこみ、息もつかずゴクゴクと飲んでみせます。真似をしようとしても、口の中でいっぱいになった水は飲み込めません。服がビッショリ濡れてしまうと、まわりの人々が「キャーキャー」と笑っています。万事がこの調子なので、看護婦さんからも子供のように扱われます。あるとき、手術に立ち会っていたのですが、最後の皮膚縫合をやろうとすると、横から巨大な手が出て来て、おしのけられてしまいました。それは若い看護夫さんで、私が来るまでは彼が皮膚縫合をしていたのでしょう。私は自分の仕事が取られてしまい、日頃の言葉がわからない苦しい思いが一挙に吹き出して、その場でポロポロと泣いてしまったのです。

恥しいと思いながらどうしようもない自分に、しまいには腹が立って、そのあとは、「自分がすぐに役に立つと思う方が悪いのだ」と思うようにしました。今から思うと、彼らにとって自己主張するのは普通のことのようです。それは、日本で考えるような競争というのと少し違うように思うのですが、そのときは「ここは仕事があまりないので競争がきつい」と思ってしまいました。日本のような、表面では遠慮するというのとちがい、自分のやれる仕事は責任をとる、人からあらぬ批判をされたときは、はっきりと（感情を出してでも）反論するというのが習慣のようです。言葉がわからないという私のハンディを、同情の対象ではなく、対等に扱うことで、むしろ相手を尊重しているのです。

今思い出すと、最初の病院生活の中では、苦しい仕事のことよりも、毎日アラビア語を教えてくれる気のいい青年や、掃除婦のおばさんたちが帰りのバスの中で声を張り上げて歌ってくれる歌や、いつもおまけにご飯を沢山くれる食堂のおじさんの親切さなど、パレスチナの人々の温かさの方がずっと大きな思い出となっています。

パレスチナ人の人々の生活と意識（二）

当時、私がまだ理解していなかったパレスチナの人々の生活について印象に深く残っているのは、病院で働く若い看護婦さんの家へ行ったときのことです。その人は、ベイルート空港の近くにある、砂山と言ってよいようなボルジ・バラージネ・キャンプの、それも空港に近いところに住んでいました。

当時でも二、三万人は住んでいたでしょう。レバノン人の住んでいる町から一歩細い路地へ入ると、パレスチナの人々の住むアパートが増え、もう少し入ると丘の上に、ブロックの小さな家々が、一人しか通れない、しかも曲りくねった路地のまわりにビッシリと並んでいます。路地の上に洗い水が流れていたり、水道管がむき出しのまま道の横や真上を走っていたりするので、歩くのも注意しなければなりません。キャンプといっても、家々には木やトタンでつくった門があったり、垣根があったり、家の前に土間や前庭があり、ネッカチーフをかぶったおばさんたちが、むしろをひいて野菜の整理をしています。

数軒、または二〇軒くらいに一軒の割合かと思われるくらい、多くの小さな雑貨屋さんが営まれ、おじいさんが白いハッタをかぶって座っていたり、小学生が店番をしていたりします。

若い男性は、ジーパンにシャツといった町の服装で、学生さんらしい人や、中にはピストルを腰にさして飛びまわっている人やらで、コマンドなのかどうか区別がつきません。

子供たちの中にはドロンコではだしの子供もいます。ガキ大将らしいのや、髪を長く三つ編みにした女の子などが、「アジナビーエ！（外国人、女性形単数）」と言って、私たちのまわりに群がり、Vサインをしたり、握手を求めに来たり、写真を撮ってくれとポーズをしたりして、動けなくなります。青年や看護婦さんが、大声を出したり、追いかけるまねをしたりして、やっと子供たちがあきらめ立ち止り、それでもカラテの真似をしたり、Vサインをしています。

子供たちの人なつっこさに驚き、また大人たちが、それを「追い払う」のを少し悲しく思いながら、やっとキャンプの南端に着きました。彼女の家は裏が砂山で、海岸の近くを走る空港の滑走路に近いのです。滑走路は多くの車がフルスピードで走っている高速道路みたいに広い道ですが、そこへ出るまではまだ砂地で、子供がドロンコになって遊んでいます。乾燥地帯であるためか、草らしいものもありません。ところどころ水たまりがあったり、ゴミの山があったり、何とも殺風景です。細い曲りくねった路地に遊び場はなく、このほこりっぽい砂山が、広いというだけで子供には天国なのでしょう。

バラの花が植えてある垣根に囲まれた平屋の家に入ると、玄関口に椅子を出してくれました。庭には鳥小屋があり、ここはまだ敷地に余裕があります。パレスチナではきっと農業を営んでいたのでしょう。二人の姉妹が看護婦さんで、小さな兄弟姉妹が五、六人もいたように思います。その中の細くて小さいお兄さんが一緒に見送ってくれました。歩きながら、お兄さんは、「今コマンドをしているが、西ドイツへ働きに行くのだ」と話してくれました。片言の英語で、単語がやっと分かるくらいで「なぜか？」と聞きたくても言葉が通じません。西ドイツというと、日本のセンスでは工業が発達していますから、留学に行くか、技術者として働きに行くのか、というように思います。「今から英語、または独語の勉強をするのか？」と聞きますと、「あちらへ行けばすぐ覚えられる」というのです。私は「勇気があるなあ」と感心してしまいました。

後になって私は、西ドイツに行ったパレスチナ人は、多くが契約もちゃんとない下請日雇労働者のようなかたちが多く、住宅事情も悪く、麻薬やお酒を覚えさせられ、多くの若者が逮捕されては、イスラエルのスパイとして働かされたりするということを知りました。その話は、映画を作っているパレスチナ人で、西ドイツにいた人から聞いたものです。もしかするとあのお兄さんも、高等教育を受けていなかったようですから、きびしい労働条件の中で、アラブ人労働者の一人として差別され、警察ににらまれながら働くことになったのではないでしょうか。

ことに、七二年のミュンヘン・オリンピック村の闘争の後、多くのアラブ人学生が追放されました。外国人出稼労働者に対して、西ドイツの警官は発砲するのが常であるとも聞きます。

お兄さんは、日本人である私たちに「日本で働けるか?」と聞いていました。その他にも負傷したコマンドたちから何度か「日本に働きに行きたい」と言われたことがあります。そんなとき、私は、日本で会ったアラブ人というのは学生さんくらいしか知らないので、「言葉がむつかしい」といって断っていました。

日本にいた頃、クラスメートに台湾の人がいたりしましたが、寄宿合がボロボロであるなど、アジアの留学生に対して心良く対応しているという印象がありません。朝鮮の人々に対しても差別がきついのですから、言葉にハンディのあるアラブの人に良い職場があるとは思えません。今でも安心して日本へ行けとは言えません。

日本人で「出稼ぎ」というと、以前は「移民」というのがあったようですが、戦後、私の知っている限りでは、外国へ行くのは商社員や大学間の交流などで、「生活のため」といってもまだまだ余裕があるように思いますから、パレスチナの人々の「生活」の切実さをすぐには理解できず、「なぜコマンドを止めるのか?」ということの方が気がかりでした。

パレスチナ人の人々の生活と意識(三)

パレスチナの人々は、全アラブの中でも教育程度が高いと聞いていました。たしかにUNRWA(国連パレスチナ難民救済事業機関)の学校の先生はすべてパレスチナ人だし、市民病院や開業医で働く女性もパレスチナ人が多いことを見ると、相対的にはそうでしょう。けれども、町にいる人々は、多くが工場労働者や小商店経営者、建築労働者で、女性も、PLOの施設で働く人以外は、ホテルの清掃婦やメイド、南部の果樹園地帯では農場労働者や果物の運搬など、重労働に従事する人たちが多いようです。タクシーの運転手、町の真中に大きなお店を持っている人、下町の八百屋や魚屋などは金持の部類です。パレスチナ人といっても昔からの金持は、外国の銀行に貯金していたり、戦争前に財産を持ち出した人もいるようですが、人口の割合にすればわずかでしょう。

ことに(当時)女性で二〇歳以上の人は、ほとんど読み書きができません。英国の委任統治下で一九一七年~四八年の間、都市には学校もあったようですが、農業が中心だったパレスチナでは、大都市以外では、女性には教育は必要ないという考えがまだ多かったようです。

だから、四八年以降難民となって農地を奪われた人には未熟練労働しかなかったのです。また、戦争で夫や子供を亡くした未亡人は読み書きもできないので、分の悪い仕事しかないのです。専門教育を受けた多くの人々は、サウディアラビアや湾岸の石油産出国に技術者として出稼ぎに出るようです。

私の行った七〇年代はじめには、大学出たての医者が何人か数年の訓練期間のようなかたちで働いていましたが、米・欧で勉強した人々は「難民キャンプ」に帰ってくる率が少ないと嘆いていました。キャンプでは開業してもあまりお金にならないし、当時赤三日月社も病院を開いた直後でした。

下町の活気のある市場（スーク）に行くと、軒並簡単な小屋や古いコンクリートの建物がひしめき、街路には屋台が並んで、衣類、食品、生きたにわとりや、しめたての羊の頭や内臓などが並べられ、中国や香港、台湾製の雑貨、衣類、おもちゃなど、日常生活に必要なものが買えます。その中で、ひとかたまりになった魚屋街があるのですが、ある日「ブリ、ブリ」といって叫んでいるお店で近海ものを物色していると、「ドクトーラ！」という若者の声がしました。手招きして新鮮なアジを買えと、みせてくれるのです。

その人は、ついこの間まで入院していたコマンドらしいのです。「ここはおじさんのお店だ」と誇らし気に言い、「もう少ししたら南の山へ行くのだ」と、うれしそうにしています。そのお店は屋台ではなく、魚の水槽のある大きなお店です。

私は日本でも商売はあまり知らないので、魚屋さんというと、家族総出でやっていた、近所の飲みすけのおじさんを思い出します。大晦日にぐでんぐでんに酔って、私の家にお金を請求に来るのですが、「気が弱くて、酔わないと来れないのだ」と母は言っていました。それでも全額払えないことも多かったようです。大阪でも、私の住んでいた町は零細商店が多く、全体が貧しかったのです。だから商店といってもお金持ちとは思えなかったし、また、やりがいのある仕事とも思っていませんでした。しかしこの若者は誇らしげにキビキビと働いているのです。

アラブでは、全体的に商業は最も古くから中心的な産業だし、日本のような士農工商といった考え方もなかったようです。屋台であれ、何であれ、若者は額に汗し、またお客と楽しそうに話し合いながらまっとうな値段で取り引きをすることが、コマンドとして銃を取ることと、あまり変らないというような感じです。他にも組織内で上司や仲間とうまくいかなかったり、家族の生活や教育のためにといってアラブ湾岸諸国へ働きに出たり、商売や建築労働をしたりしては、また数年後にコマンドに復帰する人など、いろいろな人がいることをその後も知っていきました。

女性も、日頃は多くの子供の育児と生活に追われていますが、いったんキャンプで戦争になると、家族総出での炊き出し、病人の看病、子供の避難、そして私設保育所を設けます。

パレスチナ人の人々の生活と意識（四）

レバノンにいるパレスチナ人の多くは、パレスチナ北部農業地帯から来た人、ハイファやヤーファーなどの港町か来た人がほとんどで、そこはパレスチナの中でも南部の砂漠地帯よりは豊かな地方です。地理的には国境を隔てて百～二百キロしか離れていませんから、四八年戦争後も人々の往来は多く、またそれ以前からレバノンに留学に来ていたり、レバノンで生活していた人々もいます。高等教育を受けた人や、レバノンに知人のいる人、お金が少しはある人は、ベイルート市内に住んでいたり、キャンプでも少し外周の高層アパートに住んでいたりします。

まだ家族のきずなが強く、キャンプ内でも同じ姓名の人がかたまって住んでいたり、親が金持の人は、コマンドでも良い生活をしていたりします。インテリはインテリとしての力を発揮すればよい、ただし、いったん戦争になれば全員戦士になるというのが、どこの組織でも共通しているようです。だから、事務所で責任者などという地位にある人々も、一回はコマンドとしての訓練をしていたり、最初は山岳でコマンドとして実戦に参加したりしたことがあるのが普通のようです。しかし、ずっと現場の戦士として闘っているコマンドの中には、幼いときから夏などに訓練を受け、小学校か中学校を終えると、勉強はあまり好きでないため、年をとるまで銃をにぎっているという人も多くいます。

大学を卒業してからコマンドとなる人や、夏休み中に戦争にかけつけるボランティアなども結構多いようです。銃をとることは宗教的な人々には聖戦であり、民族解放と土地の解放は同時に、まちがった宗教・政治に対する戦い＝聖戦のようです。だから、ＰＬＯが政治憲章をつくるまではムスリムの僧がパレスチナの解放を先頭で担っていました。イスラム教は、ユダヤ教の考え方を多くひきついでいますが、他方でユダヤ教の反キリスト教性や排他性に対しては敵対を辞さない考えです。今でもユダヤ教に対する批判は強く、イスラエル－シオニズムが、宗教をその正当化の衣として利用している分、聖戦という考え方もまだ存在しています。

多くのパレスチナの戦士やその家族はＰＬＯのもと、その政治的な立場で教育をうけているので、占領や抑圧の原因がアメリカを筆頭とした帝国主義であることを知っています。またイスラエルとの非妥協性については、当然土地を全体として解放しなければ、各国に散らばった半数以上のパレスチナ人が帰国しても生活の基盤がない、という考えが強くあります。

多くの大衆にとって、民族という意識は、イスラムやアラビア語と共に根強いきずなになっているようです。もちろんパレスチナ人の中にはキリスト教徒もいますが、彼らは少数派であり、宗教的にきわだって反イスラムではないので、内部で争いになることはないようです。サイダ市のアイネ・ヘルワというキャンプに見学に行ったとき、PLOの人は、わざわざ、クリスチャンの妻とムスリムの夫の共存している家に案内してくれました。

イスラムという宗教は、ことにスンニ派の場合、多くの異教徒のいる地方へ聖戦・布教をしたせいか、昔から同じ土地に住んでいるユダヤ教徒に対しても、同じ聖典の民として寛容です。

かつてはレバノンの半数を占めたマロン派のクリスチャンとパレスチナ人の対立、スンニ派とシーア派の対立などは、ムスリムの宗教的な立場や排他性といった側面よりは、むしろイスラエルや帝国主義、アラブ各国内の階級的な利害対立によって宗派的対立が利用され、拡大されているといった方が適切だと思います。PLOの憲章の中でも最も進歩的だと思われる「非宗教的民主的国家パレスチナの建設」というテーゼがPLOの最大の組織である「ファタハ」から出されたのは、ちょうど私がベイルートに行った前後のことでした。

(『サアード』一二号、一九八五年九月一〇日)

ベイルートで出会った外国人、日本人

ベイルートの病院でまず出会ったのは、イタリアのボランティアで、難民キャンプの下水を作ろうとしている人々でした。アラブ人の医師の多くは、病院泊り込みの若いエジプト人でした。その後、イタリア人医師と検査技師、アメリカ人看護婦、キューバ人医師などにも出会いました。フランス人は、大使館につとめながらパレスチナ問題を学習していました。

アメリカ人の看護婦はハムラの高級アパートに住んでいましたが、他の国々のボランティアの多くはPLO関係の事務所の多いマズラ通りのアパートにいました。何回かヨーロッパのボランティアの人々と話し合ったり、一緒に泳ぎに行ったりしましたが、ギターを弾きながら、陽気にビールを飲んで、自家用車を持っている人もいました。イタ

リアのボランティアとキューバ人医師は仲良しのようでしたが、彼らは熱心に仕事にはげんでいたようです。

このイタリアの女性は、目のくりくりとした、八重歯が可愛い小がらな女性でしたが、病院に来て、多くの人々とアラブ式の抱擁とキスを交わしていました。それを見て私は驚いてしまいました。アラビア語のアイサツさえろくにできない私は、握手するのさえも、いつも照れていたように思います。あまりにも親しみ深く大らかにやっていることが、何か「わざとらしい」というふうに、日本人的に冷やかに見ていたように思います。日本人の中でも、マリ子さんのようなものおじしない人もいるのですが、私ときたら小さいときからお客が来てもなかなかとけこめなかったり、よその家へ行っても迷惑をかけないだろうかと気ばかり使うようなところがありました。

イタリアの医師と検査技師はさすがに女性に対して優しく、ドライブに連れて行ってくれたり、他のヨーロッパ人を紹介してくれたりしました。彼らと南部山岳地帯や、南部のキャンプに行く機会にも恵まれました。一人ではとうてい行く方法も自信もなかった私は、車をもっていて、地図を片手に仏語のニュースを聞きながら、どんどん自分たちで走りまわっている彼らに便乗しました。ヨーロッパの人はほとんどの人が英語、仏語もしゃべれます。アラビア語も発音は悪いけれども、すぐに覚えるようです。

彼らの多くは自国内に連帯運動組織というようなものはないようでしたが、ヨーロッパの一九六〇年代後半の学生運動をやっていた人や、共産主義者など、自分なりの考えをもっていました。イタリアの医師たちは学生運動が下火になった後、イタリア共産党とも連携を取り、イスラエルの商品輸入を港で拒否したり、労働者も含んだ連帯の行動を重視しているようでした。彼らはアラブ人の屈折したヨーロッパに対する見方をあまり気にしていないようで、南部の診療所へ行ってから、民家に泊りたい、民家への訪問、往診をしたいという要求が受け入れられず、赤三日月社の責任者と何度か対立していたようです。

薬がなかなか受け取れないという問題も、その後もいろんな国の人々が困っていたことです。私たちが日本から集めてきた薬は、来るときに持ってきたので、遅ればせながら空港でうけとることができました。七五年からのレバノン内戦がはじまってからは、ことにベイルートの通信事情は悪くなり、私あての荷物も届かないことがありました。

英国人の女医は専門医であったため、診療も優遇されていました。共産主義者であると言っていました。あるとき「ファタハの事務所でアブ・ニーセフに会ってきた。あの人は共産主義者にちがいない」と目を輝かせていました。彼女は後にイタリア国境でパレスチナ人青年と共に逮捕され、イギリスに引き渡されたと聞きます（アブ・ニーセフは、一九七三年五月、他の二人の幹部と共にアパートで暗殺されました）。

クリスチャンとして来ていた米国人女性には病院で会いましたが、ヨルダンの救援の帰りだということで、「反イスラエルではなく、ヒューマニズムでやっている」と聞き、パレスチナの解放闘争の広さを知ったのです。米国人の看護婦さんで、イラク人と結婚しているという女性は、パレスチナの人々から疑惑の目で見られていました。なぜなら「送り迎えのバスが来ない」といつも文句を言ったり、カツラを被ってハムラ街の高級アパートにいて自家用車を乗りまわしていたり、「平和デモ」をアメリカ大使館と一緒になって組織したりしたからです。それでも赤三日月社の人々はしんぼう強く、あらゆる人々との連帯を求めていました。どう見られているのかなど、ほとんど無頓着だった私は、パレスチナ青年を家につれてきたり、いろんな人々と会って話をしたりしていたので、マリ子さんに注意されたりもしました。

私が行った頃はPLOが国連で承認されているわけでもありませんでした。ドイツなどはことにユダヤ人に対するナチの虐殺への贖罪意識が強く、救援なども個人的にやっている人々が多かったようです。また、金日成の本のアラビア語版を読んでいたり、中国へ留学していた人がいたり、ヴェトナムで訓練を受けたという負傷者がいたり、ヨーロッパでは、パレスチナ問題をあつかう機関誌や新聞が定期的に出されていたり、夏休みを利用して働きに来ていた看護婦さんがいたり、日本で考えているほど国境が高くはないのだ、ということが実感としてわかりました。何か悲惨な決意をしてきたような感じが徐々に、何とかもっとパレスチナの人々に溶けこみたいという思いになっていきました。

ベイルートの日本人

私たちが日本を出る二カ月前に「重信房子ベイルートへ脱出」というニュースが新聞をにぎわしました。「元京大生パルチザン青年と結婚」、二人で出国したというので、よく事情を知らない私たちは「偽装結婚」と思いました。

間もなくカイロで会った読売新聞の記者、浅井さんがベイルートに来ました。例のようにマリ子さんの積極的な評価もあり、浅井さんと友達のような感じで、ハムラ街でお茶を飲んだりしていたと思います。赤軍派のことを聞きたかったためか、浅井さんが「重信さんはハムラのアパートに住んでいるらしい。若い日本人が出入りしている」と切り出しました。そんなにジャーナリストに注目されているとは考えず、気楽に「もし会ったら教えてあげましょう」などと言っていました。間もなくハムラの大通りで買物している日本人女性が重信さんだとわかりました。マリ子さんと二人で、初めてお互いの紹介をしあいました。長い黒髪で、パンタロンをいきに着こなしている彼女は少し疲れたような感じでした。予想外に、ゆっくりと、優しく話しをする人で、町の様子などを、先輩らしく教えてくれました。

日本では左翼の活動家というと、多勢の人前でも大声で演説するような、また理路整然とむつかしいことの言える人というイメージでしたから、どんなにしっかりした人かと思っていたので、ビックリしました。どこかのＯＬか良家の留学生かという感じで、むつかしい政治の話など少しも出てこないので、私の方も病院の様子など雑談風に話していたと思います。「病院に見舞いに行きたい」と言われ、咄嗟に「そんなに意味があるのか?」と思ったり、「赤軍派」というイメージとあまりにもちがうので、とまどっていました。

間もなく、若松プロの人たちを、「パレスチナの映画を作りに来た」と紹介され、若松さんの借りているアパートで、若松さん手作りのカレーをごちそうになりました。日本で映画監督というと「文化人」というイメージで、私のように文化活動には縁のない人間にはむつかしい話はわからないとドキドキしていると、若松さんは気軽に私に話しかけてくれます。風景論だとか、外国の監督のことなど、足立さんと重信さんの話をそれとなく聞いて「文化活動ってむつかしい」と思っていると、重信さんが「私は文化についての知識はないけれども、人間として何が重要かということでは議論には負けないのよ」と言っていました。それでも「基礎知識もないから」と私はだんまりを決め込みました。

どんな映画をつくるつもりなのかも聞かずじまいでしたが、彼らが撮影に出発してから「なぜ重信さんがついていったのか?」などと考えていました。彼らが帰ってくると、すぐにジェラシでの戦闘・弾圧がはじまりました。間もなくして、重信さんとハムラで例のごとくお茶を飲みながら雑談していると、突然「数日中にヨルダンに行くことになった。ひょっとするとヨルダン警察につかまるおそれがある」と、心なしか小刻みにふるえる手でお茶を飲みながら、決心したように言い出しました。私は彼女の細い指を見ながら、「なぜ日本人が危険なときに行くのだろう?」と考えましたが、「手紙を届けに行く人がいないので」と彼女はポツリと言います。「沢山の人が殺されただけでなく、山を越えて逃げて来ている人もいる。けれども、パレスチナの人々は今、危険で連絡が十分とれないのです」と言う。映画を撮りに行って、ヨルダンのことを知っている彼女に依頼が来たのだろう。私は自分がまだ何もしていないだけでなく、「何とか自分を鍛えねば」という思いだけで、外国人としてどのように支援することが一番必要かなど考えてもいなかったことが恥ずかしくなりました。実際に生命の危険があるということは、「もう帰って来ないかも知れない」ということは、現実に迫った身の危険なのだ、という思いがひしひしと伝わって来て思わず、「頑張って来て下さい。私たちも頑張ります」と言いました。「赤軍派」が、何か遠いところの、おそろしく強い人々というイメージはそのとき、全く頭の中から消えていました。

パレスチナの人々の強さというより、弱さと、そして一人の女性として身を省みず、よく知らない外国でパレスチナの人々のために恐怖を乗りこえようとしている同じく弱い人間を垣間見たとき、すべての「戦争」のイメージが一人一人の人間の苦しみと闘いとして、具体的なものに感じられました。自分が弱いと人一倍尻込みしているのは、まだ余裕があるからだけなのでしょう。そして、闘っている人々が強く見えるのは、彼らの心の闘いを知らないからだろうと思います。

ジェラシの弾圧の前だったと思いますが、浅井記者が病院に取材に来られました。写真を何枚か撮っただけで、あまり気にもしなかったのですが、その後、読売新聞に掲載された記事は、「ゲリラ病院に日本人医師と看護婦」というような見出しで、おまけに「重信房子さんも働いている」というものでした。重信さんを紹介したことはあったけれども、彼女が病院で働いているなど、浅井さん自身、事実でないことは知っているはずです。

なぜそんなことになったのか抗議をしました。すると本社では訂正記事は出さないとの返事です。浅井さんは原稿と別個に「重信さんもベイルートにいる」と一行書きそえただけだというのです。明らかに編集部が作ったストーリーですが、日本ではアラブ・リーグや、アラブ協会などの協力関係で送り出してもらったわけですから難民支援センターでも困るでしょう。この事件は「社会的に地位がない人間のことは、簡単にマスコミの操作にさらされる」というマスコミ不信になって今も残っています。本社は非を認めながら、「社会的面子」があるから訂正しないというのです。会社が第一で、読者・当事者は第二、誤報であっても「売れればよい」というあり方は今もまかり通っています。

ベイルートにいる新聞記者の人々にも、ときに出会いましたが、読売新聞が書いて以降、取材しようという人もいないし、病院に来る人もいませんでした。日本食をごちそうしてくれたり、親切な人はいましたが、私は文化人コンプレックスが強かったためか、気安くうちとけることができませんでした。日本人会というのもあって、野球の試合などがあると聞きましたが、「どんなふうに活動するか」ということに頭がいっぱいで、今さら日本人にあまり興味ないという感じでした。大使館へ最初に行ったとき、「日本は国連を通じて米をカンパしている」と大使が少し得意気に言われたのに対し、「キャンプの実情も知らないで」と思っていました。「行きたいのだけれど、車で乗りつけるのもはばかれるので」と言われたのも、弁解というふうに聴いていました。

総じて、自分たちが一番現場でやっているという自尊心みたいなものがあり、前途のことや、日本にいる人々のことはほとんど考えないようになっていったようです。送り出しの準備をしてくれた関西の難民支援センター準備会の人々に、二〇冊近くの英語の本を、内容も読まずにボンと送りつけ、かき集めたポスターを送ると、あとは一回原稿を送っただけでした。自分たちは語学修得、医療と忙しいのだから後は日本でやって下さい、という考えでカンパしてくれた人々のことも考えませんでした。だから、いつの間にか友人たちも何をしたら良いかわからず、分散してしまったようです。

関西でアラブと貿易をし、アラブ協会の活動もやっていたらしい小池さんというおじさんは日本で送り出しの支援をして下さいましたが、わざわざ薬をもって病院に来られたときも、あわただしく充分な話もできなかったように思います。彼は日本を出るとき、「ライラ・カーリドのような人が日本から出れば、アラブの人も喜ぶ」と言っていました。「ライラ・カーリド」がハイジャックで女性闘士として有名だったことは少し記憶にあったようですが、ヨルダンの九月の弾圧もよく知らないで来たような音痴で、「まさか自分たちをそんな大きな英雄扱いされても困る」という思いだけで「日本の親アラブの宣伝か?」と苦笑いしてすませていました。

後に「日本赤軍」がテルアビブで闘争したとき、自由民主党の大臣が「二人(信原・中野)にダマされた」と談話を発表したと言います。これは、小池さんの口入れで自民党が中心にやっていたアラブ協会が私たちを支持したことに対して出したものでした。新聞が「二人は重信さんの友人」として、まるで赤軍に密接なかかわりがあり、送り出した難民支援センターも赤軍派系みたいなことを書いたためです。小池さんにも迷惑がかかったことでしょう。その後「おじさん」は、ぱったり来なくなりました。

自民党の中でも親アラブで、ことにリビアで取り引きをしていた人ですから、アラブの人々の心情をよく知っていたのだと思います。当時のPLOはアラブ・リーグの軒下を借りていたので、アラブ協会の推選を受けてほしいといわれたのですが、結局、政府与党と関係しているアラブ協会が過激派を支持したりすると困るということなのでしょう。石油のためには口先でパレスチナ支持を言う財界と、それの代表である自民党の考え方をよく表わしていると思います。日本の「大新聞」や、財界の親アラブの実体の一部を垣間見た思いがして、私は「そういった人々の世話になるまい」と思ったのです。

病院のハンスト

私は夏以降、しきりにやりがいのある仕事を見つけようとあせっていました。ベイルートでは、カルテもない投薬が中心だし、多くの医師もいます。もっと田舎でキャンプの中に住みこんで、人々と生活を共にすれば自分を鍛えることになって良いだろうと考えていました。イタリアの医師たちと一緒に山岳部に行きましたが、そこは「女の来る所ではない」と言われました。ちょうどイスラエルとの交戦でコマンドが殺されたというので、二人のイタリア人と私たちを連れてきた人は車で前線まで走って行ってしまいました。残されて、看護夫さんと話をしていると「看護婦さんが一人、近くの村から来ているが、病院の中に女性が泊る場所はない」と言うのです。アラブでは男女同席を禁じますから、とても現地の風習ではむつかしかったのでしょう。

日本から「毎日テレビ」が来て、最南端のキャンプまで訪問旅行をしました。小さな療養所のある静かな海辺の村でした。私はここなら何とかなると思い、再度見学にいったりしていました。

病院では患者さんが、看護婦さんが点滴をしなかったという理由で処罰を受けたことに抗議して、ハンストをしていました。ある戦士がアラファト議長に直訴したらしいのです。日常的に、指導部に批判をもっていた総司令部（PFLP－GC）のコマンドが「医者も同じように責任を問われるべき」と言い出し、従業員や患者さんから署名をとったりしたのです。私は時々しか病院に行かず、医療責任の考え方も、医者の実情などもよく知らなかったのですが、日本でもよくおこる問題だと思い、署名は「当然だ」と考えました。日頃、外科医の回診でも患者さんの話を十分聞いてもらえないような感じがしていたので、「医師が指示した点滴をさぼった看護婦の責任」という形式論はおかしいと思ったのです。

実際、PLOで働くすべての医師が、何らかの政治的、思想的訓練を受けているわけではなく、多くは他の病院へ勤めるのと同様、パレスチナのためという心さえあれば多少お金を出してでも来てもらうという実情にありました。むしろ、看護婦さんたちの方が政治的な訓練や、コマンドとしていつでも前線に行くという考え方をもっていたし、また、様々な解放組織のメンバーである場合が多かったのです。だから民主主義といっても、形式的なものでは理解し得ないものがあったのですが、私は「医師を優遇してよくない」と短絡させて意見書を出しました。

確かに色々と改善すべき医療の実情はあったのですが、私自身「外科系ではやれない」として放棄してしまっている自分に気づかず、「民主化が必要です」と書いて、南部行きを申し出ました。その後、マリ子さんもハンストに同調したので処罰されたと聞きましたが、私は何の手だてもせずに新しい場の忙しさにかまけていました。

あとで、赤三日月社はヒューマニズムをモットーにしていること、そしてアラブ諸国の赤三日月社と同じように、準国家機関として国際的な承認を得ようとしていたことからも、やはり医師に対してはまず技術を求めていたこと、そして政治活動はやらないという立場であることがわかりました。しかし、このとき以来、戦争の条件下では技術よりも大切なものがあるはずだという思いは続いています。それは、私が以前に重信さんから言われた「自分を鍛えるのではなく、人民に奉仕することが必要」ということだろうかと思うのですが、その当時私は「自分を鍛えることと、人民のためになることが一致すれば問題ないのでしょう」と反論していました。

どうしても自分を無視したり完全に否定することはできないという思いが脱けきれず、それは「海でおぼれそうになったとき、人を助けて自分が死ねるだろうか」という疑問でもあったのです。自分を犠牲にすることが、頭で考えれば考えるほどむつかしいので、ともかく「考えない」ことにしました。

そして「毛沢東の言うように、二四時間人民に服務するつもりで実践してみることだ」と結論づけました。貧しい、そして空爆をうける南のはてで、自分を強制して変える以外ないだろうと思ったのです。

（『サアード』一四号、一九八五年一二月二五日）

ベイルートの診療所

ベイルートのキャンプでは、トタン屋根の小さな診療所の前に、多くの子供たちや老人、婦人が朝早くから座り込んで診療を待っていました。一日百人くらいの患者さんで、一人の医者では診察もできないようなありさまでした。

私が週に三回くらい手伝いに行って、何とか二〇人くらいは診られるようになりましたが、診察室は一つしかなく、私は注射や包帯交換をやる処置室で診察せねばならなかったのです。

患者さんたちの多くは、神経痛、関節痛、腰痛、胃炎や膀胱炎、結石、寄生虫、皮膚炎、トラコーマ、中年の多くの人は、驚いたことに高血圧や糖尿病も多かったのです。日本と違うのは、アメーバ赤痢やスケビエス（疥癬）という皮下に食い込む寄生虫症等があります。下水も上水道も不充分で、人口は密集、ハエ、蚊などの多い不衛生なキャンプの状態を示していました。ゴミ処置も不十分なため、キャンプの所々にゴミが積まれたままになっていたり、道にも紙や食物の屑が散らかっていたりしました。

診療所で働く医師は、大学を卒業して一、二年目の若い人たちで、中東に多い病気の治療は、定式があるのか、検査を充分しなくても、問診だけで処方をどんどん書いていきます。できる検査は、尿検と便の検査、血圧検査。その他は、よほどひどい人しか検査はできません。処方も同じ診療室の中にいる薬剤師が、世界から集まった薬を小さな袋に入れて渡してくれるのですが、化学名を書くだけで、その成分に近い物を渡すようです。

エジプト人の若い医師たちは、英語ですべての授業があるので、教科書も英語です。寄生虫やアメーバの治療、ノミや皮膚病の治療について、英語の教科書や処方箋を見て覚えました。日本では英語の教科書は限られた科目、それも主として基礎的な分野だけでしたから、処方箋を書くためには、特別、勉強せねばなりません。簡単な英語だけでどうしても分からないときは、日本語で書く以外ないのです。もっとも、その頃は診療所にカルテはなく、患者さんの名前、年齢、カード名、番号くらいで、あとは簡単な診断名だけで、一人について二センチの幅もないくらいの欄が引いてある大きなノートがあるだけですし、アラビア語で名前が書かれているので、私はそのノートすら書けませんでした。検査するベッドすらなかったのですから、今から考えても無茶苦茶でした。それでも病院でブラブラしているよりは、患者さんの住んでいる状態が少しは分かるので、勉強になりました。

虫垂突起炎の症状で来た子供が回虫症だったり、老人が「いつも嘔吐する」と言うので胃潰瘍かと思っていたら、身寄りがなく、療養所に入りたいためにオーバーに訴えていたり。現地にいて人々の生活、食事等を知らなければ、病気は分かりません。生肉を食べるので条虫が湧くということも、このときに知りました。けれども、このような現実に対し、「遅れている」とか、「良くない」とか、自分の育ってきた環境と基準でしか理解しようとせず、何か悪いものを見てしまったような気持で、「どうすれば、根本的にこれらを少なくすることができるか」など考えもせず、どう診断して治療するのかに精一杯でした。

イタリアの医師たちが、下水道を作るための調査をしていると聞いたときも、その必要性を切実に感じるよりは、「そんな大きな仕事をどうやってやるのだろう」と驚くばかりでした。その計画はどうなったのかよく分かりませんが、その後二年くらいしてから、各組織が自分たちで金集めをして工事をしていました。国際連帯と言っても、まず生活と言葉が分かるようになるまでは、むしろ、こちらの人々の負担を作っていたのではないかと思います。

病院では、カルテを見てアラビア語を少しずつ覚えたり、医師にアラビア語を教えてもらったり、若い技師にアラビア語を習ったり、ほとんどがアラビア語の勉強でした。手術は簡単なものは手伝えました。アメリカン大学の偉い先生が来て、手術をしていたので、何度か助手につかせてもらいました。病院長は整形外科ですが、私はほとんど日本で実習したこともなく、言葉も分からず、アラビア語で指示されるので、「オス」と言われたら、それが「切る」に当たるということも、なかなか分かりませんでした。手術前に「ビスミッラー・ビスミルラヒム（慈悲深き神の御名において）」と必ず神に祈ってから切開することだけは、今もよく覚えています。

暇なときには、二カ所ほどある療養所に行きました。慢性の負傷後の後遺症の人が多く、テンカン様の痙攣の青年、夜も眠れない神経症様の弾創後の後遺症、半身不随で車椅子でしか移動できない人、火傷痕の瘢痕がひどく、外へ出たがらない人、神経麻痺の人など、戦争の悲惨さを目のあたりにしました。

日本でリハビリテーションを十分見学したことすらなく、どうすれば良いのか全く分からず、ただ話し相手になったり、歌を教えてもらったりしていました。やっぱり教えてもらうことの方が多かったようです。それでも若い青年の多くは、ギブスを引きずりながら元気に話しかけてきて、「日本へ行きたい」などと言っていました。「日本へ行っても仕事はないだろうなぁ」と思いながら、彼らの切実さを理解もせず、あまりにも楽観的で、明るい人々のことを、「アラブの人々特有の人なつっこさだ」と思ってしまったりしました。言葉が解らなかったので、彼らの親や兄弟がどうしているのか、また、どんな気持で戦争に行ったのか、あるいは、どんな状況で負傷したのかなど、聞くことはできませんでした。

やはり、後遺症のひどさに圧倒されていたのだと思います。自分が負傷するとはあまり考えないし、故郷や母兄弟への思いなども自分自身があまり切実に考えなかったので、人のことも考えようとはしなかったのです。表面的なことしか見ていなかったのですが、それはやはり「自分に何ができるか」ということを中心に考えていたからだと思います。現実を知らないということは全く恥知らずだし、人への迷惑など考えてもみなかったのです。

今、一四年も経って、あの苦しんでいた若者はどうしているのか考えてみても想像がつきません。精神病院に入った人が多いかもしれないと思います。半身不随の患者さんは、家族もおらず、療養所が爆撃されそうになると、いつも命からがら逃げていましたが、体力が衰えたり、精神的に持たなくなったりして死んだ人もいます。車椅子の患者さんで、家族のいるヨルダンまで帰った人もいるようです。レバノンは今、安住できる療養所もありません。散り散りになった後遺症の人々を支えているのは、おそらく年老いた家族たちでしょう。今、私の診療所によく来る、そのような後遺症の患者さんの一人は、時々発作で痙攣を起こすというので、結婚相手もなかなか見つかりません。年老いた母親のほかに彼の心の支えはないようです。PLOが分裂したり、分散したりしていなければまだ良いのですが、いろんな国へ行ってみても、後遺症を引きずって長くいれる所はないようで、今は小さなお菓子の店を出して一人で生活しています。

こんな人が何人もいて、今も外来診療を受けに来ます。一四年前の患者さんは、今すでに年を取って、一人さみしく暮しているのでしょうか。長年の闘争生活の苦しみについて考えなかったせいか、当時私は、戦争の犠牲の悲惨さを意識するよりも、「何回負傷してもまた戦場に行く」というような彼らの明るい言葉に勇気づけられ、もっと厳しい現実の中でやってみたいと思うようになりました。

町の生活は私にとって、慣れてくると、むしろ日本よりも生活しやすいような感じでした。そして、キャンプの生活をよく知らないまま、何か大きな変革がない限り、スラム的な状況の中でつけ焼刃の治療では焼け石に水だし、自分一人でどうなるものでもない、と考え出していました。

寮にいた外国人の看護婦さんたちも入れ代わり立ち代わりが多く、親切にしてくれる病院の青年は、私のことをまるで少女のように見ているようだし、どこへ行っても落ちつきません。そのうち、エジプト人医師から南部レバノンの話を聞きました。彼らは戦場近くまで気軽に行き来しているようでした。南部の山岳地帯はその頃ファタハランドと言い、コマンドの基地が村々にあり、トラックで自由に巡回していました。爆撃の下、人々は助け合って闘っており、町の生活と違って、苦しいけれど、人々は「ずっと良い」という話です。大きな病院には、大学の偉い先生や外国人ボランティアがいるけれども、そのような国境地帯には、立派な経歴を持った専門医等はなかなか行きたがりません。まして女性は少ないので、もし私が行けば何かの役に立つことができるのではないかと考えました。病院で看護婦さんが罰せられたという事件についても、よく知らないにせよ、医者の特権や、職種の違いによる差別を感じ、「大病院の窮屈な所よりも、前線の人手の少ない所で働く方が良いだろう。戦争の厳しさの中でもっと自分を鍛えよう」と、だんだん決意を固めて行きました。若さ、組織への反発、町からの逃亡といった、私の持っている未熟さが、とうとう遠い国境近くの町まで私を駆り立てたのでした。

南部レバノン

南部レバノンには、今、イスラエル軍と、その傀儡《かいらい》、レバノン人マロナイト派クリスチャンを中心とする、アントワン・ラハド軍（南レバノン軍）という民兵（といっても大砲も持っている）が、国境五～一〇キロに沿って陣地を敷いています。

私が行った一九七一年には、まだそのような傀儡軍はいませんでした。最南端にあるパレスチナ人キャンプには、約一万人くらいの人々が住んでいました。近くの丘陵地帯、そしてスールの町に隣接した所の合計三カ所に、同じくら

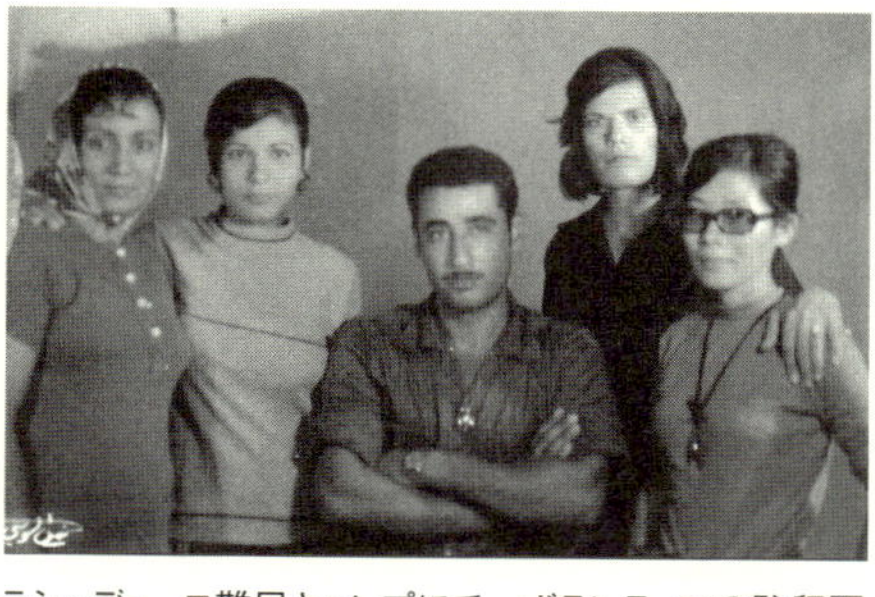

ラシャディーエ難民キャンプにて。ボランティアの駐留軍兵士と看護師たちとともに

いの規模のキャンプがありました。この三つのキャンプが形作る三角形の真中あたりに、レバノン軍の駐留所がありました。この地区に入る手前にはリタニ河の支流が流れており、五〇メートルくらいの橋が架かっていました。ここは「カスミーエ」と言い、当時はレバノン軍が検門し、軍のコントロール下にあったので、外国人が入るときは名前を記録し、パスポートを預けねばなりませんでした。この河から北へ、港町のサイダ市、そしてベイルートへと至る海岸の道に沿って、点々と小さなパレスチナ人の集落がありました。南部は、サイダ以南の地区と、そこから入れる国境沿いの山岳部が一つの軍管区になっており、サイダと、そこから山岳部へ入り（東）イスラエルとの国境地帯へ至る南部がもう一つの軍管区でした。

冬、雨期が始まる直前、私はリュックとスーツケース一つを下げて、南の端に送ってもらいました。与えられた部

屋は、療養所の端にある土間のような所でしたから、なんとも侘しい感じで、コンクリートの壁が寒々としていました。夜、響く波の音と風の音で、夜になると「一人になった」という思いがずっしりと襲いかかります。大歓迎してくれる看護婦さんや、人なつっこい若い負傷者たちの顔を見ていると、昼間はこの素朴な村々が好きになれそうだ、と思うのですが、最初から、またまた失敗してしまいました。静かな浜辺は青い海が水平線まで続き、砂浜は人も少なく、故郷の浜辺と同じような塩の匂い、磯の匂いがしました。昼間、天気の良い日に、一人で散歩してみようと、五百メートルもない海辺へ出てみました。見渡す限り漁師の姿もなければ、誰もいないように思えたので、どんどん一人で歩いていると、近くに芦の枯れ枝で作った小屋がありました。何だろうと近づいていくと、突然、若い武装した男が飛び出して来ました。銃をつきつけ、何か聞いています。

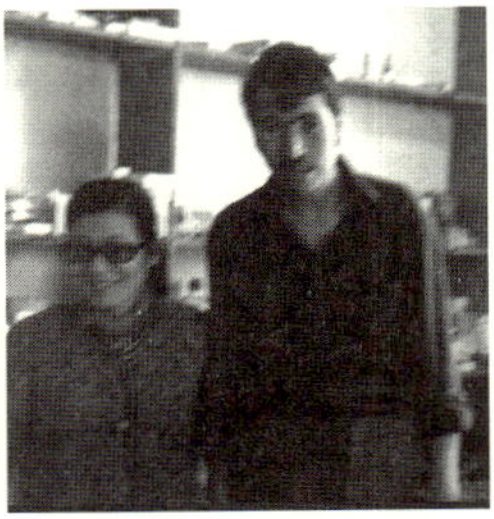

ラシャディーエのPFLP診療所にて。寄付された薬が山積みになっている。薬剤師がいないので管理が大変だった。

私は何のことか分からず、「ドクトーラ（女医）だ」と繰り返し言うのですが、相手が何を聞きたいのか分かりません。ついに、「ついて来い」という仕草で、キャンプの中をどんどん入っていきます。あとで考えると、その人の言葉はどうも「ベダウィ」という山岳地帯の言葉で、余計に分からなかったのです。

パレスチナの地図に銃が組み合わせたような印が大きく書かれた看板が掲げられている、小さな家に案内されました。中には軍服を着た若い人、老人、数人が日なたぼっこをしていたり、お茶を飲んだりしていました。奥の一室には、ひげを生やしてキリリとした目つきの小柄な人が机の前に座っていました。壁には、戦死者らしい写真が額に入れて掲げられ、パレスチナの地図が貼ってあります。ここはきっと、どこかの軍事組織なのだろうと咄嗟に思いました。隊長らしい人は、片言の英語で「どこから来たのか？」と聞きました。私は、最近ベイルートから来た日本人医師である旨を言いましたが、「身分証明書を見せろ」と言うのには困りました。ボランティアとしてやっていたので、身分証明書をまだ作っていなかったのです。隊長は、「このキャンプは、イスラエルから二〇キロしか離れていない。いつイスラエルが海から来るかも知れない」と、説明してくれました。私は、診療所に黙って出て来てしまったこと、今頃、皆が心配しているだろうと、やっと気がつきました。今度は、まだ少年のような若いコマンドが、また銃を下げたまま、療養所まで連れて帰ってくれました。療養所の人々はびっくりして、「今度行くときは自分に言ってくれ」と、救急車の運転手が慰めてくれます。てっきり叱られると思ってドキドキしていたのですが、つれて来たコマンドも、食堂に座り込んで何やらおしゃべりをして、皆逆に、友人が来たようにもてなしてくれ、私はこの人たちの「銃」を見て、一瞬、「どうなることか?」と怖がったことが恥ずかしくなりました。療養所の人々は、「あの人たちは、夜も昼も海で監視をしてくれている兵士たちだ」と誇らし気に言います。療養所の負傷者たちはほとんどがファタハらしいのですが、他の組織の人々も手に負えないときは赤三日月社の世話になるということで、それぞれ独自性は持っているようですが、互いの仲間意識は強いようです。「ここはベイルートと違う」という思いを、まずこのようにして学んだのです。

(『サアード』一六号、一九八六年五月七日)

スールの町　(一九八六年三月九日　ダマスカスにて)

フェニキアの港と民族主義の拠点、スール市は、南レバノン−パレスチナ国境から二五キロ、少し地中海に四角につき出た浜辺には、フェニキア時代から何回か海に沈んではまた再建された古い遺跡が海へまたがって広がっています。四角い、突出したこの港の数キロ四方の入口にも、半分地下に沈んだ遺跡があり、ローマ時代の競技場がはっきり残っています。七〇年代、イスラエルとの戦争が激しくなるまでは、観光客が絶えず、浜辺には小ぎれいな色のレストランや、遺跡から掘り出された銀貨や銅貨を売りに来る人がいました。

この突堤には人口が密集しており、漁師も多くいたようです。早朝にはトロール船から魚を引きあげる作業が、引き網を老若男女が一緒になって引いている風景も見られました。

海岸沿いにベイルートからパレスチナまで続く鉄道があります。しかし一九四八年、イスラエルがパレスチナを占領し、国交が断絶して以来、この鉄道は使われていません。そのかわり、海岸沿いに、内陸の丘陵地帯まで広がる果樹園が開拓されました。それは、パレスチナを追い出された人々が、北部パレスチナの農業地帯で培った技術で、経営しているのが多いといいます(経営といっても、農園の作業を小屋で

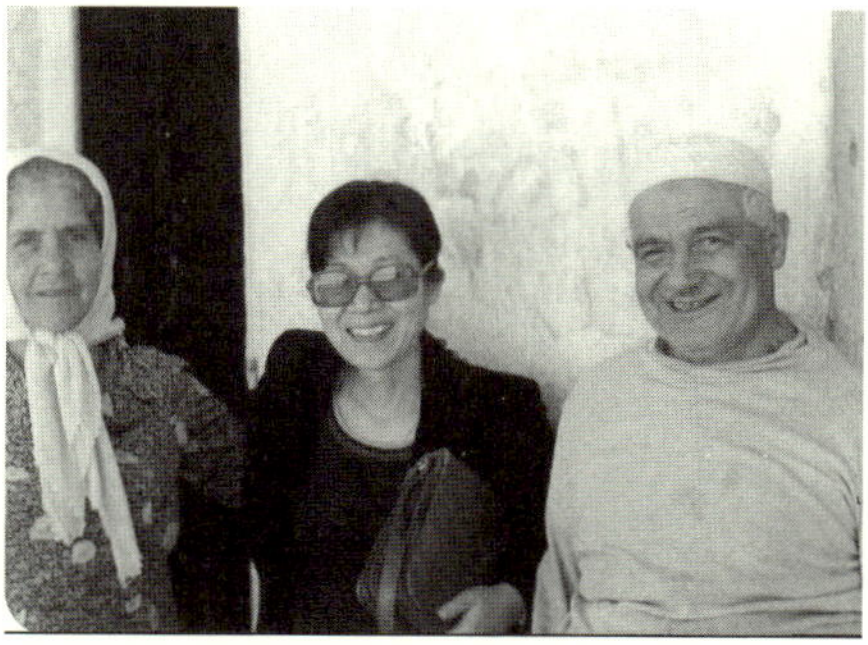

スール近郊のラシャディーエ難民キャンプにて

住み込んでやるのが多い)。オレンジ、バナナ、レモンなどです。

ベイルートからスールへ行くまでには、ダムールというクリスチャン地区を通り、さらにサイダというベイルート、トリポリに次ぐ大きな港町を通ります。そのすぐ南に、サウディアラビアから引かれているタップ・ライン、製油所と石油積み出し港があります。このタップ・ラインは、七〇年代のはじめ、パレスチナゲリラが爆弾を仕掛け、ストップしたことがあります。また、何回か海岸からイスラエルが、戦艦、ボートで上陸し、海岸沿いのパレスチナの人々の住む小さな部落を襲撃したり、コマンドの見張や巡回を攻撃したと言います。

ベイルート南の出口カルダにも、上陸作戦があり(この辺りはシーア派アマルの人々の居住区で家具商やホテル、レストランのある地区ですが)、一九七三年には、パレスチナ指導部三人を虐殺した特殊作戦部隊が出入りしたといわれています。

このように、この海岸沿いを何回か往復するうちに、南レバノンが戦場であるという実感が湧いてきました。

一九七五年のレバノン戦争時には、タップ・ラインは、爆弾などで攻撃をうけ、何回か黒こげになっていました。

スールと三つの難民キャンプは、中心的な町とその周辺の村という感じでしたが、スールの町にはバス停や乗り合いタクシーの停車場があり、コマンドたちも休暇には買物や映画やレストランに行く場所でした。私は難民キャンプに住みながら、三つのキャンプを出入りしていました。

何回かスールの町へ行くうちに、パレスチナ人も古くから住んでいること、そしてパレスチナ人を支援しているレストランの店主や映画館主、学校の教師が多くいるのを知り驚きました。休暇に映画を見に行くと、パレスチナ青年が切符売りをしており、映写技師もパレスチナ人だということでした。この映画館主の家に招待されました。奥さんと子供が病気なのでついでに私に診てほしいと言う彼は、日本から多くのカラテのフィルムなどを輸入していて、日本のことをよく知っていました。驚いたことに、この人はその前はブラジルに行っていたし、今も家族はブラジルで働いているというのです。パレスチナ人だけでなく、レバノンの商人は世界中をかけめぐっているのです。

パレスチナの抵抗運動

さらに驚いたことに、この人の奥さんの家族が、ライラ・カーリドという、パレスチナではじめて女性でハイジャックをしたと世界をにぎわせた人の一族だと誇らしげに言います。彼女の両親はスールに住んでいると言うのです。私はどこかで聞いたような気がするだけで、はっきりと記憶がなかったのですが、一九六九年のことだったのか、一九七〇年だったのか、山口淑子さんがインタビューしたことがあり、日本でも美人の女闘士として有名だったと思います。その美しい町の密集したアパートの一角で彼女は少女時代を過ごし、後にベイルートのアメリカン大学を卒業し、クウェートで学校の先生をしていたというのです。まさかそんなインテリ女性がハイジャックするとは、と不思議に思いました。この町の国連で働く人々や学校の先生は、給料は比較的ましな方で、難民キャンプではなく、町の中に住む人も多いようでした。商店経営をしていたり、一九四八年以前からレバノンに住んでいた人もいます。それほどパレスチナからは近いし、以前は国境といっても大きな壁ではなかったのです。今でもパレスチナから徒歩で逃げ出してくる人もいるくらいですし、いつも、戦士たちは一日で歩いて行って帰ってくるのです（ただし夜にまぎれてバズーカ砲を持っていく）。

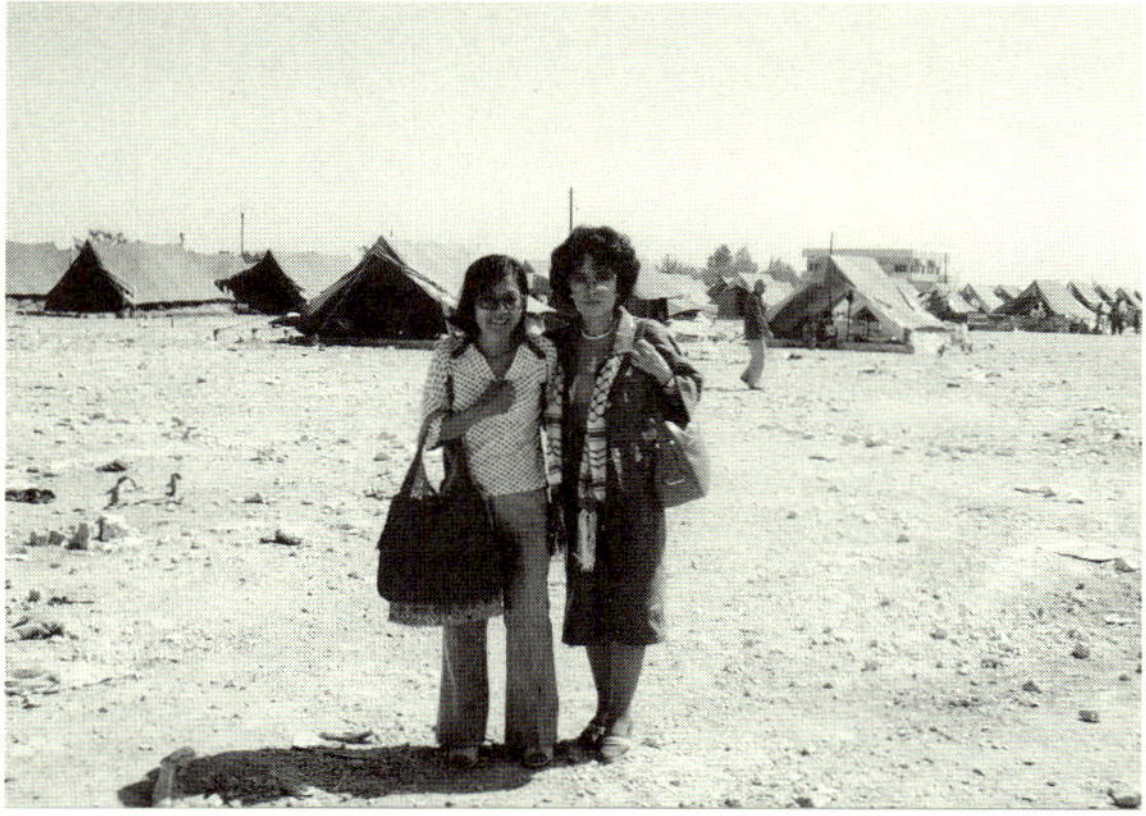

山口淑子さんとともに（セット・ゼーナブ・キャンプ）

ライラの手記に、「テルアビブ上空からパレスチナを見られて嬉しかった」とありましたが、彼女たちのハイジャックは、自分たちの力でパレスチナに帰れることを示そうとしたのだと思われます。世界に報道されることによって、世界が見ようとしていないパレスチナの人々の現実と権利を訴えたのです。

当時はイスラエルも予測しないハイジャックですし、誰かが殺されたわけでもなく、無事にアラブの地に帰ってきました。その後も彼女は何回かハイジャックをやったり、やろうとしたようですが、最後は有名人になってしまい、ロンドンの空港で税関の尋問にあったとき、彼女は「ハイジャックをやるつもりですよ」と言ったので、空港オフィサーは冗談だと思って通してしまったということです（本人からあとで聞きました）。なんと度胸のある人かなと思うのですが、彼女の育った時代、アメリカン大学ではそのようなパレスチナの人々の先進的な組織が育っていたのでしょう。アラブ民族主義者運動（ＰＦＬＰの前身）が国際／アラブ・レベルの解放を目指していました。地元には他にも多くの娘たちが集まっていたようで、海岸沿いの、昔潜水夫をしていたという人の妹さんが、「ライラもその中の一人だった」と話してくれました。潜水夫をしていたという青年は交通事故で頭部を打ち、舌がまわらなくなったのですが、「以前はサウディアラビアで技師をやっていた」と、英語もよく知っています。「なぜ潜水夫？・」ときくとニヤリと笑って、「イスラエルの船に爆弾を仕掛けるのだ」と言いました。

一九五〇年代から、そのようなゲリラ闘争を担っていた人々がスール地区にはいます。「一九六〇年代には、レバノン警察につかまって拷問をうけていた」と、キャンプの人々が話してくれました。スールの町の小ギレイな家に住んでいて、教育も受けた人々がそのような時代から武装闘争を担っていたのです。それは、一九五八年のレバノン、アラブ諸国の反米、反バグダッド条約の闘いのなかで生まれた、新しい民族主義運動の影響があったと思われます。

ある青年教師で、「全身が神経痛」という患者さんが話してくれたのですが、「以前は皆働きながら闘っていた。昼間は働き、夜集まって来る指導部も下部も団結していたし、金と地位のためにやる人など出てくるはずはなかった」、「今は事務所をいっぱいつくり、雑誌を沢山発行し、車を持ち、幹部が威張るようになった」と批判していました。

多くの革命組織が武装闘争を始め、お金が入るようになり、「知識のある人」や「要領のよい人」が上に立つようになったり、人脈でものごとが決まったりすることに対して、初期の闘いを担ってきた人々や、生活を抱えながら参加してきた人々が憤慨していたのだと思います。知識人の純粋さを求める弱さのようなものも感じました。また、初期の運動の性格が、民族主義運動から社会主義や共産主義的な組織への発展というかたちで変化する途上にありました。

民族的な絆、地域的な絆といっても、スールの町は、教育を受けた人々が比較的多かったせいか、宗教をこえた共産党組織やアラブ民族主義運動などの結構強い拠点だったようです。現在は、アマル（希望）に組織されたイスラム・シーア派の大衆的な闘いの拠点になっていますが、その当時はまだレバノン人民全体との結びつきは弱かったようです。

（同人機関紙『四季』四四号、二〇一四年三月）

イスラエルのレバノン、パレスチナ人民虐殺に抗議する

日本のみなさん、パレスチナ連帯運動を担っている人々、日々職場で、生活の場で闘っている皆さん！

今、レバノンで起こっている残虐なイスラエルによる戦争の実体をお知らせします。パレスチナ人民、アラブ人民を励まし、支援し、救援活動と、実体、真実を多くの人々に知ってもらうことに役立てることができることを願って、筆を取ります。

ここベイルートのパレスチナ赤三日月社病院を中心とした医療活動を通じて、見聞きした事実を中心にできるだけ、定期的に報告を届けたいと思います。

これを、皆さんの新聞や雑誌、パンフレットに転載し、できるだけ多くの人々が、パレスチナ問題、中東戦争の実情を知り、連帯の輪を広げ、支援の活動を広げて下さることを切望します。

この戦争の性格（赤三日月病院の患者さんの例から）

一七歳の少女が夜中に出血を訴えました。行ってみると、砲弾の破片で負傷した大腿の傷が一旦は塞がっていたのに、トイレへ歩いて行っただけで、大量の出血をし始めたのです。傷の近くに血瘤ができていました。肉に食い込んだ砲弾のせいでしょう。治療をしながら話を聞くと、彼女はレバノン人のクリスチャンで、彼女の家は、今、東西ベイルート両市街地区に分割するために、レバノンのクリスチャンを基盤とする「カタイエブ」（別名「ファランジスト」ともいう右翼ファシスト）が設定したグリーンラインの近くにあることが分かりました。

しかも、彼女が負傷した空爆で四人が同時に死亡しました。家は全く破壊されていません。その日、パレスチナ人居住区を中心にイスラエルは空爆しましたが、その爆撃中

心部から一キロ半も離れているのに、幼い七歳の少年も含めて、ベランダに座っていた人たちが、小さい砲弾の破片で四人も死んだのです。ある人は眼を失い、ある人は心臓に破片が突き刺さり、突然、何のことかも分からないままで死んだといいます。

この無差別殺戮は、クラスター爆弾が使われていることを示しています。クラスター爆弾にはいくつかの種類があるようで、空中で大砲弾が炸裂して、さらに小さな破片を飛び散らすものから、五段階の爆発を続けるものまであるといいます。イスラエル機は最新鋭の爆撃機で、上空から高スピードで爆撃し、しかも、フォスフォラス爆弾（白燐爆弾）や、ブービートラップ（撤退部隊が一見無害に見える物——オモチャや死体、農産物等——に罠としてわざと置き残す仕掛け爆弾）も含めて、国際法違反を全くものともせず、このような大量虐殺をやっています。今や、宗教や性別、年齢を問わず、「西側ベイルート」に住むレバノン人、パレスチナ人、アラブ人はすべて虐殺の的になっています。

もう一つの例は、フォスフォラス爆弾です。パレスチナの若いたくましい戦士が衰弱し切って、包帯交換時に痛みを訴えていました。顔から背中全体、両手と胸部と四〇～五〇％の面積で、二～三度の重傷の火傷です。この人と一緒にいた仲間の大部分はこの爆撃で死にました。彼の場合も、火傷治療の無菌施設がないため感染症を起こし、すでに一週間経っているのに、衰弱がひどく、徹夜の看病が続きました。

また、今日はパレスチナ人居住区に海からの（艦砲射撃）砲弾が落とされ、顔がススだらけというような焦げた患者さんが運び込まれました。その人の他に、一人が死に、もう一人が同じく火傷を起こして他の病院へ行ったといいます。

この人の場合も全身の三五％が火傷です。現場を目撃した人たちは、フォスフォラス爆弾による火傷だと言っています。今や戦士に対してだけでなく、パレスチナ人居住区にもフォスフォラス爆弾が使われているのです。これは、以前からイスラエルが使っているものです。家屋や道路の上でもどこでもすぐに発火する猛毒物質です。

パレスチナ戦士は現在回復に向いつつあり、もう一度戦場へ行くことを待ち望んでいます。看病しながら、その人の話を聞きました。その戦士には見舞客が多いのですが、父母と紹介された人は、どうも顔付きが似ていないのです。実は、家族は被占領地にいるということです。

彼は被占領地内で一四歳まで過ごしました。いとこたちが七人もイスラエルに殺されました。夜間外出禁止令のため、この少年が夜歩いていると尋問され、身分証明書の提示を請求され、成年でないので「身分証明書がない」と言

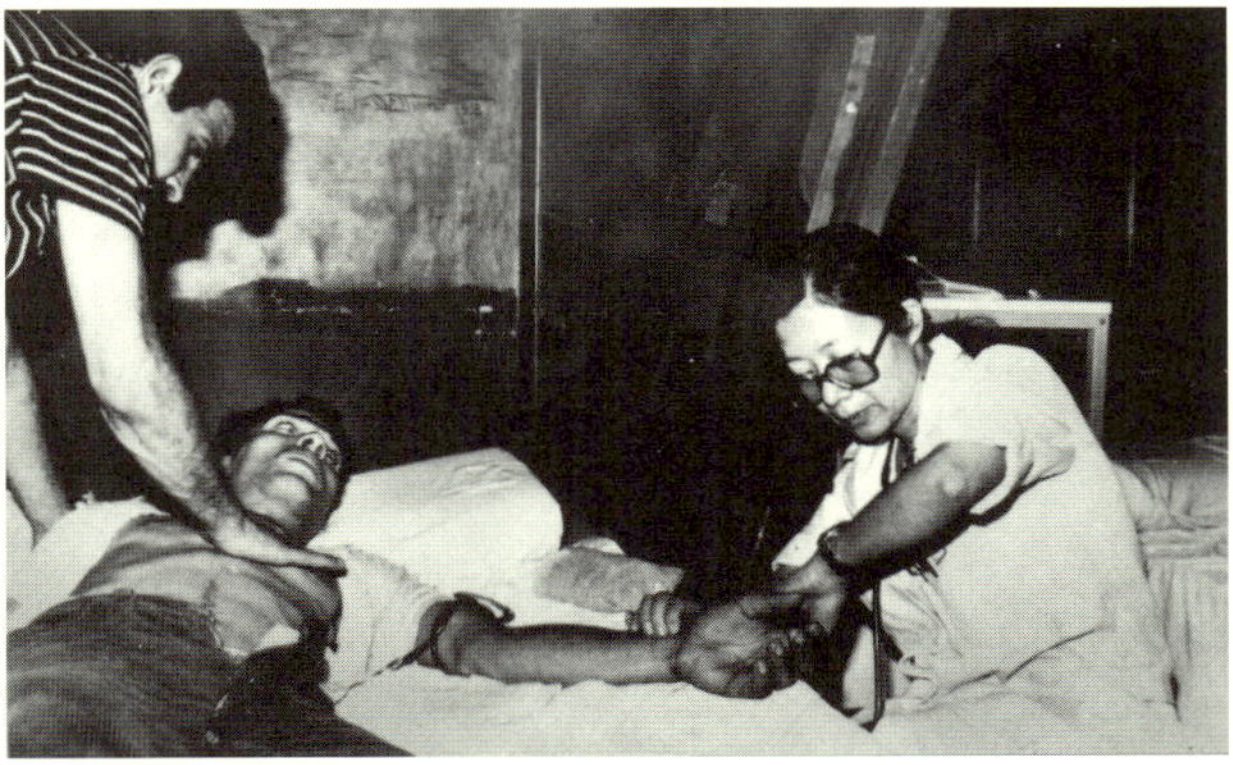

緊迫した治療現場。

うと、婦人警官に殴られるというような屈辱を受けたこともありました。そして、パレスチナ戦士の不屈の闘いの話を聞く中で、一人でコマンドになることを決意するのです。妹にだけ告げ、短い旅行をすると言って家を出て、訓練のためにと思って、山を越え、河を越え、一カ月半かかって、ヨルダン、シリアからレバノンにたどり着いたと言います。このような戦士は、今も被占領地内で投石をし、獄中でもハンストで闘っています。友人や家族がなぶり殺されても、それでも、次々と育ち、南部レバノン、ベイルートであっても、どこでも、同じような祖国の解放を求める強い意志を持って闘っているのです。

　この負傷した戦士も、「自分はパレスチナ解放のために喜んで死ぬ」と言います。しかし、六回も負傷し、今回の重傷の中で、「自分は運が良いのだ」と、次の闘いに目を輝かします。南部から締め出されようとしている今、また、ベイルートの本部への壊滅作戦を目の当たりにしても、彼らは希望を失わないのです。しかし、一緒にいた戦士たちの死や、弟の負傷を聞くたびに頭を抱え込み、弟に会いたいと懇願するのです。家族を思い、友人を思う彼らは、闘いを止めることはないでしょう。

この戦争のはじまりと実情

　この戦争は、六月四日のイスラエルによる、南部レバノン、ベイルートへの空爆、六月六日からのレバノン南部へのイスラエル軍の軍事侵攻として始まりました。イスラエルは、ロンドンでのシオニスト大使攻撃が停戦協定違反であるという口実を全面に押し出して、このような大規模なPLO絶滅作戦を開始し、自らのパレスチナ人民への虐殺や抑圧、レバノン南部への侵略行為には口を閉ざしています。表向きは南部侵略は一時的な作戦で、パレスチナ人のレバノン南部からの撤退と、シリア軍のレバノンからの撤退がまず必要だとうそぶきながら、大量の戦車車両と、海と空からの砲爆撃を加え、一四日にはレバノンの政庁があるバーブダに侵攻し、同時に、東側（カタイエブ支配地区）から空港まで包囲しました。レバノン南部の大都市を中心に、約一週間の包囲と、そのもとでの市街戦を強行し、パレスチナ、レバノン人民の抵抗を受けた後、大量の虐殺と逮捕を行ったといいます。

レバノン南部のベイルートへの入口の街カルダでは、激戦の後、対峙状態が続いています。レバノン南部地域との交通路は絶たれ、イスラエル軍の検閲の下に、パレスチナ人は逮捕され、レバノン人もほとんどが足止めをくらっています。

この大侵略は、昨年来イスラエルと「カタイエブ」が、西ベイルート＝南部レバノンの交通路、南部レバノン＝シリア＝ベイルートの交通路を遮断し、ベイルートを「カタイエブ」が、南部をイスラエルが占領するという「挟み撃ち作戦」の実行に他なりません。現在、「カタイエブ」は直接ベイルートには攻撃しかけていないように見えますが、これは、アメリカのテコ入れによる「レバノン統一」の名のもと、レバノン軍として右翼勢力を増強し、イスラエルによる占領と、ＰＬＯの解体、シリア追放の後、レバノン政権をアメリカが統括するものとして、キャンプデービッド路線をレバノンにも適用しようとするものです。

一八日、停戦条件交渉が行われる中、戦闘はエスカレートし、イスラエルは占領の輪を縮めました。二三日には一八万のイスラエル軍がベイルートを包囲し、二四、二五日の艦砲撃と空爆、ベイルート南部山岳部でのパレスチナ＝レバノン勢力による撤退作戦とイスラエルの逆襲によって、レバノン民族解放勢力の拠点においても占領が強化されました。人民への被害は増大し、負傷者、死者も増加の一途をたどっています。外国大使館はアメリカを筆頭に次々と市民の引き揚げ、大使館の閉館を行い、今日は、イギリス・アメリカ・エジプトの救出船が最後の便を出すと言っています。また、イスラエルに雇われたレバノン人による車爆弾や、イスラエルのヘリコプターが落としていく時限爆弾など、ベイルートの繁華街で安全地帯と言われていたハムラやホテル街でも大爆発が起こり、市民は避難場所でも追い打ちをかけられています。

この間の停戦協定条件では、パレスチナ側の出している最後の条件であるパレスチナ人居住区（ベイルートの五、六カ所）での最少の防衛のための武装、イスラエルの撤退ということも、イスラエルは五キロ撤退や一〇キロ撤退で合意したかのように見せかけ、実は、より大規模な空爆でパレスチナ人居住区を壊滅させようとしています。ＰＬＯは、自らが数十年かかって勝ち取ってきた民族自決の権利や、民主独立国家建設の方針を堅持し、これ以上、人民に被害を拡大しないという立場で、あらゆる国の支援を要請していまず。

この戦争の犠牲者・負傷者・難民の実情

この間の空爆、南部山岳拠点や港町などでの一週間にわたる市街戦、ベイルートへの砲爆撃などによって家が焼かれたり、壊されたり、砲爆撃で追い出されたりした人々（難民）が二三日までに一〇〇万人を超えたとパレスチナ赤三日月社は発表しています。難民になった人々のうち三〇万人以上が、ベイルート市内と郊外におり、学校や、映画館、家々の軒下に雑魚寝をし、バッブール（灯油のコンロ）で細々と料理をして暮らしています。生き別れになっている人々が病院の中だけ見ても半数以上で、ことにレバノン南部出身の看護婦さんたちは家族の生死も確認できません。

病人の中でほとんど傷が治っている人も、南部の人は家へは帰れず、シリア人は道を閉ざされています。ベイルート市内の人も、爆撃を受けている地域の人は、家族がどこに避難しているのか、死んでいるのか、音沙汰のない人も多いので、退院することができません。赤三日月社の話では、パレスチナ人、シリア人、レバノン人（西側）などの人々の半数が負傷しているとのことで、行方不明と死者は約二万人といいます。

レバノン人の居住区はパレスチナ人居住区と隣接しており、レバノン人民の犠牲者がどこにもいます。典型的には、空港近くのシーア派（イスラムの一派）の住むハイエ・サラムという貧しい地区へ集中攻撃がかけられています。また、南部の都市には、中心部にレバノン人、周辺にパレスチナ人居住区があり、その全体をイスラエルが包囲し、砲爆撃を繰り返しました。

外国人の行方不明者（イスラエルの捕虜になったと思われる）は、ベルギー人、フランス人のボランティア三人がおり、そのほかにイスラエルは五千人の捕虜を捕まえたと言っています（この数は確認はされていない）。

パレスチナ人の証言では、スールで少年隊一〇数人がイスラエルに捕えられ、虐殺されたといいます。大人だと思って捕えてみたら一二～一八歳の少年だったため、イスラエルは仰天、かつ恐怖にかられたといいます。また、ダムールでは、病気であることを口実に大量虐殺をし、穴に埋められているのをノルウェー人ジャーナリストが目撃したといいます。同時に、ノルウェー大使が、行方不明になったノルウェー人ボランティアを捜しにダムールへ行ったとき、道々、腐乱死体が放置され、いくつも転がっているのを見たといいます。ノルウェー人医師二人は釈放された後、虐殺と拷問の目撃を証言し、世界に報道されています。

ベイルート地区を防衛している戦士の証言では、イスラエル機は高速かつ高々度（上空八〜一〇キロ）から爆撃するため、対空砲では届かないことが多いといいます。

イスラエルは、サイダ（レバノン南部の町）の死者を四〇〇人と言ったり、二五〇人と言ったり、デタラメを流しています。難民は、夜もよく寝られず、水も不足し、物価も上がる中で、じりじりと迫る敵の包囲網と、空爆、砲撃の音、爆弾におびやかされ、若い女性が卒倒する例が激増しています。皮膚病もチラホラ増えています。チフスの流行や子供の扁桃腺炎、感冒の流行、リューマチの増加が見られます。

ベイルート・パレスチナ赤三日月社の活動

イスラエルのレバノン南部軍事侵攻により各地域が孤立する中で、国際赤十字の活動は一〇日になってやっと動き出しました。レバノン南部スールのボランティア外国人部隊がパレスチナ人居住区から逃げ、国連維持軍に保護されたものの、テルアビブ経由で本国へ送還されるというありさまでした。ここベイルートでも、難民救援の物資として赤三日月社に二トンの豆や砂糖が二〇日過ぎてから届けられるなど、難民への医療活動が少しはなされているようですが、それ以外では、レバノン人も含めて、地区のレバノン＝パレスチナ共同委員会のもとに、難民対策、救護活動が取り組まれています。

負傷者は、レバノン人もシリア人もすべて、パレスチナ赤三日月病院、その他の地区の病院に送られています。パレスチナ赤三日月社はパレスチナ人居住区の近くに三つの大きなセンターを持っていますが、どれも敵の砲爆撃に曝されており、レバノン人居住地区の大きな建物（学校やホテル）に、にわか作りの病院を増設し、主として負傷者の救急活動を行っています。

その他、各地区にレバノン人の民族解放戦士が組織する小さな救急診療所があります。ハムラ地区にある救急病院は、その地区だけでなく、ほとんど全ベイルートでパレスチナ人を中心に、レバノン人、シリア人の負傷者の治療にあたっています。現在もまだパレスチナ人居住区近くの二つの大病院の地下には病人がいますが、この数日間の（山から海からの）激しい砲撃によって、その中の一つのアッカ病院は半分に破壊され、患者さんが殺されています。このような危険な中でも職員は居残って、救急医療を担っています。難民の数がまだ増えており、チフス症状や皮膚病が増えてくることは目に見えており、難民への巡回診療を開始することが問われています。しかし救急医療に追われ、いまだ計画が立てられていません。また南部の被害状況もまだ実体がつかめていません。イスラエルが検問しているからです。

訴え

現在の赤三日月病院では、高価な軟膏や抗生物質を薬局で買わなければならず、思うような薬がありません。また、スタッフ・ナース（日本では高等看護婦）が圧倒的に不足し、ボランティアの外国人たちが重要な役割を果たし、ベイルートで働いていた多くの人びとは居残っています。病院の職員もほとんどいないので、レバノン人の大学生を中心にボランティアで掃除や食事作りなどをやっています。薬やお金、そして看護婦さんなど、日本で救援活動を強化し、国際赤十字や日本政府を通じてでも送り届けて下されば、どんなに励ましになるかと思います。

正しい報道が今ほど重要なときはないと思います。日本の新聞報道もここでは分からないのですが、どうか、この報告を手始めに、できるだけ広くイスラエルへの批判、レバノンからの撤退へ国際的世論を喚起し、皆殺しの危機に立っているパレスチナ人民のため、解放の支援の輪を広げて下さるよう訴えます。

（信原孝子氏から村山盛忠牧師宛の手紙、一九八二年六月二四日付）

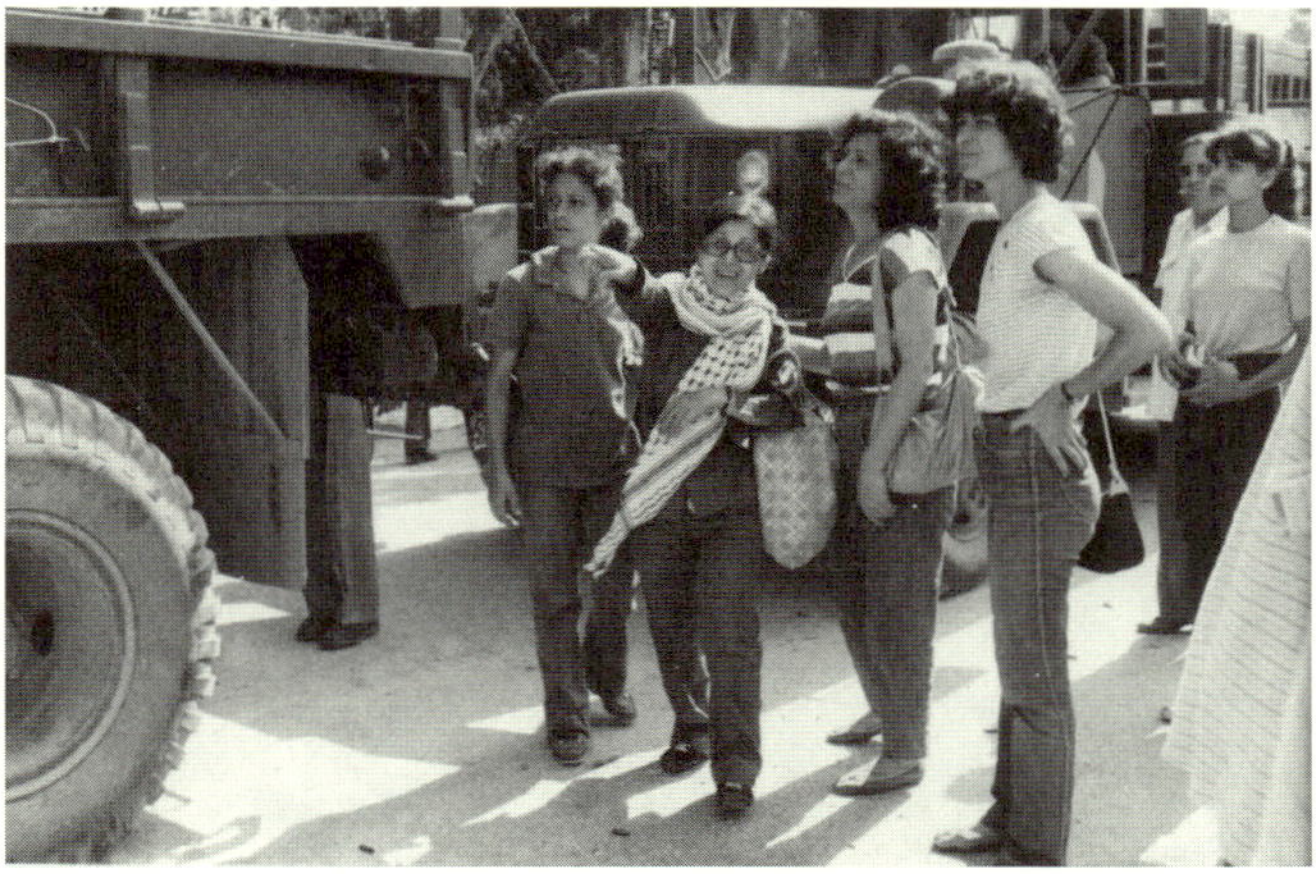

PLO とともにベイルートを撤退。パレスチナ人とともに軍服を着なければならなかった。

シリア・ヤルムーク難民キャンプの診療所から

ある盲目の物療士の話（パレスチナ戦士の半生）

一九八三年五月二八日

一、はじめに

カーリドは、当時二六歳の静かなパレスチナの青年です。カーリドは、日本から送られてきたパレスチナの写真集を見て、友達に見せたいと、何度も写真集を持って行きます。本が返ってくると、少し表紙が手垢で汚れ、沢山の病院の患者さんや友人が見てくれたのだなあと感激します。目が見えないのに、いや見えないからこそ、この写真集を「見て」、悲しみ、怒り、闘い続けようとする彼の切実な心を感じるのです。

　彼は戦争中、ベイルートで最後まで負傷者の後遺症のための物療士（物理療法士）として、日夜、患者さんを励まして働いていました。目が見えないというのに、半身不随の患者さんを歩かせるために、一キロ先の病院まで散歩に連れて行ったり、爆撃の合間を縫っては、他の病院まで患者さんや友人に会いに行ったりしていました。「目が見えない」ことのハンディキャップに対して、彼は一言も不満を言ったことがありません。ただ彼の部屋が食堂と台所の通路にあり、騒がしく人が通るので落ち着いて眠れないと親しくなってから訴えていました。戦時下のにわか作りの病院で、

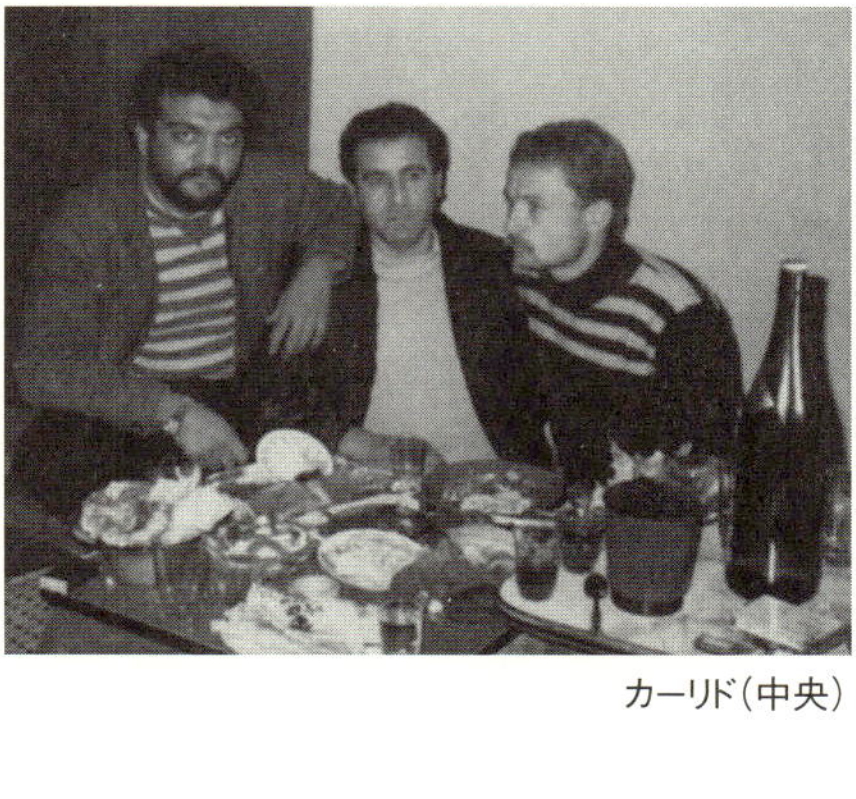

カーリド（中央）

職員であってもかまってもらえない状況に対して、私自身も何とかしようとしましたが、空き部屋もなく、彼は他所の療養所に移動しました。

そのような困難な戦争下の日常にあっても、カーリドは一〇人近い患者さんに毎日、きっちりと治療をし、時に夜遅くまで患者さんと静かに話していました。ある日、患者さんと話していて、彼の目が拷問で失明したことを知りました。私はそのときの話をもっと聞きたいと思いながら、戦争の中で十分な時間もなく、また、彼のことも理解せず過ごしていました。シリアで再会して以来、時々、私のいる診療所を訪れてくれる彼から聞いた話を皆さんにお伝えして、彼だけでなく、このような人々が今もアラブ諸国に散らばり、それぞれの分野で闘っていることを理解してほしいと思います。

二、生い立ち、家族の思い出

カーリドは、六人兄弟の長男として被占領地ヨルダン川西岸地区のラマラ市で生まれました。一九六七年の戦争で、この地区はイスラエルの占領下に置かれましたが、彼の父は、ちょうど戦争が始まる数日前からヨルダン川東岸の親戚の家にいて、家族が戦争でどうなったのか、音信不通で知ることもできないままに離れ離れになってしまいました。

家族を心配した父は、同じようにヨルダンから帰ろうとする人々がヨルダン川を渡った途端、イスラエル兵に撃ち殺されたのを見たが、それでも屈せず、夜、山道を歩いて家へ帰って来たと言います。父は、祖父から引き継いだ農地と果樹園を耕しながら、息子にいつも「祖国を果樹のように、いつも綺麗に、大切にせよ」と教えました。七五年、父はガンで亡くなり、その後七七年には、家族数に合わせて、土地は「不要」だとして、イスラエルが奪ってしまいました。兄弟・母は市庁に何度も陳情に行きましたが、ソ連・東欧から元々住んでいたユダヤ人が帰って来ると嘘っぱちを言われ、逆に殴られて帰ってきたのです。

現在、弟が働いて一家を支え、妹も裁縫で家計を助けています。兄がデモに行って帰ってくると、家族はいろいろ質問してきます。弟は、毎日、コマンドの話やパレスチナの歴史を話してくれとせがみます。妹は、夜間外出禁止令が出て、水汲みにも行けないとき、近所の人の壺も一緒にぶら下げて、水汲みに行きます。イスラエルを恐れてはいけないといつも兄が言うので、最初は恐る恐る出かけていたと言います。イスラエル兵は、幼い少女が相手ではどうしようもなく、見過ごすようになりました。

このような家族とも、七八年、カーリドがヨルダン東岸へと追放されて以来、会うことも手紙を書くこともできません。手紙を書けば、イスラエルが何をするかわからないからです。最近、やっと母親が電話で話すことができました。けれども、パスポートを申請しても、息子が追放された身なので許可は降りず、母親は会いにも行けないことを悲しんでいます。しかし、息子の闘いを誇りとして、一家全員が、遠く離れて不自由な暮しをしているカーリドに声援を送っています。母親は以前、獄中のカーリドに、「勇敢に闘うように」と伝言してきたこともあります。

三、カーリドはなぜ戦士になったのか

カーリドは、七五年、彼が高校二年生のときからデモに参加したり、集会を開いたりしています。それは、小さいとき、祖父、祖母から、「一九四八年、イスラエルが入って来て、子供の性別を見るため妊婦の腹を割った」などと話を聞いたときから、シオニストに対して抱いていた不信がつのり、実際に女学生や少年を、学校の帰りに連れ去り、一、二カ月間も勾留し、家族を脅迫して家を立ち退かせたのを目のあたりにして、じっとしていれなくなったからだと言います。その他にも、一九七三年までパレスチナの学校で使っていた教科書で「パレスチナ」と書かれていたのを全部「イスラエル」に変えられ、また、七四〜七五年には教師が地方へ飛ばされたり、小学校へ配転させられたり、パレスチナの歴史書を取り上げ、本屋を閉鎖するなど、民族教育への弾圧があったのです。

医者に対しても、市から配給される薬が期限切れのものだったり、薬を爆薬に使ったと言いがかりをつけ、医院の閉鎖命令を出すなど、民族主義的な人々への弾圧が強まりました。土地を奪われた労働者がキブツの建設のために雇われ、低賃金・重労働をさせられる、パレスチナ人居住区の水が来なくなり、抗議に行っても、キブツに水を引いておきながら一切嘘ぶいている等々の暴政を目のあたりにしたのです。

一九七六年、八人の少女が学校から連れ去られました。それに抗議して、学生たちはデモをし、投石をしました。そのとき参加していたメンバー七人が一緒に逮捕されました。三カ月間家族にも知らされず、拷問されました。

疑いは、「ファタハのメンバーだ」と言うのです。彼は黙秘していたので、いったん釈放されて、また集会に参加していると再度逮捕され、さらに三度目も二カ月間勾留されました。そのうち、仲間がファタハとの関係を自白したため、一年間、勾留されました。

彼は種々の拷問をうけました。例えば、真冬に裸にして戸外に数時間も立たせ、その後、熱いお湯の中に一五〜三〇分漬け、また冷水に漬ける、という具合です。鞭で打つ、天井から吊るす、ナイロン袋を頭からかぶせ、窒息させ、卒倒させる、犬に噛ませる、猫にひっかかす等々。組織関係と、武器の置き場を自白させようというのです。他のグループに対しては、電気拷問や、親・姉妹を連れて来て目の前で暴行するとか、性器をなぐり破壊する、頭を殴りつけ記憶喪失を起こさせる等がありました。これらのやり方は、国際赤十字が訪問しても、一見、傷跡が分からないように、骨や神経、内臓を痛めつけるのです。彼を失明させたのは、後ろ手に縛り、ロープで体全体をくくり付け、動けないようにした上で、強い光を目に当て、二〜三時間、強制的に目を開かせるという拷問です。どんな負傷をしても医者は呼ばれません。彼の場合ももちろん何の手当てもなく、釈放された後、国際赤十字に訴えることもなく、自費でヤーワァの医者に行ったとき、医者は「誰かに殴られたのか?」と聞いたと言います。

網膜剥離で視力は明暗しか分かりません。このようなひどい拷問を受けても、彼は獄から出るとき、「もっともっと強くなって、祖国を奪い返すために闘おう」と決意を強くしました。そして獄から出るとすぐ、集会に参加したり、友人や家族にその決意を訴え、「祖国なしには何もない。我々の闘いは、パレスチナ人の尊厳のためだ」と訴えたので、何度も逮捕されました。

四、獄中の闘いとその教訓

イスラエルの刑務所・拘置所は三〇カ所もあると言われています。その拷問のやり方は、右記の他に、薬物を手に塗って電気ショックと同じ効果を起こさせる、塩を長時間口の中に入れる、赤い光の中に閉じ込め拷問のときの叫び声を数日間聞かせる、指をドアにはさみ強く締める、手足の爪を抜く、陰茎にマッチを置いて火を付ける、穴ぼこだらけの庭で銃を撃って追いかけ回す、尿・汚物をひっかける等々が、国際赤十字の報告、また囚人たちの報告から知られています(PLO文化情報局発行『シオニスト占領下獄中パレスチナ兵士』)。その中で獄死した人も多くいますが、それらの中には自殺したとされているものもあるのです(同掲書)。

最近、私が知った例では、レバノン南部のアンサール収容所から二カ月前に出てきた一八歳の少年で、心臓弁膜症候の心雑音と胸痛を訴えており、全身打撲による全身の神経痛、ことに頭痛がひどく、いまだ自宅静養している例があります。また、数カ月前に会った女性は、イスラエルの獄中で六年間に五回も手術を受け、胃と腎臓の摘出をしていました。何回も出血したと言います。

このような拷問の中で組織関係について自白してしまった仲間のことをどう思ったかと聞いたところ、「人間である限り、耐えられないこともある」と、仲間としての信頼感をもって、きっぱりと言います。彼自身は、最初、イスラエルがいろんなことを言ってくる中で、デタラメなことや部分的なことには一切答えなかったが、すべての詳細をイスラエルが知っていることが分かって、自分がやったことを認めたといいます。獄中の支えは、「仲間たちと話していたこと、祖国を取り返そうといっていたことを思い出し、目の前にいるのは敵であり、この敵と対決しなければならない、敵は自分を弱め、潰そうとしている。だから強くならねば」と思って闘ったと言います。仲間の支え、家族の支えが、獄中の闘いの中でどんなに大きかったことか。「祖国を取り返す」という目的のためにこそ、生きるためにこそ、闘ったのだと思います。

五、現在のカーリドの考えと闘い

彼は仲間と共に夜中に車に乗せられ、ヨルダン国境で放り出されました。歩いたり、車をヒッチハイクして、アンマンのPLO事務所に辿り着くことができました。仲間もほとんどが、拷問の後遺症で病気だったため、シリアで治療を受け、その後、ベイルートで物療を学びました。「負傷者を助けること、とくに精神的に支えることが一番嬉しい。レバノンのイスラエル侵略時、役に立てて最も幸福だった」と言っています。

彼はまた、学んだこととして、「敵はシオニストだけでなく、アメリカを筆頭とした帝国主義であることだ。革命の中で多くのミスを犯したけれども、その失敗から学ぶ必要がある。その中でも、誰が友人で、誰が敵であるかを、よく見ることが一番重要だ」「革命は武装闘争だけでなく、社会革命が必要だ」と言います。日本人に望むこととして「敵が同じであること。その真実を知り、帝国主義に対して闘ってほしい。例えばパレスチナ人はテロリストではなく、祖国のために闘っていることを知ってほしい。ユダヤ人を敵とは考えていない。シオニストに反対しているのだ。シオニストは、パレスチナ人だけでなく、すべての人間に対して反人間的であることを知ってほしい」と言っています。

どんな女性と結婚したいかと聞いたところ、「他人のことを理解し、人々のために誠実に働く人、社会を変えるようにいつも人々に働き掛ける人が好きだ」と答えました。彼は六畳間の薄暗い部屋に古ベッドとガスコンロしかない所で、料理を自分ですることもできず、一人で暮しています。早く良い伴侶が見つかるようにと祈りながら、夕暮れの中でバスを待つ彼を見送り、バスの音を聞きわけたりできるのか、周囲の人がバスを止めてくれるのかと心配しながらも、「一人でやれる」という彼を信じて、別れを告げました。

彼が最後に強調した、「私だけでなく、すべてのパレスチナ人が同じように闘っています」という言葉を噛み締めながら。そして、昨夜、訪れたアンサールから出てきた少年が、普通の病人のように、静かに、ひかえ目に頭痛と全身の痛みを訴えたとき、私は「いつもの神経痛か」と思って、見過ごすところだったことを思い出し、背筋が寒くなる思いがしました。

カーリドも、そのような無口な静かな青年です。そして、いつも微笑んでいる、その愛情に満ちた優しい目が、私にはパレスチナの美しい果樹園や、優しい母親の姿を映しているように見えるのです。

（「サアード」一号、一九八三年秋）

診療所の人々

一九八四年七月一五日

私の診療所には多くの女性の患者さんが来る。中でも慢性の胃腸炎、神経痛、腰痛、そして神経症が目立つ。多産のための貧血や腰痛のほか、戦争の犠牲に伴う精神的、肉体的負担はどこの国でも共通である。未亡人や多くの子供の教育、結婚をかかえる親たちの悩みを極度のものにしている。同時に多妻制度、大家族制度による現代社会での歪みがおしよせる。差別と貧困の中で「難民」として生きるために大家族制度によって守ってきた絆も、離散と死別と戦火の中、女性の闘いによってしか回復できない。それは診療所で働く女性たちの生活の中にきざまれているし、闘い苦しむ患者さんの「息苦しい」、「めまい」、「頭痛」として表われる。

昔は未亡人の保障としてあった四人妻の制度も、経済的な困難の中では、保障というより男性の気ままを許すものという側面が目立つ。先日、診療所を訪れた若い男は、二人の妻を連れて来た。第一夫人はすらりとした美人の三〇歳代、第二夫人は丸々とした色白の若い女性だ。第一夫人が妊娠し、第二夫人が流産したという。本来は第一夫人が数年来妊娠しないので、若い妻をめとったということらしい。第一夫人は診察しながら、不本意だという顔をしている。何となく不合理という気持ちだろう。若い妻は、思いがけない流産でおどおどしている。夫は二人の顔色は全く気にせず、「平等に扱っている」という、誇らしい表

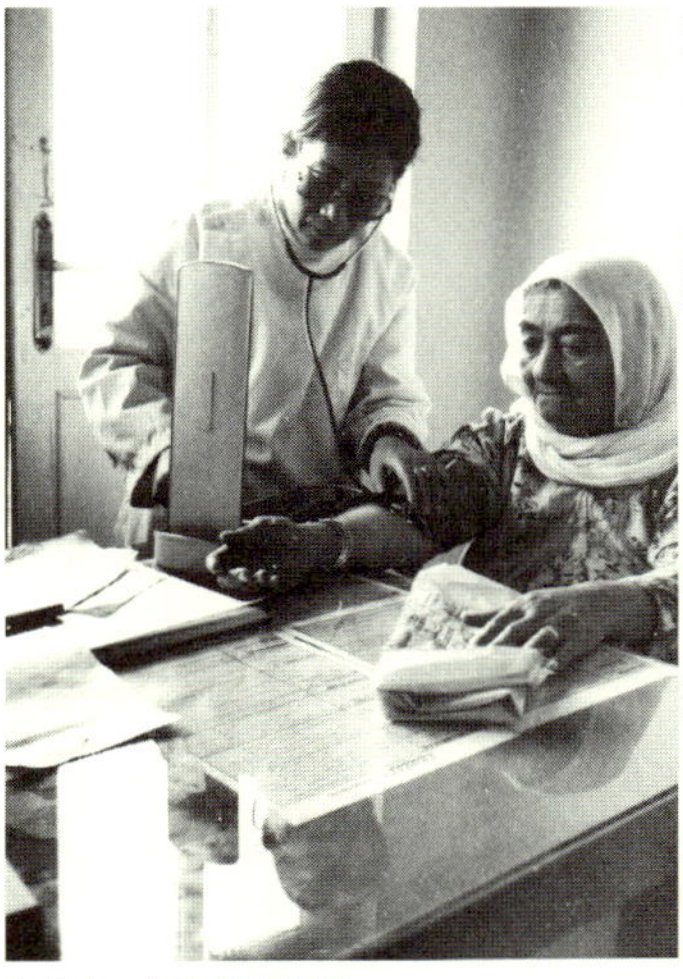

ヤルムーク診療所にて

情である。この二人が競って子供を生めばどうなるのだろう？　細く弱々しい夫の職業はコマンドのようなのだ。女性にとって子供を生むことは誇るべきことだし、子供が生めなければ、多妻を認めねばならない。

夫の収入が少なければ、子供たちは大変だ。若い学校の先生が「息苦しい」と訴えてきたが、彼女は人払いをした後、「夫に二人の妻がいて、同じ家にいる。家にいると息苦しいので帰りたくない」と打ちあけた。アラブの社会では多妻制度は良いものとされていたが、今は変化しつつある。女性の方が男性を拒否する例も増えてきている。それでも、離婚したら女性は子供をうばわれ、一人でさびしい生活をしなければならない。診療所の女性たちは働いているから、子供を引きとっている人も多いが、戸籍上は男系に属す。

女性は法律上の保護はなく、「うで」と愛情で子供を育てるのだ。だから時に、いじわるバアさんといわれる豪傑女性も生れる。男性を表面はうやまっているが、裏では女性たちが男性をあやつっているのだ。ある女性は、年をとって、子供が生めなくなると、自分で若い女性を見付けて男性と結婚させる。そのかわり若い女性は第一夫人の命令をきかなければならないのだ。

若い看護婦さんの中にはグループで男性と交際する人もいる。家族にも公認の上で、自分で男性を選ぶ場をつくるのだ。男が婚前に限界を越えた要求をしないように、防衛を考えている。そして、診療所の中では決して人目につかないように振る舞う。女性同士では驚くほど解放的なことからも、「ムスリムの禁欲」というのが社会的統制だということがわかる。ある日、「院長が呼んでいる」と、呼ばれて行くと、若い看護婦さんたちがテープレコーダーにあわせて踊っているのだ。部屋を閉め切って、腰にスカーフを巻いて、ベリーダンス風のセクシーな踊りだ。私に教えるというのが名目らしい。年増の看護婦さんが踊りながら、「前にいた病院で外国人にダンスを教えていたのが原因で配転になったんだっけ」と陽気に言っている。私も病院の良風を乱す外国人になるのかと一瞬ひやりとしたが、幸い誰も来なかったので、病院のうわさにはならなかったようだ。男性が入っていなければ、大きな問題にはならないようだ。ただし、そのときは内科の医者がいた。その人は、「告げ口しない人」として看護婦さんから信用されているらしいことがあとでわかった。

診療所の患者さんたちは、ほがらかな看護婦さんに何でもうちあける人が多いし、コマンドの日常生活も知っている看護婦さんは、仕事よりも身の上話を聞きたがる。豪傑な看護婦さんは、眠そうな目をした戦士に「あんたは普通の顔付きではない、マヤクを使っているのだろう」と攻撃する。戦士は仕方なく「自分はレバノンにいる恋人のことを考えて、ねむれないのだ」とうちあける。ここでは私や外国人の出る幕はない。

日本人の医師が一緒に一カ月精神科の患者さんを中心にボランティア活動をやってくれた。このとき来た患者さんの中には、ひどい痙攣発作をおこすコマンドがいた。「エジプトに子供がいるが自分は帰れない。妻は自分が獄にいるときに死んでしまった。思い出すと悲しくて、自分がわからなくなるのだ」という。診察中に痙攣発作をおこしたが、ちゃんと反応するので、ヒステリー発作だと診断した。一応検査が必要というので、パレスチナ人の専門医に脳波の依頼をし、重い薬を止めた方がよいと意見を書いた。返事が返って来て、「精神分裂病だから脳波は不要」とあった。人なつこい人だったこともあり、「分裂病」という診断の理由が理解できないでいた。まもなく「ベカーへ行く」と言って、しばらく来なくなった。一カ月振りに帰って来て「病気は良くなった」と、婚約者の写真を見せてくれる。お祝いのお菓子もくれるのだ。これはどうなっているのかと一瞬びっくりしたが、やはりこれがパレスチナの人間味のある社会の現実なのだと思う。彼が求めていたのは愛情だ。精神発作が人にかまってもらえないときに起こるのも確かだけれど、人を愛することを知っているこのコマンドは「分裂病」という診断などに構わず、家族もそんなことには構わず、ちゃんと未来の生活をつくっていっているのだ。

彼がわざわざ隣の診察室に行き、美人の看護婦さんに話しかけたり、発作を起こしてもその看護婦さんに水を要求したりしていたことを思い出し、「このお祝いは彼女にあげるのでしょう」と聞くと、うれしそうに「そうだ」と言う。「ムスリムの禁欲」というのは、全く建前であることがわかる。

日本人の医師は、日常の看護婦さんの仕事が、患者の呼びこみと、ノートに名前を記録することが主になっていて、暇になるとラジオを聞いているのを見て、「こんなことしていると、日本では『看護の仕事は何か、言いなさい』と批判されるよ」と注意してくれた。体温を測ったり、血圧を測ったり、あらかじめ待合室でやってもらえたら、待ちくたびれた患者さんが騒ぎ出すような状況も少しはましになるかと思い提案したが、患者さんが多すぎてむつかしいと言う。

検査室がどこにあり、どのように検査する準備が必要

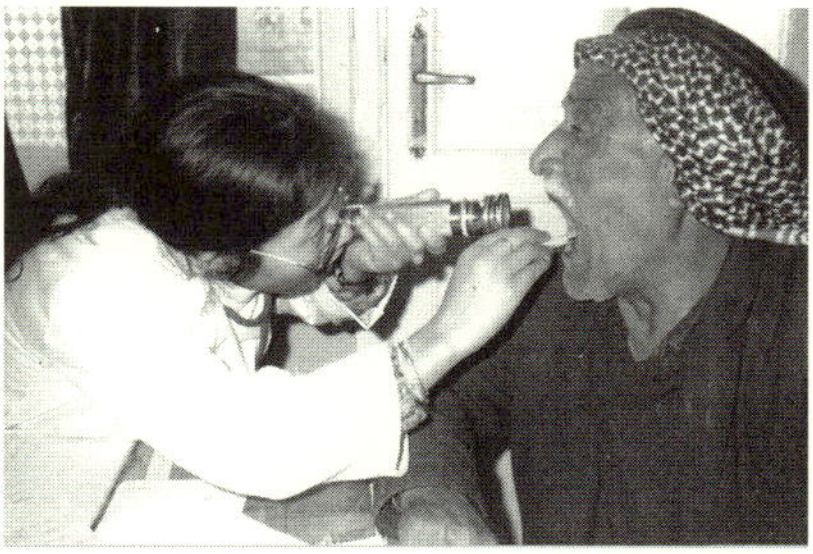
診療風景

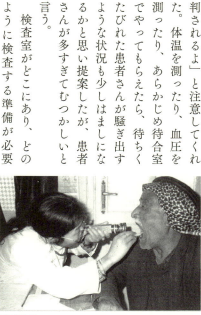

か、次の診察日はいつか、などの説明も、看護婦さんによってはやってくれるが、多くの場合知らぬ顔だ。これはいけないと、色々な医者に提案してみたら、医者によって考え方がちがうことがわかった。外来では、看護婦さんの仕事が秘書だと思っている人もいる。

これでは、医者同士の話し合いがないとものごとは進まないのではないかと思う。しかし、よく考えてみると、看護婦さんがどう考えているのかをまず知ることが必要だ。看護婦さんが待合室で何を聞き、どう判断しているのか、こちらは診察室にいて知らないことが多い。今日も、ある中年婦人が泣きながら入って来たが、診察前に受付けでカルテのかわりに処方箋をもらって来る必要があるのにそのことは知らず、処方箋をもらって来て泣き出した。以前来たとき、「身寄りがない」と言っていた人だ。泣くほど痛いとは思えないので、処方箋をもらって来いと言ったが、また入って来て泣き出した。看護婦さんに「待て」と言われて「待てない」とケンカした様子だ。

精神的な問題もあるのだろう。人にお金をもらって生活していると言っているそのおばさんは、差別されることを恐れ、人一倍自己主張するのだろう。なぐさめるだけでは駄目だと思い、「順番があるのだ」と説明したら泣きやんだ。「アラブの人は自己主張が強い」と日本から来たボランティアの人は言う。オーバーな表現も多い。抑圧されてきた分、そうしないと生きていけないということかも知れない。

日本人は遠慮が美徳である。しかし、本当に主張しないのかというと、ちがうかたちでやっているのではないか。陰口をたたくとか、ものを言わないとか。私はこのような陰での主張を自分もまだまだやっているとは思いながら、何となくいやな気がする。アラブでは「ものが言いやすい」し、批判もやりやすい。一般的に人間関係のあり方が外交的だ。もちろん批判を受け入れるかどうかは人によってちがうし、反論しか返って来ない場合もあるが、多くの場合、それで関係が悪くなるよりは、かえって理解を深めあうことの方が多い。ケンカしていると、他の人が介入したり、なぐさめに入ったりして、問題の解決よりは人間関係を大切にするという側面もあり、困ってしまうこともある。しかし、そのときはカッカッと怒ってしまうことが多い私自身、あとで皆に感謝することが多いのだ。日本から来たボランティアの人たちに言わせると、私自身、アラブ的になってしまっていて、静かに話すより大声で怒鳴っていることが多いという。「怒っているのではない」というと、最初は信じてくれないが、そのうち、アラブの人々が私と同じように大声で議論し、ケンカではなく、あとケロッとしていることに出くわし、少しは納得してくれたようだ。あまり自慢できることではないが。人に対して一生懸命話をするということが日本では少ないのかと思う。陰口やものを言わず、腹に一物というのが、遠慮や無口として評価されてはならないと思う。

シリア当局との関係がうまくいってないとか、内部問題があるから今は駄目として、私自身日常の改善をさぼっていて、看護婦さんに考えていることも言わなくなってしまっていることを反省しなければならない。

（『サアード』六号、一九八四年八月二六日）

診療所のできごと

一九八四年八月二五日

このところ毎日のように、女性のノイローゼ気味の患者さんが来た。その中の一人、若い未婚の美しい女性は、息苦しくなる発作に見舞われると言うが、レントゲン検査、心電図も異常がないので、不眠の治療だけすればよいだろうと思い、精神安定剤を投与していた。しかし、ある日、病状が激化し、入院したいと言ってきた。精神科専門医はその日いなかったので、とりあえず不眠をなくすためにも、本人の希望にそって救急入院の手続きをとった。その人の話を聞いても「自分は神経病だ」とはっきり言う。それ以上のくわしい検査は、ここでは経済的・社会的な理由のために、また保険制度も不十分なためにむつかしい。しかも、学校教育の普及度が低く、衛生知識は口コミやテレビ宣伝によるところが大であるため、個々の医者の評判で何が正しいかを判断する。専門医の権威と受診料の高さが並行していたりする。

病院中心の専門医制度の弊害として、数少ない症例の濃厚診療や過剰検査がヨーロッパでは問題になっているが、ここではそのような特権階級は少ないから専門医も開業が中心で、「すぐに治る」便利さから、いきおい投薬が過剰になる。赤三日月社の診療は、投薬よりも親身に相談できるというところに良さがあるはずだから、もっと医者間、看護婦間の連携を強化していけば、患者さんに対して地域と

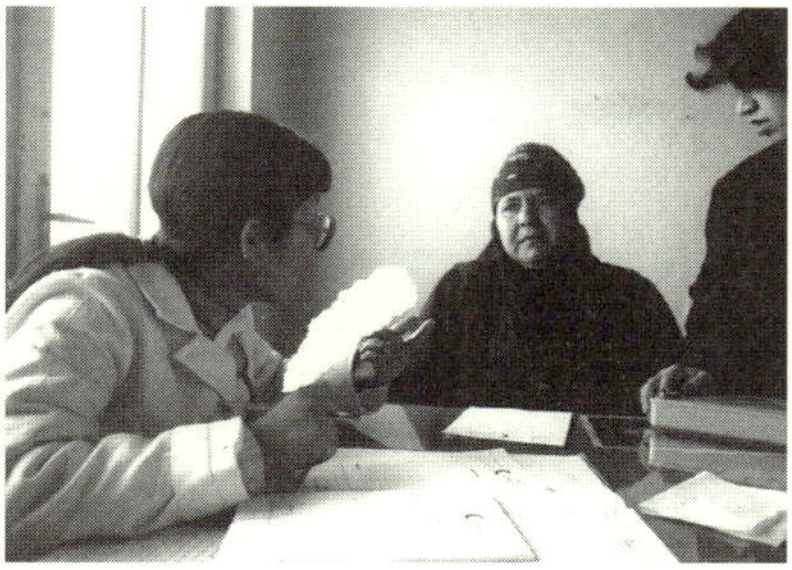

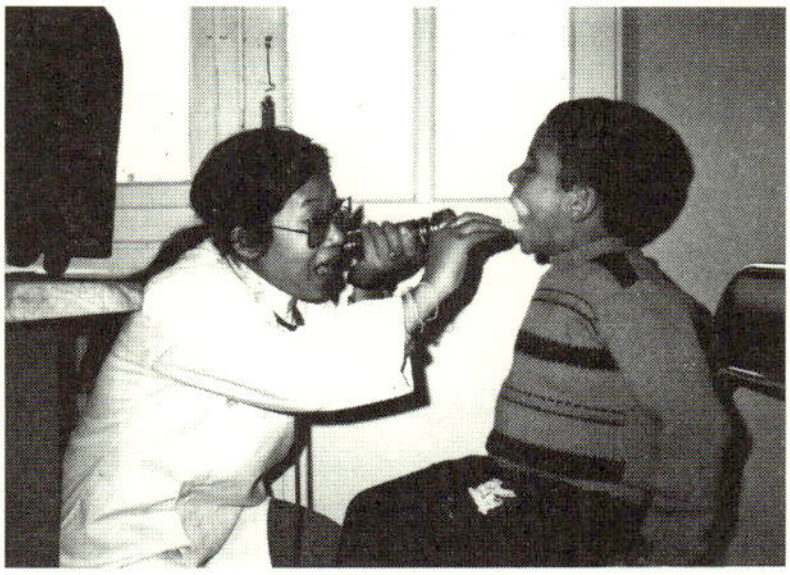

診療風景

の結合、生活との結合もできるはずである。日本の講座制のように、人事権を大学が握っていることによる不徳な医師の存在というのはここでは非常に少ない。

日本で今起こっている精神病院の暴力という問題が、精神病者への差別というだけでなく、講座制がもたらしている医者の腐敗であることは明らかだ。昔私たちの世代では、講座制を廃止せよという運動が強く、専門医制度は人間を切り刻んでいるようにしか見えず、総合的な医学の体制をそこねるものとして受け入れられなかった。患者不在の医療をどう取り戻していくのか。病気が増えるだけ、治療費が増えるだけでは、どこかがおかしいのだが、患者の自己負担増では解決しないことは明らかだ。

女性のノイローゼの大部分は、家族問題、しかも夫の独裁的な多妻制によるものが目立つ。本来、四人妻までよいとされたのは、イスラム教が始まった頃、好き勝手に女性を離婚し、生活の道を絶たないようにして、平等に妻を保護すべきという主旨だったといわれている。しかし現代において、しばしばそれが悪用されている。やはりその時々に何人もの妻がいることは、女性にとって苦痛なことが多いようだ。妻同士がケンカしたからというので、七人の子供もとりあげてしまい、離婚宣告をしたという例もあった。三カ月の乳のみ児までとりあげたというので、その夫人は「胃が痛い」と訴えてきたのだ。他の列では、七人の子供をかかえて、夫は家のことをかまわないので一人で苦闘しているという患者さんで、「里帰りもさせてもらえない」という。

普通の家族では親類同士のつきあいが頻繁で、休日には夫と子供連れで友人、親類の家を訪問するのが多い。夫が家庭を省みない例は日本にも多いと思うが、多くの場合、「仕事」が原因ではないだろうか？　こちらでは、「仕事」よりも「第二妻」の方が普通だと思われる。そして、妻はそれを非難しても、最終的に法律では許されるから、泣き寝入りすることが多いのだ。このような在り方は、イスラムの本来の主旨に反するということだが、シリアのようなイスラムが国教とされていない国でも、裁判で女性に有利な判決は下りないと女性たちは話している。

こんな状況だから、泣き寝入りしないためには、服毒自殺の道しか残されていなかったりするのだろう。ひどいときは月に一〇例くらいの人が救急外来を訪れる。他の地方病院ではもっと多いという。死ぬ人は少ないが、女性の抵抗手段が他になく、経済力も、子供も、仕事も奪われているのだから、女性のヒステリーと言って済ませるのは筋違いだ。

日本の最近の新聞報道によると、自殺者のなかで中年男

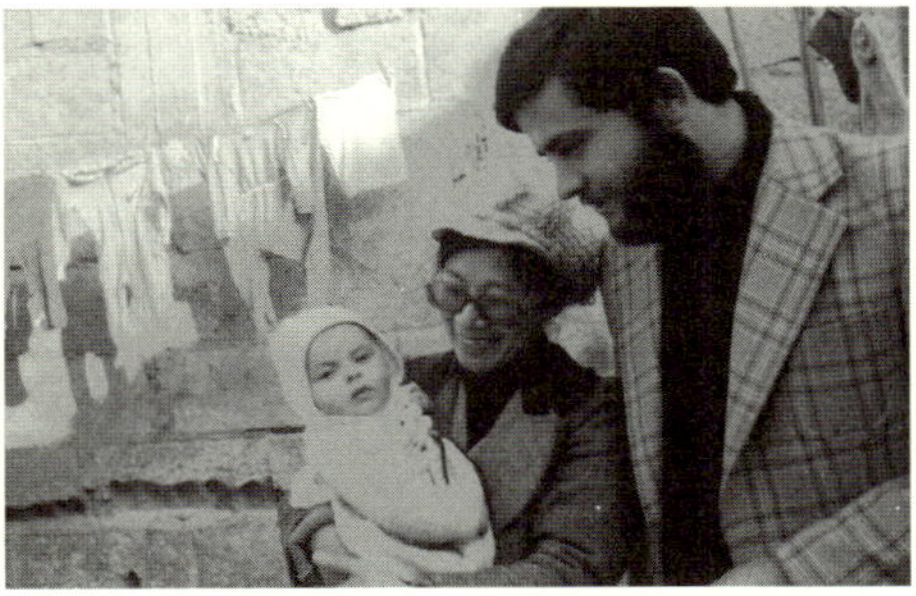

性がトップ、そのなかでも離婚した男性の率が高いといわれている。女性から離婚する例が多くなっているとも聞くし、子供も夫も捨てて蒸発する女性もいるという。日本では、離婚は一応自由になったのかもしれないし、経済的にも女性が一人で生活するには何とか若いうちにはやれるのかも知れない。しかし、まだまだ社会的には「自由」ではないと思われる例が、人工流産の法改訂問題に表われているように思う。法で制限しても、「流産しなければ、生活の自由がない」という現実は、何と未来のない話か。多くの子供を産み、育てることが、自然の摂理であった時代からみて、生活水準、文化水準が上がったといえるのか？　一つ計画が狂うと女性が苦しまねばならないほど、「子供を産む」「育てる」ことが大変になっているのだろう。学歴社会という世界的にも類のないゆがんだ社会を作った日本の教育制度、そしてそれに続く就職！　いったん踏みはずしたら一生ドロップアウトという競争の社会では、女性が本来の幸福な生活、養育という仕事を放り出すくらい、養育が負担になっているのだ。

「女性の自立」が叫ばれて久しいが、ヨーロッパでは私生児を養育することが一つの運動のかたちになっているという。男と女が共に未来の社会をつくっていくことができなくなっているのはまた不幸であろう。イスラムの理想もまた、戦争や家族離散、貧困の中で変化してきてはいるが、日本ほど個人々々に解体されているとは思えない。「個人の自由」という考え方では、新しい社会をつくっていくには「力」がないような気がしてならない。

（『サアード』七号、一九八四年一一月三〇日）

スールの町のシーア派の家族の話

一九八五年八月一七日

南レバノンの最南部スールの町から、ここシリアにいる家族を訪ねてくるシーア派の家族の話は、すでに何回か私の報告に登場してもらったが、最近のＴＷＡのハイジャックのあと、主としてレバノン人の捕虜三〇〇人の釈放で帰ってきた男性の話を中心に、シーア派の人々の実情をくみ取ってほしい。パレスチナ人と同じく、イスラエルの侵略の下で生きている人々として。

この家族は、イスラエル侵入前までは漁師だった。海をパトロールするイスラエル軍により漁場はせばめられ、父親はパン焼きをはじめた。娘二人と息子二人の子供たちは学校へ行くのもギリギリの生活で、つぎはぎだらけの服を着ていたという。パン屋を始めてから息子たちも手伝い、何とか落ちついた生活になった。長男である男性は共産党員の友達と親しく、いつも彼らから話を聞いては家族にも話していた。パン屋では人一倍親切で美男子であるため、若い女性のファンが彼に会うための口実にパンを買いに来るという。

イスラエルが侵略して来てから、長男は毎夜毎夜、闘いに出かけるようになった。夜中、町中でラハド軍（南レバノン軍）やイスラエルのスパイが家宅捜索に来るので、山の中や知人の家を渡り歩いていた。ある日、近所の家に泊っていたときにイスラエル軍が家に入って来て、あわてて屋根伝いに逃げたという。軍服や銃やハンドトーキーなど、捜索がある度に隠しまわるのだが、それらはほとんど家族の仕事であり、ことに若い娘たちの機知によるものであった。イスラエル兵の捜索があるたびに、近所中のおかみさんや娘たちがじっと立って見ている。イスラエル兵は美しい娘たちに見つめられると紳士的になるのだろう。娘たちは「イスラエル兵はこわくない」と言う。下部の兵士たちが早く撤退したいと言ったのも無理はないだろう。この家族の末娘はまだ一六歳だが、友達同士でそんな話を毎日している。

シーア派の人々は宗教心が強いだろうと思っていたが、彼女は、家族に内緒でレバノン軍兵士の恋人がいるという。浜辺で知りあい、友達と一緒に浜辺へ散歩に行っては待ちあわせを重ね、家族の話や将来の愛を話し合う。お金ができたら、家族に申し込むのだ。

彼女は耳かざりや首かざりを集めるのが好きで、まだ子供っぽいのだけれど、恋人の話になると恥じらいもない。兄のことと同じように信頼しているようだ。

七月三日、捕虜釈放の日、父母は早朝から浜辺の近くの赤十字社に息子を迎えにいった。待っても待っても息子は現われない。一〇台のバスで連れて来られた三〇〇人は、一人一人名前を確認した後、家族と再会の抱擁を交わしている。その人ごみの中で父母は疲れ果て、最後の人を見届けてから、しょんぼりと帰ってきた。ところが、息子は何かの行きちがいで、すでに家に帰っていた。末娘が家の近くで父母の帰りを待っていた。ニュースを聞いた母親は、炎天下、頭痛と空復でフラフラしながらも、疲れが吹っとんで涙が出て仕方がなかったという。頭の毛はうすく、ガリガリにやせ、ヒゲをボウボウにはやした息子の姿を見て、母親はしばらく息子にすがりつくようにして離さなかった。

砲撃が続く日々、息子の帰りを信じて娘や孫を連れ、遠い道をシリアまで何回も往復していたこの肝っ玉母さんのやさしさは、以前パレスチナ・キャンプで民宿していたときのパレスチナ人家族の母親を思い出させた。苦労してきたせいか、宗教的な倫理が強いからか、多分両方あるのだろう。年寄りのパレスチナ人の母親を泊らせ、息子が同じくイスラエルの刑務所に入っているのだと世話をする。このお母さんはいつも、おなかがすいたろうと私の食事の心配をしてくれるのだ。

長女のアイダは、私にいつも話しをしてくれる明るい人だが、あるとき、ベイルート戦争の話をしていると、「実はこの間、パレスチナの婦人たちが葬式の行列を組んで、キャンプにひつぎをかつぎこんだのだけれど、その中から武器が出てきたのだ」とヒソヒソ声で話してくれた。「良いパレスチナ人と悪いパレスチナ人がいる」「私たちは一緒に平和に暮らしたい」と、困ったように言う。また、「パレスチナ人は、パレスチナに帰ってそこで闘うべきだ」と言ってきたこともある。私はこれは困ったことだと思い、「今帰れないのだし、レバノン人もパレスチナ人も同じではないのか」と言うと、彼女は黙っていた。先日も、「パレスチナもレバノンも、まだイスラエルの侵略に苦しんでいる。ラハド軍もイスラエルも同じだ」、などと話をすると、彼女は、「私たちはパレスチナの人々といつも仲良くしている」と、うれしそうに強調した。

（『サアード』一二号、一九八五年九月一〇日）

診療所の活動の中から

一九八五年一〇月一八日

最近、日本から来て下さった方々から針やモグサ、鍼灸の本などをいただき、診療の少し暇な時間をつかって、一日数人ずつ、中年婦人の腰痛や五十肩など、慢性の疾患にとりくみ出した。金曜日の朝が救急担当で、診療が断続的なのを利用して、鍼灸の患者さんに来てもらったら、「救急外来以外受け付けない」と言う看護婦さんとの間にもめごとをつくってしまった。

日常的に抑圧されている婦人は、職員のちょっとした横柄な振る舞いに怒ってしまい、口論がどんどんエスカレートしてしまった。現場にいなかった私の責任なのだからと言って、何とかケンカを中止させたのだが、それ以後、患者さんは来なくなってしまった。

患者さんを治療しながら話を聞くと、その人の家族は九人で、公務員の夫の給料が千四百リラ、高校生を頭に娘が五人いるので、洋服や靴代だけでも大変だ。自分も働きたいが、家事が忙しく、事務仕事を探しているが見つからないという。私自身、一人で千七百リラもらっても赤字になる月があるのだから、どんなに大変かと思った。最近石油

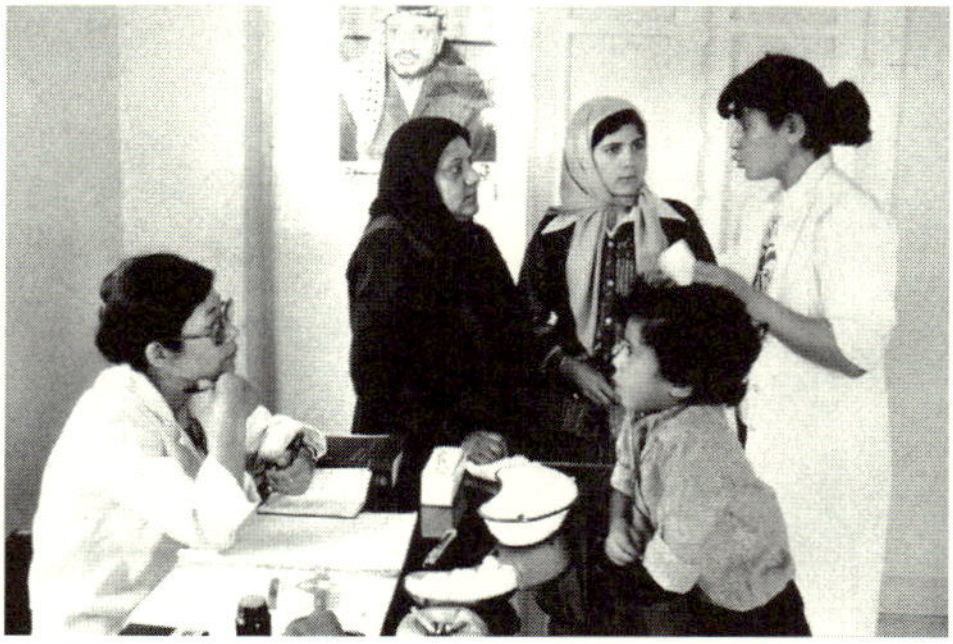
ヤルムーク診療所

が五〇%値上がりし、交通費、食費も値上がりしているからアルバイトしなければ食べていけない人が増えるだろう。

　多くの戦死者の遺族も遺族年金だけでは生活できない。先日来た患者さんも二五歳だというが、子供が六人いる。長女が九歳、夫はサブラで三年前に虐殺された。遺族年金は月一一〇〇リラ、家賃が五五〇リラ、残りでは生活できないので、上の子供二人を遺児の学校に入れた。「まだ下の四人は幼いので働きに出ることもできない」と美しい青い目を曇らせて言う。ソバカスだらけになった白い顔は青ざめ、髪の毛もいつも乱れがちである。

　この人に最初に会ったとき、よほど日本の人々に里親になってもらうよう頼もうかと思ったものだった。しかし、シリアには遺児の学校があり、全額PLOが負担しているので、学校へ入れることを推薦した。

　私の働いている診療所で働いている掃除婦さんのうち、二人が戦争未亡人で、子供が小さく、遺児の学校に預けている。看護婦さんも一人が、二人の子供を預けている。

「毎週木曜日には家へ帰り、お風呂に入れ、金曜日の昼には学校へと送っていく」と、まだテント生活をしている、セット・ゼーナブ・キャンプで会った婦人が話してくれた。この女性の場合、ベイルートのテリ・ザータル[1]で娘二人と夫を殺され、ダムールに逃げていたら、またイスラエルに追い出され、ベイルートで自分自身も顔に負傷したと言う。眼の周辺の傷あとがまだ生々しい。

「夫は、テリ・ザータルから逃げる途中で包囲され、虐殺された。国際赤十字社の車が救援に来たとき、夫が『先に出ろ』と固執したので、自分と子供たちは娘や老人の死体を処置してから出て来た。脳みそが出たり、首をかき切られた死体を見た」と、涙ながらに語ってくれた。

　こんなに多くの犠牲が、今も傷あとを残して、街々にみなぎっている様子を、日本の人々が来てくださるたびに再発見する。日常的にはつい忘れがちになる人々の苦しみと闘いの現実を、もっともっと日本の人々に伝えなければと思う。今や日本でも「平和」と「繁栄」にかげりが出て来ているという。このことについて、日本から来て下さった看護婦さんと友人のパレスチナ青年とで話し合った。

パレスチナの青年が言った。「日本には、広島、長崎があり、パレスチナには、米、イスラエルの虐殺がある。日本人とパレスチナ人は同じ立場にある」。日本人の看護婦さんが答えた。「日本人は戦争・侵略に加担したから、パレスチナ人と同じではない」。パレスチナ人青年はさらに「日本政府は侵略したが、日本人はちがう」と言う。そこで、何となく納得してしまった私たち日本人は、パレスチナ青年の言わんとする「共に闘おう」という呼びかけに対して、どのような意味で同じ敵なのかをよく見ていかねばならない状態にある。「人を殺すことは良くない」と信じ、平和を求める人々と共に、戦争がなぜおこり、なぜ人々が加担してしまうのかを考えること、そして人を抑圧しているはずがないという自分の考えを反省し、「日本の繁栄と平和」の足もとを見つめていく必要があるのではないかと思うのだ。

（1）テリ・ザータル（タル・ザータル）の虐殺・レバノン内戦中の一九七六年八月、マロン派キリスト教徒の民兵組織によってベイルート近郊にあったテリ・ザータル難民キャンプが包囲攻撃され、数千人の住民が虐殺された事件。背景にシリアの介入があった。

（『サアード』一三号、一九八五年一一月九日）

パレスチナ・キャンプ人民交流記

一九八五年一二月一五日

一、セット・ゼーナブの人々

日本から鍼灸師の方が来て下さったので、久しぶりにレバノンから来た難民の人々のテント村、セット・ゼーナブ・キャンプを訪問した。すでにレバノンから来て三年、まだ千人近くの人々がテント生活をしている。昨年はストーブの火事で数人の老人、青年、子供が焼け死んだ。今年はまだ北風が厳しくなく、雨も少なく、ぬかる道もジャリが敷かれている。街灯のない真っ暗な夜のテント村を、懐中電灯をたよりに歩きながら、夜空の星がきれいなことに驚いたりした。「日本の空はもっと雲っている」と言いながら。

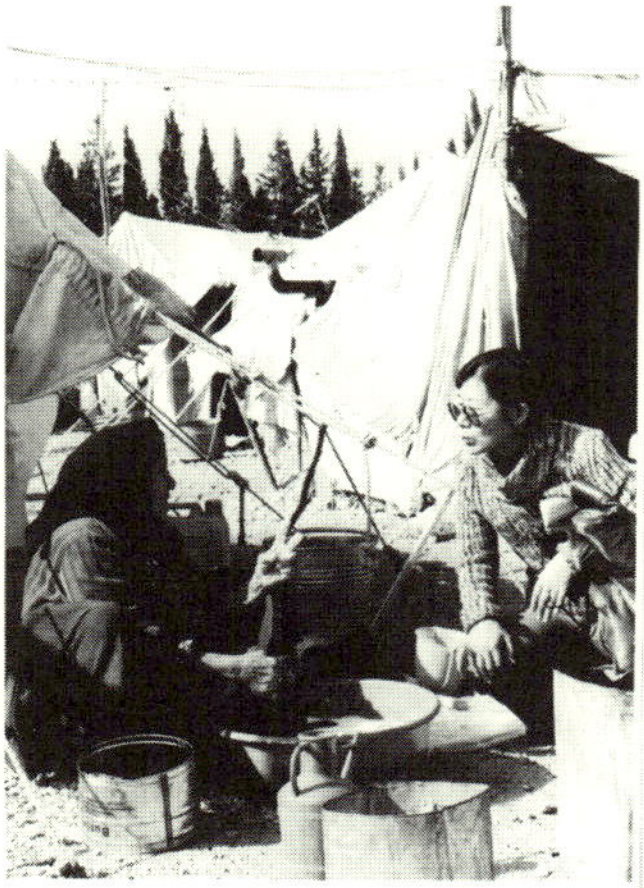

セット・ゼーナブ・キャンプにて

私の働いている診療所の看護婦さんや、ヤーファ病院の看護師さんなど、何人かの赤三日月社の職員がまだテント生活をしている。

救急外来で働いている看護婦さんの家を訪問したら、夫がやはり病院の看護士さんで、ちょうど扁桃腺炎で寝ていた。近くのテントに住む母親が、一〇人の子供をつれて生活している。一番下の子はまだ乳のみ子である。父親は病身で働けず、難民手帳と傷害者保険の手当てで生活しているという。長女はすでに結婚し、夫は戦死、子供三人をひきつれて、やはりテント生活している。難民手帳では医療保障の他は、月に一回、粉ミルクまたは粉の袋一袋（二〇～三〇キログラム）という保障だけ、障害者手当も千リラだけだから、この一家の長男の援助なしに暮らせるはずはない。長男である看護士さんは、新婚一年で、子供がまだ乳を飲んでいるが、妻である看護婦さんはシリアに住む両親から離れて、テント村で生活しながら夫の家族を支えているのだ。今、物価が三〇％以上値上がりしている。ことに市内の住居費は、収入の半分以上が平均だ。四〇歳代という若いお母さんは子供に乳を飲ませながら、どっしりとかまえている。

テント村でこの三年間にお産した人々は多くいる。経済的な生活の困難をものともせず、レバノンに帰る希望を失わず、黙々と子供を育てる母親たちの強さを、また悲しさを、コーヒー占いをしてくれる長女の真剣な目を見ていて、ひしひしと感じた。父親の闘いをひきついで、息子たちは家出してでも戦場に行く。母親は息子の消息を尋ねて走り回るのだ。この母親の愛情に支えられ、戦士は育ち、闘っているのだ。

二、ある患者さんの家族

シリアで三七年間、自動車のコンテナを造っているおじいさんは慢性気管支炎でいつも咳き込んでいる。鍼灸で少しは良くなるだろうと思い、治療をはじめた。夫人は息子が二人、八一、八二年とレバノンで戦死した上、糖尿病に悩まされている。それでも次男が働いており、次女もファタハ反乱派で働いている。学校通いは三人。それでもこのおばさんは人の世話をしたり、家族の世話をしたりして走りまわっている。診療所にパレスチナ特有の手づくりの甘いものを持って来て、数時間も待っている。神経痛が針治療で良くなったと喜んでいて、私に家へ来いと誘ってくれる。家族や友人に針をすすめて歩くため患者さんが増える。

毎日誘いに来るので、私も「根負け」し、家を訪問した。壁に息子二人の写真、その横にアサド大統領の写真。しかし、息子はシリア国立の建設会社で働いていて、脚の負傷あとをみせながら、自分はアラファト支持という。ベイルートの戦争時、レバノンで従軍したが、内ゲバがはじまり、べカーでパレスチナ人同士が殺しあうのはいやだと思い、家へ帰って来た。反乱派がシリアと組んでパレスチナ人を殺したり、アラファトがシリアに来られなくしたりしたのだと批判する。ところが次女は黙っている。反乱派の事務所で働いているが、家へ帰ると家事労働をせっせとしている。何度か父親の咳発作の治療に行くといつも、この女性は黙々と食事を準備したり、台所の掃除をしたりして働いている。ダマスカス大学の文学部に籍を置いているが、勉強は古典が中心で面白くない。結婚もしない。母親は心配するが、彼女は自分で何かを考えているようだ。二四歳だから平均の女性から見れば「嫁き遅れ」である。

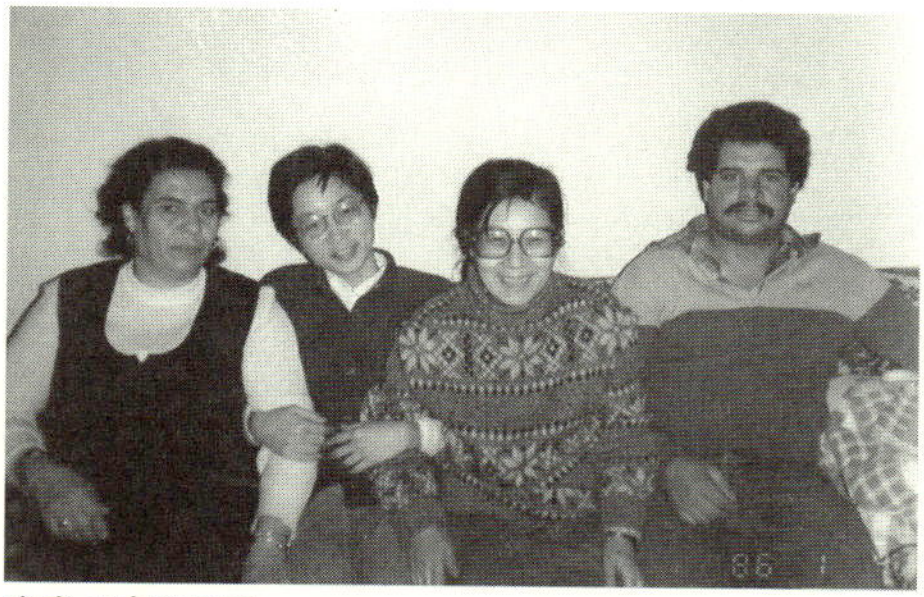

患者の家を訪問

私が今のパレスチナの闘いについて彼女の意見を聞こうとしたら、「自分は組織に属しているわけではないからよくわからない」という。「なぜ組織に入らないのか」ときくと、「集会に出ると夜おそくなる」と言う。母親が横から「かまわないよ、あなたが行きたいのなら」という。きっと弟や父親に気兼ねしているのだろう。

母親は、私たちがセット・ゼーナブに行くと言うと、スリッパをつっかけて、「一緒にいく」と言って、ついて来た。テント村で私たちがコーヒー占いをしてもらったり、家族の生活について聞いている間、彼女はパレスチナの村や町のだれそれを知っているか、などと話している。村の名前と家族名から、お互いの知人を確認しあう。その間、パレスチナの村々の風景、生活が彼らの頭の中では一つになっている。ヨルダンやレバノン、シリアといっても昔は国境がなかったから、昔から知人や親せきの人々が住んでいたりする。パレスチナはこの「大シリア」の中の一部であり、生活や習慣も似かよっていて、日本の北海道と沖縄の違いのようなものはないのだ。

彼らの話を聞いていると、まるでパレスチナに帰って井戸端会議をやっているふうである。お互いに初めて出会っているのだけれど、同じ故郷の風景が、言葉が通じているのだ。

三、診療所の負傷者たち

日本人鍼灸医と一緒に病院、療養所の患者さんたちを見舞いに行った。今、レバノン・ベカーでの多くの負傷者は、現地で治療するようになったので、全体的に患者さんは少なくなっている。ヤーファー病院には、一年以上もかかっている慢性骨髄炎の人や骨の欠損が治らない人、腸が破裂したあと、いまだその感染が治らず、人工肛門をした、ガリガリに痩せた少年もいた。診療所には、数年来の下半身不随の人や、寝たきりの上、脊髄の負傷のため全身の痛みがひどく、夜寝れず精神的にもまいっている人がいた。比較的元気な人々は手造りの花を作って、お店のように並べているのが、まだ少しなぐさめになった。以前は卓球台しかなかったのだから。

ファタハの診療所には昨年五月のベイルートでのキャンプ戦争時に失明した人が二人いた。その他、トリポリ（レバノン北）でイスラエルの空爆で一三人が死んだとき、弾の破片で片脚を骨折し、いまも杖でしか歩けない人や、レバノン山で狙撃され、いまだ大腿にギブスをはめているサイダ出身のレバノン青年などに会った。なかでも失明しただけでなく、眼窩の骨までも吹き飛ばされた一七歳のパレスチナ人少年は、ベイルートのシャティーラ・キャンプでの様子を話してくれた。

彼らは四〇人の青年と三〇人の少女だけでキャンプの北東の一角（ガザ病院の南側）にとじこめられ、最初はロケット砲、クラシニコフ自動小銃でタンクへの反撃、防衛をしていたが、最後は食料、水、弾も尽きて、火焔ビンで闘ったという。ガサ病院の医者や患者さんも殺されたり、追い出されたりし、病院は焼き打ちにされたため、医者もおらず、自分たちで脚の切断など応急措置をやった。彼らは皆サブラ・シャティーラで殺された老人・青年の遺志を受け継ぎ、残った一〇歳代の少年少女ばかりだった。

彼はロケット砲をタンクめがけて射った、そのとたん、近くからの両眼を横切った狙撃で、その場に倒れた。気がつくと、彼はアメリカン大学の病院に入れられていた。見舞いに来た母親や妹が、アマルにいやがらせされたり、殺されたりしかねないので、ドルーズ民兵に助けられてサイダをまわってシリアまで運ばれて来たという。眼険のない左眼、右眼も赤くにごった目で、一見してギョッとする顔になってしまった。それでも一〇歳代の少年たちがいかに勇敢に闘ったか、元気に話してくれる様子に心が痛んだ。一緒にいた日本人青年は、「パレスチナの現実を肌身で感じた」「話や空想ではなく、戦争や死に対して、いいかげんな考えでは駄目だと思った」と話してくれた。同じ年頃の青年が勉強しながら、身の危険を冒して闘うという現実は、日本人青年にとってはショックだろう。

赤三日月社の療養所にいる老人はイスラエルの空爆で両脚が不自由な上、糖尿病で失明してしまった。家族は南レバノノン最南端のスールにいるので、一人で帰ることもできない。いつも、見舞いに行くとコーヒーを飲んでいけと、療養所の人々にもって来させ、手をはなさず、以前外国人女性が手紙をくれた話などを話し、外国人に連帯を訴える人だ。今回、お正月だったことを忘れていると、「正月だというのに甘いものもなくて申しわけない」と言い、私たちが持っていった少しのミカンを私たちに食べろと推めてくれるのだ。お客にはいつも最大の接待をする人々、お正月にはお菓子や肉やチョコレートを買いこんで、お客をもてなすパレスチナの古い習慣を彼は病院でも守ろうとする。

甘いお菓子を持って来なかった軽率さを気にもとめず、私たちにすまないという老人のにこにことした顔を見て、私はたまらなくなった。そばにいた日本人鍼灸医は「これでは日本には帰れないよね」と言った。

四、診療所の活動から

日本人の鍼灸医を迎えて、私は欲ばって多くの患者さんを診てもらった。鍼灸医が帰って、私一人で一〇人近くの患者さんの治療をしなければならなくなった。私はまだ局所治療しかできないのだが、それでも、痛みで夜も眠れない人が眠れるようになったと聞くとうれしい。しかし、診療所長は、あまりに多くなった患者さんに手を焼いて、私に鍼灸はやめてくれと言い出した。診療体制がちがうこの国では、欧州なみの専門医としての免許がないと鍼灸治療は許可されない。ここはシリアの管理の下にあり、レバノンのように「自由」ではないのだ。

仕方なくヤーファー病院の物療室の専門医の責任のもとに治療を少しずつ開始することになった。私の診療所に来る人々は近所の奥さんが多く、遠く一〇キロ以上はなれた病院に通うのは多くの子供を持っていることからも非常にむつかしい。

明日から往診を増やし、病院通いを増やさねばならない。早く鍼灸医の人にビザ（労働許可）がおりるといいのだが、ともかく、あまりあせらず、患者さんが自分で家で治療できるような方法に切り替えるなどの工夫が必要だ。ここでは風邪ひきや下痢などの病気が多く、数だけこなしていても仕方がない。鍼灸の方が薬の副作用もなくてよいという思いから、一方的にやろうとしたことを少々反省しているが、やることはいくらでもあ

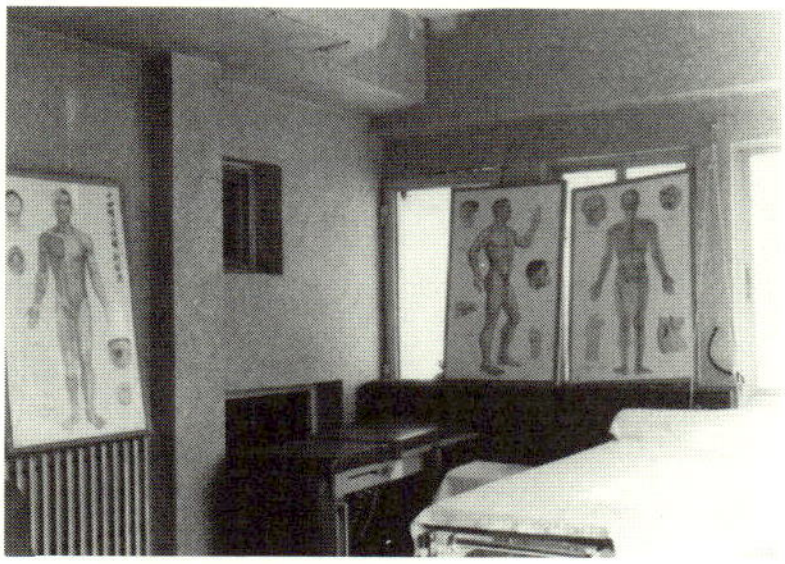

ヤーファ病院の中央物療室

る。

クリスチャンからの幼稚園へのカンパをやっと配布した。ゲルマナ幼稚園の子供たちには、新しい机と椅子ができた。アル・コッズ幼稚園の一年間つぶれっ放しだったバスも買う見通しが立った。日本の方々の支援が、少しずつではあれ、連帯の基盤を築いていっていることを報告し、以後も御支援下さることを訴えます。今年は被占領地パレスチナの幼稚園とのパイプも作れたらと決意を新たにしています。

（『サアード』一五号、一九八六年二月一九日）

日常活動の中から　一九八六年三月六日

この間、日常的には診療所に勤務しながら、日本から来られた鍼灸医との共同作業を行ってきた。電気パルス機を持ってきていただいたので、家庭訪問と病院の物療室での治療で、激痛で夜眠れない人や神経麻痺（銃創、弾創が多い）の人など、病例は少ないが、かなりの重傷を診てきた。私は鍼灸医からいろいろ系統的に学習をしようと思いながら、幼稚園の仕事やカンパの調査、ビザ取り等が入り、勤務時間外のこともあって、十分に診察の手伝いもできずにいる。必要な通訳ですら遅ればせになったので、随分と鍼灸医の人に苦労をかけたようだ。その中でも、どういう治療方針でやっていけば良いのか話し合いながら、中国で開発した頭針も実際にやりはじめた。

二年以上ほとんど歩けず、舌が動かない老人や、弾創で右半身マヒの青年など、長期にかかる病例に取り組み始めたが、ビザが下りず、時々旅行に出るという困難な状況だった。鍼灸医がいない間は、私が引き受け、結局は自己流にしかやれないのだけれども、家庭訪問をして、弾創の経過などの話を聞いている中でいろいろと学習になった。

一人のおばさんは全身の関節が腫れ、痛みがひどかった。よく聞いてみると、夫が一〇年前に亡くなり、長男はヨルダンで頭に負傷、時には痙攣発作を起こすため、まだ結婚しないで小物屋をやっている。四男が仕立屋で働いているが、早朝から夜八時まで働いて、千数百リラの給料。新婚で新妻が妊娠中のため、おばあちゃん（と言ってもまだ四五歳だが）が買物や外まわりの仕事をしているという。いつも二、三〇キログラムもの食料品や雑貨を抱えて買物してくる。

それでは駄目だと言っても、他に手伝ってくれる人がいない。少し良くなるとまた動き出す。子供が生まれると来客が多くなり、バタバタ動き回っている。電気治療をやってもなかなか良くならない。そのうち、本人が「吸い玉」をやっていることが分かった。関節の腫れにはこの方法が一番良いと九州から来てくれた鍼灸医の人が言っておられたので、それをやってみようかと言っていたところだった。

実演して見せてくれたが、古くからパレスチナでやっていたのだと、台所からコップを持って来て、少し硬い紙をひねり、火を付け、コップに放りこんで、すぐに痛い所にうつ伏せる。火はすぐに消え、皮膚には火傷は起こらなかった。その直前、私たちは、習った方法や本に書いてある方法でいろいろやったのだけれど、真空をあまりうまく作れなかった。やはり人民の知恵というのは凄いものだと、今さらながら感心した。彼女は一三歳で結婚し、一六歳まで毎年子供を生み、一六歳になって出血が止まらなくなった。恥ずかしくて誰にも言えなかったが、あるときベドウィン（遊牧民）の年寄が来て、「なぜ子供が生れないのか?」と聞かれ、「出血している」と言うと、「それなら簡単」と、メリケン粉を練って腰に平たく乗せ、その上から大きな器で吸い玉療法をやったら三カ月で治った、と話してくれた。

今回も、お灸を家でやってもらうようにしたら、自分で小さなケシ粒大の灸を膝の腫れている所に密集させてしている。なぜかと聞くと、パレスチナでは針を焼いて点状に差すのだと教えてくれた。

そう言えば、同様の膝関節症で何人かの中年夫人にお灸を渡したら、必ずツボを増やして、膝の周りにお灸の跡を付けていることが何回かあったが、私は、自分で痛い所を増やしているのだから良いだろうくらいに考えていた。中国式のツボと共通の場所に、大きなアラブ灸の跡があるのも何回か見た。同じような慢性の中年の婦人が、三人とも同じように家で灸をやりながら、自分で吸い玉もやっている。私たちも根気よくやっているつもりだったが、逆に彼女らの日常的な家庭治療の根気良さで続けられたのだということが分かった。鍼灸について抵抗がないのは、アラブの民間医療が今も生きているからだ。

今ここでは、アラブ医療の開業が禁止されており、専門医（神経科が主らしい）の免許と鍼治療の免許がないと営業できないという。草木薬も、「アッターラ」という専門店で売ってはいるが、西洋医で治らないときや、医者へ行く金がないときなどに使っているようだ。

粉を練ったギブスで接骨をやっていたり、レモンと小麦粉で止血をしたり、下痢のときにはマラミーエというよもぎ風の草を煎じて飲んだりする。魔術のような医療も混じっているとかで、アラブ医療の多くが革命政権になってから禁止されてしまったが、簡単に作れる薬草の煎じ薬はほとんどの人が愛用している。

抗生物質を使い過ぎるよりは食事療法で治す方が良いと思い、私もこれらの煎じ薬は患者さんに勧めていた。西洋医学では、下痢のときにはヨーグルトも飲まない方が良いと書いてあったりするが、ここの人々は、（チフスのとき）まず第一にヨーグルトを飲む。細菌性下痢のときにはヨーグルトも薬になるので、「少しだけならよい」と言っている。日本の食習慣とは違うから、「お粥」を食べるのは苦痛なのだ。

家庭訪問の中でもう一つ学習になったのは、戦争と難民生活の中にある家族の困難である。子供たちの中には、湾岸（アラビア湾）地方に働きに行ったり、嫁いだりしている人が何人かいたりする。また、夫や息子が戦死していたり、戦争の後遺症のため、家族が生活を支えていたりする例が多い。発病が夫や息子の死をきっかけに起こることは当然多い。また、同じ女性でも、夫がいないために家族の大黒柱となって頑張ってきた人々の方が、早く中年の病気にかかる。一〇人以上の子供を生み育てる中、日夜、編み物で家計を支えてきた人もいる。アラブ諸国の中でも、ここシリアは全体に給料は低く、中小零細企業には悪質な経営者もいるようで、労働組合があっても幹部が中央の監視を逃れるために金で買収されていたりする。下層労働者は「仕事が少なくなってきた」と嘆いている。公務員も二重、三重に働いて、やっと家を建てる。

欧米人が考えるように「アラブ人は怠け者だ」ということでは全くない。彼らは日本人以上によく働く。ただ、労働条件は悪いし、給料が低いため、適当にサボることはままあるようだが、それを労務管理の強化で解決すると問題が大きくなるので、労働者同士がかばい合っているようなところがある。

今回の鍼灸治療の試みを以後、全体的な医療状況、人々の生活状況の中で生かせるようにするには、アラブの人々が自分で治療をしていけるような共同作業と学習会が必要だと思う。実情から見て、自分の家族の治療を考えることから始めて、物療士の人々が針灸の実践を通じて共に学習していけるようになるのが良いだろうと考えている。

日本から応援に来て頂ければ幸いである。しかし現在、シリアでは、イスラエルとの緊張や国内の経済問題——闇ドルや闇物資の取り締まりを強化している——のためか、外国人のビザ（労働許可）を取ることが非常に難しい。シリアに来る人々が短期滞在でも言葉の壁を克服できるように、より計画的に、その人の身になって支えていけるようにしていきたい。

「アラブに鍼灸を」というよりも、アラブの人々の培ってきた民間医療を学習しながら、日本の地域や職場でも、今の薬の公害や、独占質本の作る「商品」としての医療に代わる人民医療をめざしていきたい。そうして互いに交流しながら、生活を変え、人間関係を強化していけるような医療分野・生活文化の協働・連帯を追求していきたい。

パレスチナ被占領地でも、まずアラブとしての文化を保存することが闘いになっている。私たち日本人も日本の文化と言ったとき、現代の精密機械・自動車や、古い日本の古典（日本舞踊や能など）に対する評価だけでなく、現在の自分たちをもう一度とらえ返し、その中で古い体系を現代の中でより生かしていけるような鍼灸や医療が求められているると思う。国によって条件が違う中で、パレスチナの人々には、ヨーロッパから取り入れた文化、技術を自分たちの手で活かしながら、自立の精神を発揚することが最も問われている。私たちのできることはそれを支えることだと思うし、現在PLOが分散している中で、大衆組織が独自の活動をより発展させていく計画や経済的基盤を充分に持っていないので、できるだけその実情を報告しながら、今後の支援の方向を提案していきたいと思う。例えば、身体障害者の造花づくりが生活費につながらないので中断してしまったとか、視覚障害者の協会が事務所はあるのに基金と責任者が不在であるとか。そのような中で、障害者は必死で自分たちの手で何かをやりたいと模索している。

ヨーロッパの人々は、少数ながらレバノンでの直接支援を根気よく行い、被占領地にも出かけて行く。今の困難な情況に負けず、一歩一歩、人民と共に再建と統一の方向を支えていきたい。

（『サアード』一六号、一九八六年五月七日）

診療活動の中から　一九八六年五月一九日

鍼灸医が帰国された後にやり出した難病の方への治療として、鍼灸を細々とやりながら、家庭治療や、センターの物療士との協働を追求することが課題となっていた。難病というのは、ものが言えない脳卒中後遺症のおばあさんや、弾創による片麻痺の青年のほか、長年偏頭痛で、薬も効かない人、肝硬変と腰痛、ぜんそくのおばさんなどである。その他、糖尿病の人で、神経痛や腰痛のおばさん、腰椎ヘルニアで夜も眠れない痛みの人、最近では、脳卒中の後遺症で舌がよくまわらない、めまいがひどくて寝たきりの中年婦人。そうかと思うと、夜中、腎透析で血管へ入れているカニューレの痛みがひどく、眠れないと言って来る近所の人もいる。ともかく原因が何であれ、少しでもよくなる可能性があり、鍼灸以外の方法ではほとんど見込みがなく、副作用がきついという例である。頼まれると、「これは放っておけない」となってしまう。そのためというと少しオーバーだが、往診が増え、時間的に余裕がなくなり、その上、少しでも涼しいところがよいかと思い、家を引っ越したりしているうちに、診療所の友人や幼稚園関係の人々との話を放置してしまった。

長年、地方に赴任していた医者たちがディル・ヤシン診療所に帰って来たことが契機になり、私は地方の小さい診療所に配属されることになった。地方といっても、ダマスカス周辺のヤルムーク・キャンプから数キロのキャンプはどうかと提案されたのだが、残念ながら朝しか診療がない。朝、病院の物療センターへ行けないと鍼灸をやる場がない。往診だけでは、せっかくやろうと思っている物療士との協働ができなくなる。赤三日月社にとっては、鍼灸がなければならないというものでもないので、それ一本にしぼるのも問題である。結局、ヤルムーク・キャンプの中にあるもう一つの診療所で、午後の診療もやっているところに、午後は毎日行くことにした。ところが患者さんが非常に少ない。午後の診療はまだ開始して数カ月にしかならないとか、パレスチナ人がこの診療所の近くには比較的少ないとか、色々理由はあるようだが、何といっても薬が少なく、検査室もないことが大きいようだ。一般内科というのは、いわゆる風邪引きや中・老年の腰痛など、少し薬が欲しいという人や、子供や赤ちゃんの発熱や下痢で、大したことはないが早めに薬がほしいと思う母親などが、午後開いている診療所を探して来る、というような例が多い。市民の初診料は五リラだから、専門医の開業医が二五～五〇リラ取るのに比べれば安い。しかし、国立病院や国連の診療所は無料診療している。自費で薬を買うなら薬局ですませてしまうという場合も多いようだ。

薬の支給率が悪くなった原因は、外国からのカンパがほとんどなくなっていることの他、PLO基金が減っていることがあるという。PLO関係者の家族すら、ほとんど薬が支給されない。日本から送ってもらう薬も数日ともたない。家庭訪問でも、できる所から地域の患者さんとのコンタクトをつくり、薬を使うだけでなく、予防や衛生にもっと注意を払うようにしていく必要がある。重症の人の針灸に追われているうちに基本的なことを忘れていたのではないか、とハタと考えこんでいる。妊産婦の問題については、ここには専門医がおり、ピルも普及しており、国連や政府の養成した衛生指導員が働いているようである。むしろ下水や水道の問題の方が大きいのだが、これは政府の責任となっている。子供に食前に手を洗わせることや、生水を飲まないことなどのキャンペーン、中年の食餌の注意――動脈硬化や糖尿病が多い――など、個々の患者さんには言っていることを、もっと多くの人々にいろんな機会に伝えるようにすべきだろう。診療所では、物価が高いことや、どうやって肉や果物を手に入れるか、などの話が多い。家族をかかえている人々にとって食料の問題は切実である。看護

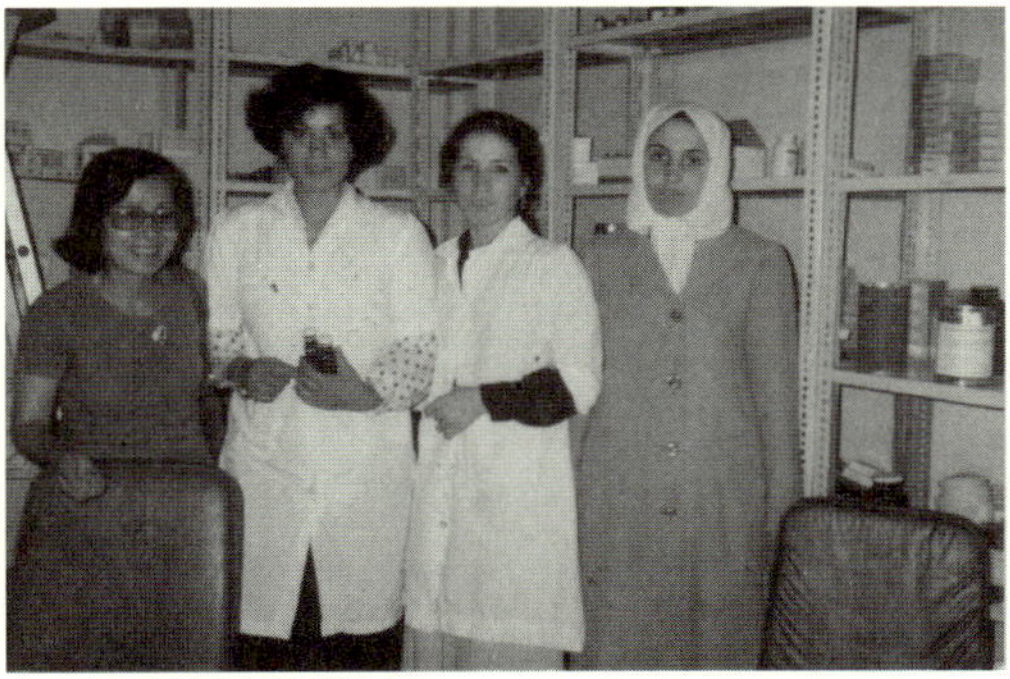

ヤルムーク診療所の薬局

婦さんや薬剤師さんなどには、未婚の女性でありながら家族のために働いている人が多い。七、八人の子供がいて、父親が公務員という場合、長女が働かなければ子供を学校へ行かせられない。

　家庭で治療しているあるパレスチナ人の家族は、息子がアメリカに留学し、専門医の修業をしているというので、長女が働き、父親は二重、三重に働いている。次男はパレスチナ解放軍の義務兵役があり収入がない。三人の大学生がいるから借金財政だと言う。夫人が過労と心労で脳卒中になったが、夫も腰痛だと言いながら夜遅くまで働く。「健康のことも考えないと」と言うと、「その通り」と言うものの、少年時代から機械工として働いてきた苦労を子供にはなめさせたくないのだろう。土地を盗られた人々が、こういうかたちで精一杯生きている。良心的な普通の人間として、差別されずに生きていきたいという思いが強いのだろう。「政治にはかかわりたくない」と言いながら、「故郷のオリーブの樹のためなら喜んで金を出す」と言った。彼らの思いを私たちはどう支えていけるだろうか？　日本と比べれば生活は苦しいし、各国の政策・実情に規定されて、精神的には何重にも苦しい。戦中・戦後の苦労をしてきた私の親の世代は、「誰の世話にもならないよう、迷惑をかけないように生きていく」と言う。日本の「中流意識」とは少しちがうのだろうと思いながら、何か共通したものを感じるのだ。

　しかし、パレスチナでは、この困難な状況の中でも戦って死んでいく人は絶えない。レバノン人女性サナーの決死の闘いを祝う一周年記念集会がベカーで、パレスチナ、シリア、レバノン組織の共同で行われた。「今の革命組織にはかかわりたくない」と言っている先の家族の主人は、「あのような決死の闘いが続いていれば必ず勝つのだが」と、仕事でガサガサに荒れた手をこすりながら遠くを見つめて言った。

（『サアード』一七号、一九八六年六月二六日）

診療活動、連帯運動の中から

一九八六年一二月一八日

病院付属の物療室へ行き出してから、一般外来の仕事はほとんどなくなったので、時間的に余裕ができたはずなのに、その間、六人くらいの日本の方々が来て下さり、そのたびに現地報告や手紙書きを遅らせ、連帯運動や裁判の方もちゃんとしなければと思っていることとうらはらになってしまった。物療室に来る患者さんは、赤外線や超音波、マッサージなど、物療の他の方法で治らない人が中心で、長期で根気よく治療するというかたちになるため、症例は少くなった。しかも根治するのはむつかしい場合が多く、評判がぐっと上がるというわけではない。中国医療の新しい頭針なども、神経外科の医者には納得してもらえず、深い傷には効果がない、といった具合だ。

最近診た中で問題の多いのは、やはり中年の主婦だ。若いときから裁縫や家事労働に従事し、多少の痛みは辛抱してやって来た人などは、全身の骨関節に石灰沈着がおこってくるのが早い。

頚椎の骨関節症では、ひどい頚腕の痛みで夜眠れないという人が多い。手術は成功率が低いし、薬で胃がやられてしまう。体操を家でやってもらい、針を二日に一回やっても、翌日はまた痛む。結局、夜、温湿布をやって何とか眠れるという。やはり家事労働が痛みを強める。夫の協力といっても、長期にかかるから家事労働はやっぱり続ける。姑への気がねもあるのだろう。

自動洗濯機は何千リラもする。治療費については、赤三日月社の物療室は全額無料なので、その点は大いに評価できる。主な患者さんが戦士だということもあるが、シリア人であっても無料である。

家庭でできる治療をと考えながら、つい針で治してやろうとか、早く治そうとか考える。家族との関係を重視しようとして、自分の意見を押しつけたり、頼りすぎをつくったりしてしまう。家庭訪問をしようと思って住所を聞いたら、ごちそうを作ってもてなそうとしてくれる。何回か家庭訪問していると「家族並み」という扱いになっていて、呼び名も「医師」が脱落してしまう。家族ぐるみで家へ訪問してくれる。子供連れで来て、遊んで帰るのである。昨日は隣の人も来て、コーヒー占いまでして帰った。「ベイルートのシャティーラ・キャンプで家が砲撃でつぶされた。その時、十六歳と十三歳の少年が下敷きになって死んでしまった。今も朝早く目がさめて眠れない。息子のことばかり思い出す」という中年の婦人が一緒にやって来た。「パレスチナ人は武器なしに生きられないのだ」と、そのおばさんはキッパリとした口調で言った。

患者さんというより友人となってしまうことの良し悪しを考えながら、やはり、友人としてのあり方の問題なのだろうと思った。

（『サアード』二一号、一九八七年二月五日）

診療活動の中から

一九八七年三月一〇日

最近、獄中に何年もいたり、何回も勾留されたり、拷問を受けたという歴戦の勇士で、全身の関節や筋肉が痛むという症例が増えた。薬では治らず、何年も苦しんでいるというので、少しでも「まし」になればと思い引き受けた。そうした三人の中の一人はリューマチがひどく、遠くから通うのも大変で治療を中断してしまったが、どこか社会主義国へ治療に行くことにしたと言う。少しは安心したが、郊外にあるキャンプから通うことができる人は限られているし、往診に行くのもまた不便だから、いきおい症例が限られてしまう。この物療室には赤外線や超音波などもあるから、鍼灸と組み合せられるし、体操の部屋もある。

他の物療の方ももう少し学習すれば、患者さんの治療も、針で痛みを緩和させたり、家庭で治療したりできるようなやり方ももっと開発できるだろう。外国へ行けば食事や住居も保障され、落ち着いて治療できるので、一番よくなるのだが、帰ってくると再発する人が多いようだ。もう一人の「精神的におかしい」という患者さんも、ブルガリアで治療を受けたというが、今も不眠に悩み、時々痙攣発作が起こっていた。聞くと、イスラエルに勾留されていたが、そのとき「自分でも精神的におかしかったと思う」と言う。よく聞くと「イスラエルは何でもよく知っている。パレスチナ人はバラバラだ」という。

パレスチナの内部矛盾をうまく利用して、精神的拷問をしたのだろう。骨にも異状があり、脚のしびれはなかなか治らない。家族は被占領地や湾岸諸国に分散していて、ずっと会えず、三〇歳を過ぎても独身である。負傷者として手当をもらって、二人の友人とアパートを借りて生活しているが、料理の仕方も知らない。仕事もない。療養所で花造りをしていたが、売ってはいけないと言われて止めてしまった。

仕事がないから治療しに来るのが仕事だという。病院の患者さんに会いに行ったり、療養所の友人に会いに行ったりする以外、どのように過ごしているのか、わからない。療養施設はあっても、家族のない人が自分で仕事をみつけるのは困難である。属している組織があればまだ世話をしてくれるのだろうが、以前は赤三日月社で働いていたソーシャルワーカーも今は他の場所で働いている。

治療を通して、少しは不眠がよくなったり痛みが軽くなったりするが、問題はそのような長期的な生活の問題だ。精神的に落ちつけば、軽い仕事をできるように、周囲の人にコンタクトしてみる必要もあるだろう。その人を長い間知っているという物療士は「あの人は少しおかしいので、スパイと疑われる場合もあった」という。今や政治的な分野での活動はむつかしいのだろう。小さいときから被占領地で闘ってきたにちがいない歴戦の戦士を、このままにしておいてはならないと思うが、外国人の私に何ができるかと、つい消極的になりがちである。

以前治療していた、頭部負傷の後遺症で半身不随の若者も、家族と連絡もとれないと言っていつも悲しそうだったが、兄がレバノンから来て以来、街で立ち売りをやり出したようだ。一時はレバノンにまで出かけて、アマルに入っていたと、きまり悪そうに言っていた。何とか「病人」としての生活をぬけ出そうとしているのだ。

戦争の犠牲者も、まだまだ家族の絆で支えられている面が強い。元気なときは組織員として家族をふり切って闘いに出かける若者たちも、結局は心配してくれる家族による獄中への救援や仕送りによって支えられている。

「日本とちがい、ここの闘いは生活と一体になっている」と、日本から来た人々はびっくりする。一般の大多数の人々が、正義の闘いということを理解していることもあるが、同時に、家族の絆が闘いの絆にそのまま反映していたり、闘いの中で家族が動員されたり、相互に連携し合っている。

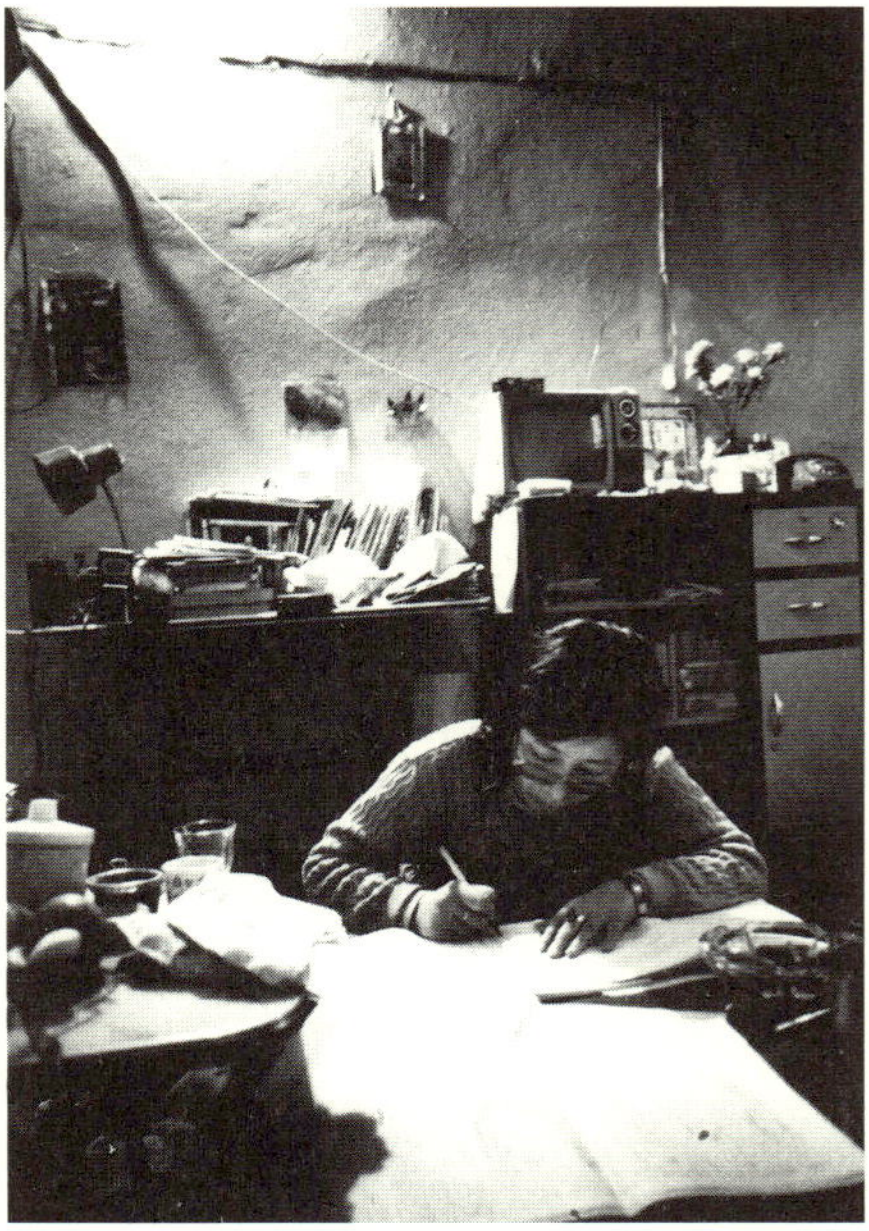

ヤルムーク難民キャンプの自宅にて

しかし、家族をバラバラにされてしまった多くのパレスチナ人が、それでも闘おうとしているということは、新しい人間関係が生まれてきているということだ。外国へ行きたいという人も多いが、日本では受け入れるだけの組織や人間関係などがまだまだ不足している。言葉の問題だけではない。日本の身体障害者の闘いなどとの交流からはじめるべきなのか、とも思う。皆さんの努力や意見をお寄せ下さい。

（『サアード』二二号、一九八七年四月三〇日）

医療活動の中から　一九八七年五月一一日

この間の鍼灸医療の中で気づいたことは、精神的な要因と病気の関係の中で医者が果す役割についてまだまだ自分の主観や「べき論」が多いということだ。一つの例は、偏頭痛で二〇年も発作に苦しんでいる人だが、この病気は典型的な遺伝性があると言われていて、明確な原因はわからないが、アルコールや、精神的ストレスが誘因になるのははっきりしている。数カ月間治療し、全体の健康管理については食事で肉類を減らすなどして、少し良くなったかと思っていると、この間、職場で口ゲンカをして大声でどなり、数時間後には発作を起こす、ということをくり返した。この病気は几帳面な性格に多いともいわれるが、確かに彼は何事もきっちりしなければ気がすまないこと、またヨーロッパで大学を出ていて、家族も中流でキリスト教徒、職場はパレスチナ人のムスリムが多く、生活習慣、価値観のちがいが大きいようだ。

私自身、最初にアラブに来たときには、地面にパンを置いて食べたり、食前の手洗いより食後の手洗いと口を洗うことを重視する習慣にいらいらしたものだ。今でも生水を飲むのは最低に押えるが、これらの人々は生水がおいしいといって夏にはガブガブ飲んでいる。

私の場合、生水はよくないから沸かして飲めとか、子供には食前に手を洗えとか注意はするが、病気になって来る人々が主たる対象になり、一回かぎりしか来ない場合が多い。そのため、どれくらい効果があるのかもわからないまま「気長にやらねば」と思ってしまう。また、生活もムスリムの人々との共同生活に近いような生活になっているので、長い間に相手の思考方法が何となくわかってしまい、立腹の頻度は少なくなり、自分が困ることは相手にさせないように事前に手を打ったり妥協してしまうことも多い。

この患者さんの場合、几帳面ということが相手のルーズさをゆるせないという日常的なズレを毎日毎日蓄積してしまうのだろう。私は最初、「私も最初は腹立てていたが今は半分アラブになった」と言ってみたり、「腹立っても、だまっていないでちゃんと言った方がよい」と言っていた。

だんだん彼は職場でも率直に言うようになったのか、この間のケンカではどうも相手が彼に何か傷つけるようなことを言ったらしい。そのとき私は「あなたは家族も仕事も、すべて他の人からみたら申し分ない。だから嫉妬される場合もあるのでは」と言ってしまった。私としては、無意識に「自分の方がすぐれている」という意識がその人にあるのではないか、ということを言いたかったのだが、頭ごなしに批判してはいけないという思いで、ケンカ相手が悪いかのように言ってしまった。

　まだまだ率直に私自身が批判も言えないという関係であることが一番問題なのだが、そのあともまた発作を起こし、どのような状況でケンカになったのかも「言いたくない」というふうにさせてしまつた。自分とその人の価値観がちがうのではないかと、始めから垣根を作ってきたのは、自分自身のような気がする。はじめから「プチブル的」という思いこみを持ってしまっているのでは、相手も心を開けにくいだろう。

　医者が患者さんにしてあげられるのは、単に批判するとか注意するとかいうことよりも、相手が何でも率直に言えるように、良い聞き手になることだろう。相手が自分で自覚して、自分で良い方法を見付けられるように助けてあげるのが役目だろうと思いながら、やはりすぐに自分の価値観を押しつけようとしがちである。むろん患者さんが知らない技術や知識は教える義務はあるが、その人のやりやすいように患者さん自身が積極的に生活面や人間関係面も改善していけるようにする必要がある。批判するにしても、あくまでも相手が自覚していけるように、本人自身が考えていくことを前提にしなければ逆効果である。診療室で多くの患者さんを診ていると、つい結論だけを言い渡し、あとは自分でやれという対応になりがちである。鍼灸治療しながら相手の話を聞こうとしても、自分の関心だけで質問したり、早急に治療方針を押しつけたりすることがいかに多いかと反省させられた。

　もう一人の例は六〇歳の元戦士で、やはり以前獄中で電気拷問をうけ、その後、全身の痛みと手足のふるえがだんだんひどくなっているという人だが、よく聞くと前立腺肥大で、年齢のせいもあるのか、射精できないと悩んでいる。家族関係でも息子の嫁と口ゲンカが多く、一人で食事をつくって食べていて、「やさしい、身のまわりの世話をしてくれる人が欲しい」という。

　治療が効いたのか、尿がよく出るようになったと喜び、次は「精液が出るようにしてほしい」という。はじめは前立腺肥大のためか、と思っていたら、どうも口説いているらしいことがわかってきた。わい雑な冗談が好きらしく、「日本人は恥毛をそらないのか」と聞いてくる。まともに受けとって、「日本では恥毛がないと笑われる」とか生まじめに話していた（ムスリムは成人になると男も女も恥毛を定期的にそり落し、清潔を保つのが習慣である）。

　あまりわい談に応じていると周囲の人々がおかしく思うし、あまり思いこまれても困るので話題をそらせるのだが、つい説教調になってしまう。「あなたに良い伴侶が見付かりますように」と言うと、彼は「食事や身のまわりのせわをしてほしいのだ」という。すると「あなたの方も奥さんを助けてあげないとね」と言ってしまう。

二年前に妻に先立たれ、それ以後セックスができないとなげいていたが、なぜ亡くなった奥さんの話を聞こうとしなかったのかと思う。説教するよりも、美しい言葉を言うよりも、彼にとっては今の息子や娘との関係をとらえ返す契機になるような話をしていく方が良いのだろう。

すぐに、家族関係を実際にみてみなければとか、家族的つきあいが必要だとか思ってしまうのだが、実際に行けなくても本人から聞くことはもっとできるはずなのだ。もちろん今も、言葉が十分わからないから実際に家族を訪問することが大きな意味をもつのだが、医者が直接何か具体的な家族内の問題を解決しようとするのは良くないと思う。考えてみれば家庭訪問というのも、自分自身が外国人で、生活実情や価値観をよく理解できないが故に、人一倍必要と思ってきたのではないかと思う。こちらから押しかけて往診をするという場合も多かった。相手が「友人」として特別な信頼関係をつくろうとしてくれるのも、そのようなこちら側の対応が特殊だからだ。

長くいても現地の生活習慣を理解するのは、まだまだできていないと思う。それは、自分自身の生きてきた習慣や価値観をまず前提にしてあまり疑おうとしていないから、現実を見ていてもありのままを率直に学習することがむつかしくなっているのだ。

子供のような純真な心にいつも帰ることがどんなに重要かと思う。それは、自分の立場を疑ってみることだし、相手の立場に立って考えてみるということだろう。鍼灸は慢性疾患が多いから、ことに自分自身をとらえ返す契機を多く提供してくれる。

（『サアード』二三号、一九八七年七月七日）

日常生活の中から　一九八七年七月一四日

シリアのインフレはますますひどくなった。給料は変わらないから物資不足と共に闇物資が増え、生活は苦しくな

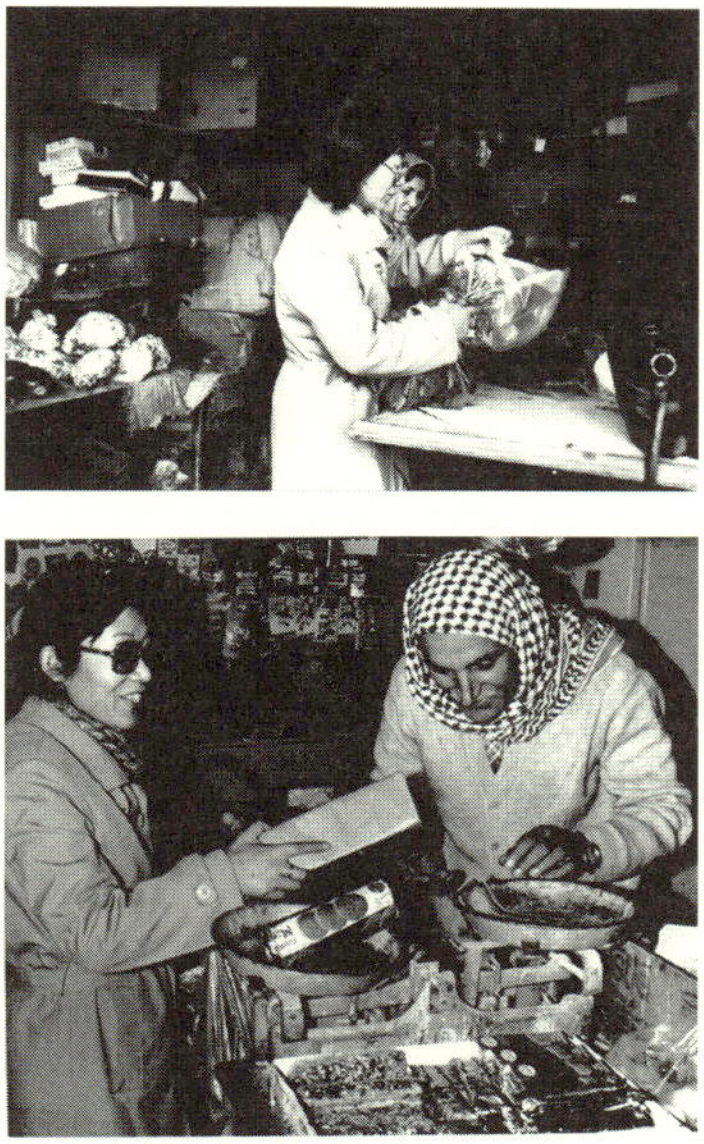

市場での買い物

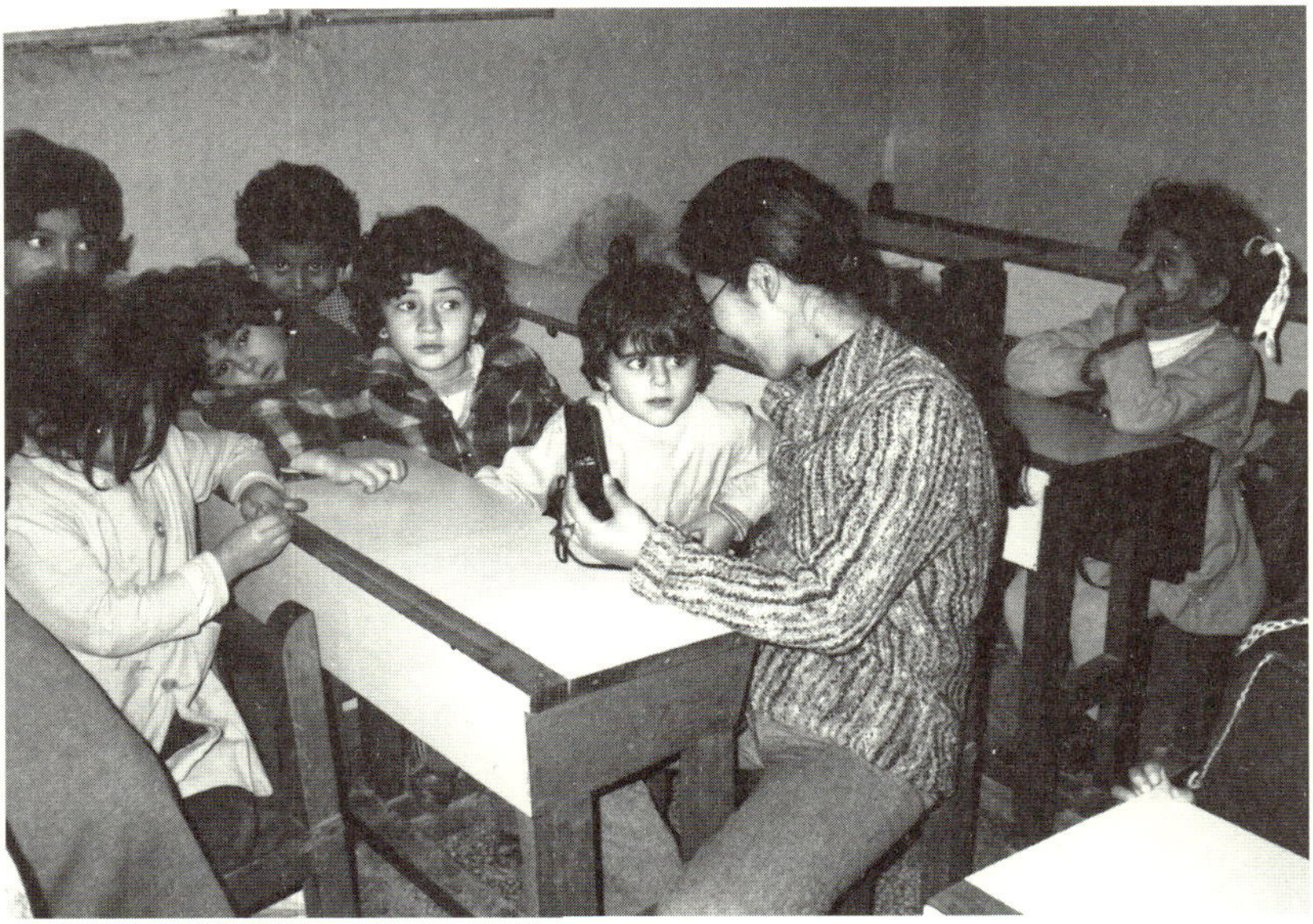

るばかり。鉄材やセメントも不足し、この数週間病院の綿も植物性ではなく化繊の綿になった。町角では「たちんぼ」が大勢座り込んでいる。
ヨルダンや湾岸諸国に働きに行くという人や、大学は卒業したけれどまだ職がないという人の話をよく聞く。患者さんで建築事務所を経営している人も、今は赤字経営だと言う。以前は、夜中まで仕事をしていたというのに。何とか儲かっているのは、タクシーの運転手や闇商人くらいかと思われる。
私の患者さんで、獄中で拷問にあい、体中が痛み、精神的にも落ち込みがちという人に、「何か仕事をしたら?」と言ったら、治療の効果もあったのか、闇屋をやりだした。時に警察の手入れにあい、品物を全部とられてしまう。街で洋服を立ち売りしていて突然見回りの警察に襲われると、商品をおいて逃げてしまうこともある。そのときには、また体中が痛みだす。数日すると「お金の問題ではない」と言って、また街に出掛けていく。療養所の隣にいる可愛い中学生の女の子と結婚するつもりで、お金を貯めているのだ。今も婚約の結納金は生活費に比べて高い。男が、家・家具の準備から花嫁の衣装や金の腕輪・時計などの贈り物をするのが常識である。
闇屋をやっている人はまだ良いにしても（時には逮捕される

危険はあるが）、私の友人で、イスラエルの獄中で失明した物療士はこれまで三回の見合いをしているが、結納金が払えなくて破談になった。家族からの送金もないし、親戚もこの国にはいないので、頼れるのは友人と赤三日月社だけである。閉鎖したままの盲人協会を再開しようとしたが、分裂問題のしこりが解けていない。給料は生活費で費やしてしまう。目が不自由だから自炊も大変で外食が多いことも、貯金ができない原因の一つだろう。赤三日月社の給料の前借りは額が限られている。「これではいつまでたっても金は貯まらない」と、やけくそになっている。

私の家の家主も、朝早くから夕方まで建築現場で働いて、月千五百リラ（五〇ドルくらい）にしかならない。「下水が詰まったのを、夜中いっぱい自分で穴掘りをやって、新しい下水管を入れてもらったら五百リラ取られた」と、夫婦げんかをしている。「金のことでの夫婦げんかならまだまし」と、慰めてみたものの、私自身日常的に、タクシー代を多くとられたと言っては怒り、コーヒー茶碗を子供に壊されたと言っては怒っている。何でもが値上がりなのだ。

アラブの人にとって、無償で物を貸したり、与えたりするのは美徳である。これは、逆に与えた側が困ったときには、世話になるという習慣である。物を持つ人が持たない人に与えるのは当然であり、美徳であるし、また、持たない人が持つ人から貰うのも許される。物の管理が悪くて自由に使える場所に置いておけば、当然壊されても良いという意思表示と受け取られる。弁償やお返しというようなミミッチイことはしない。逆に大事な物は何でも鍵をつけてしまっておく。この習慣が、私にはいまだに身につかない。

私有意識が強いのか、建て前が強いのか。いずれにしても、今の時代ではよほど全体が豊かにならなければ、この「イスラム社会主義」の精神も悪用になることは確かだ。貧富の差が前提になっていて、持つ者が多く出すというのでは根本問題は解決しない。前に述べた私の友人も、「人のカンパをあてにして結婚しようとは思わない」と、憐れみを拒否している。

（『サアード』二四号、一九八七年九月三日）

日本に帰って

一六年振りの日本

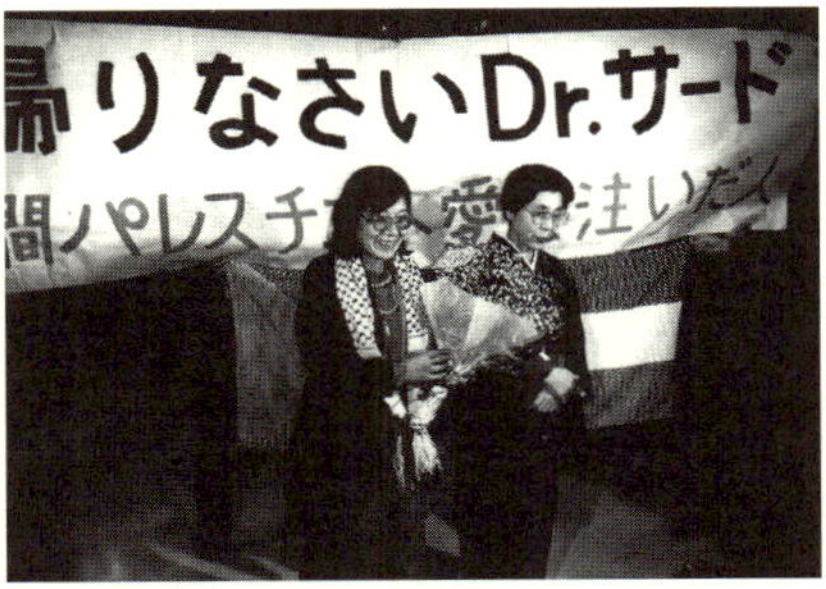

帰国時の空港にて

帰国して二カ月が経った。多くの友人や家族、報道陣の出迎えのおかげで、ひどい警察の取り調べもなく、荷物をとられることなく、弁護士さんの付き添いという贅沢までさせてもらった。帰国の日取りを最後にバタバタと変更したせいもあり、持って帰るべき物を向こうに放置してきたり、住んでいた家の住所を忘れてきたり、今もまだ不便なことが多い。日本の医療も機械化が進んでおり、検査の種類がぐんと増え、医療の再学習だけでも大変。その上、久しく会っていない友人や、まだ会ったことのない親族（私がアラブへ行ってから生れた子供たち）、会ったことのない支援して下さった人々、新しい家の隣近所の人々など、会いたい人がいっぱい。週一回入っていた風呂が週二回になったり、忘れてきたトレンチコートの代わりに友人からもらったごついオーバーを着たり。

下町にあった家が宝塚の山手の静かな所に移っているなど、色んなことが変っていた。でも最初に驚いたのは、駅前の数多くの自転車と、中年のおばさんたちがズボン姿で自転車で買い物して帰っていく姿だった。そして、電車の中の男の人の顔が、ずんべら坊で、女みたいに見えた。にきび面の、若いむんむんした若者（男も女も）が少ないわりに、金色の髪の毛をつきたてて、ショウの舞台から出て来たような格好の若者がいる。大きな黒いカバンに、肩のいかった黒いコートを着た若者がどこにでもいる。流行の黒や白いコートが圧例的に多く、破れた古い服を着た人は、釜ヶ崎や山谷などにしかいない。ケーキを買うと、一つ一ついねいに紙で包み、その上に、また袋に入れてくれる。

大きな高層アパートが近郊に立ち並ぶ一方、小さなマッチ箱のような家々がぎっしりと続く地区がある。一カ月に二回以上も地震があって、シリアの難民キャンプよりも火事や地震では大変な被害が出そうである。

一番ショックだったのは、山谷の無気味さだった。静かな人通りの少ない街に、千鳥足で歩いている老人が何人か。ベッドばかりが詰まったドヤが今もあり、右翼が構える事務所の傍では、じっと立っていることもできない。妻も子供もなく、アルコール漬けになった老人は病気になっても、ケイベツされるのを嫌がり、行く病院もない。アラブの貧民といえども、妻や子供くらいはいる人々が、大多数なのに。だから私はとっさに「パレスチナよりひどいよ」と言ってしまった。釜ヶ崎の年末のパトロールで、野宿している人々が綺麗な蒲団にくるまって、ダンボールの囲いで風よけをして寝ていた。おにぎりの差し入れが五〇個しかなく、もうなくなってから、勇気を出して「体の具合はどうですか?」と訊いてみたら、中年のおじさんが「血圧が高い」と言う。持っていた血圧計で測ると、二百を越えている。「今日は食事をしてない」と言う。アラブでは、こんなひどい人にはめったにお目にかからない。一日中食べない人は少ないし、外で寝る人はいない。家のない人はいても、友人の家で寝るか、テントがある。

戦争で壊された家の下で寝る人はいるし、飢餓もあるし、戦争で殺されたり、手足をなくしたり、半身不随になったり、目が見えなくなったりした人が多くいるのは事実だけれど、皆、助け合って何かを食べていた。

最近の被占領地パレスチナでは妊婦が殴打され、二七人の妊婦が流産したという。それでも、彼らはまた子供を生むだろう。西岸やガザで、毎日、何軒もの家が壊され、畑や土地が荒らされ、奪われていく。それでも、彼らはまた家を建て、他の仕事をするだろう。

投石しただけで何カ月もの刑を受け、アラブは怠け者だ、テロリストだと、差別されればされるほど、若者たちは抵抗している。

九州のパレスチナ委員会の集まりでパレスチナの子供の話をしたら、学校で話をしてくれというので喜んで行った。パレスチナの地図を指しながら、くどくどと話していたら、一人の子供が自分の持っている本を大声で読み始めた。あとで分かったのは、自閉症の子供だという。パレスチナのことを説明するよりも、何かもっと子供のことを話すべきだった。いや、子供同士の話し合い、交流の場を作るべきだったのだろうか。

朝日新聞に、東京都多摩地区の保育園とパレスチナの幼稚園の姉妹学園づくりをしようとしていると話し、その記事が出たら早速反響があった。その中の一つに、下敷きを作っている会社から下敷き何千枚かを寄付したいという申し出があった。日本では下敷きが売れなくなっているという。パレスチナの子供たちが下敷きを使っているのを見たことがない。

贈ってあげれば使ってくれるだろう。でも、なんとなく気持ちはすっきりしない。日本とアラブは似ているようで違う。同じように、親切があったり、一〇時間労働があったり、人が殺されたり（行き倒れだけでなく、交通事故もひどい）している。けれども、酔っぱらいや肝炎は少ないし、家族のない日雇い労働者のたまり場や簡易宿舎街などはない。ベニヤ板と崩れかけたアパートの「基地」の代わりに、何メートルもの深い塹壕や砂嚢がある。パチンコ玉やナイフの代わりに、空爆や戦車からの砲撃がある。

はつらつたる若い女性たちに代わって、少年たちや青年たちが石を投げる。日本では部分的な汚職の摘発があり、それに対する批判の自由がある。そして、もっと大きな汚職や買収は見えない。アラブでは石を投げることはできても、飛行機の爆撃を阻止できない。やっぱり似ているのか。

（『サアード』二七号、一九八八年二月二三日）

「私とパレスチナ」

一九七一年四月、多くの人々に見送られ、羽田空港からカイロ経由で、レバノンのベイルートへ旅立った。同年二月頃、重信房子さんが同じレバノンに渡ったというニュースが三面トップ記事になった時代でした。私はもう一人の女性と一緒に、医療ボランティアとして行くというので、「女二人、パレスチナへ」と朝日新聞が囲み記事で書いてくれました。まだパレスチナがあまり知られてなかった時代に、ヨルダンの内戦（一九七〇年九月）やライラ・カーリドのハイジャックなどの世界を揺るがすニュースがあり、急に日本の政治家、自民党や石油商人等が色めき出したみたいです。それに対抗するだけの立場も経験もないので、にわか作りのパレスチナ難民支援センターを立ち上げ、東京のパレスチナ（PLO）事務所[1]に、ボランティア応募の意思表示に行きました。私は、一九六八年、大学病院で研修医をやっているときに全共闘運動が起り、それに巻き込まれたのですが、教授にも盾ついたし、大学病院の仕事（無給でしたが）もストライキということで止めていたので、大学には帰れなかった。病院のアルバイトで医師としては食べていけても、技術はないし、ぶらぶらしていて、これはあかんと思っていたとき、「パレスチナ赤三日月社が新しく病院を建てたので、ボランティアの医師を募集している」と聞いたのです。当時、甲斐静馬氏の本に、イルグンなどイスラエルのテロリストのこと、三次に及ぶ中東戦争のことなど、恐ろしいことが書いてありました。難民キャンプのことも、テントのぬかるみの写真しかないので、何を食べ、何を着ているのか？暖房は？水は？と心配でいっぱいでした。最後に、そうか、人が生きてるんだから何とかなるだろう、と思いました。行ってみると、キャンプの中は、トタン屋根の貧しい家々が軒をならべて、路地には下水が流れていたり、塵がいっぱいだったりで、臭い！汚い！という感じなのですが、そこで走って、飛んで、ひっついて来る子供たちの元気なことに吃驚しました。なぜ一七年もパレスチナにいたのか？　戦争もあったけど、このバイタリティーのある人々は絶対に諦めないだろうという確信みたいなものがあって、逆に日本は、ある意味もっと厳しいという思いがあったのかと思います。しかし、一九八二年のレバノンへのイスラエル侵略戦争の後、シリアにいて、ファタハが分裂し、内乱となり、死者がいっぱい出て、惨めさ、怒り、失望でいっぱいでした。戦争に負けて、戦い方にも疑問が出てきました。「武器に頼ってはいけない。しかし、どのようにして勝つのか？」

今日本にいて考えるのは、やはり国際的な支援が重要だということです。アメリカの言いなりになる国際政治は変えていかなければ、戦争は止まない。利潤第一の経済を変えていかなければ、武器商人の暗躍がなくならない。日本の人々

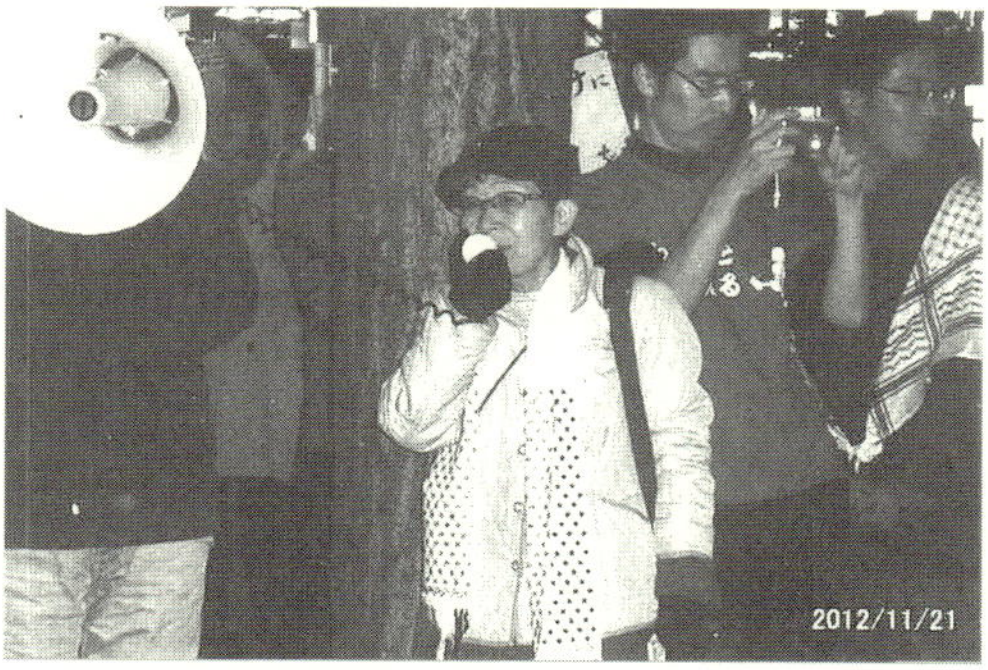

アメリカ領事館前でガザ空爆に抗議する

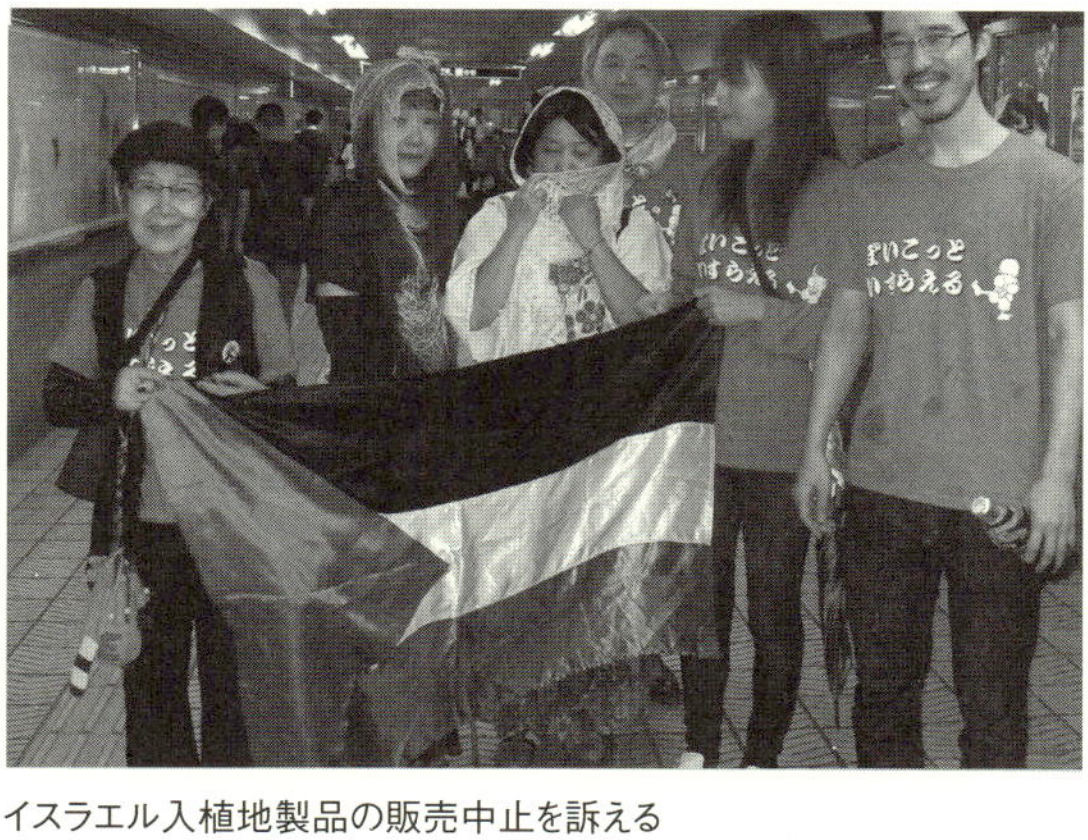
イスラエル入植地製品の販売中止を訴える

は、戦争反対は支持してくれるのですが、なぜパレスチナの人々が戦っているのかを理解するのが難しいのかな？「ＢＤＳ」(2)をさらに広く、文化交流、保安器機、技術的協力などでも、やっていけたらと思います。イスラエルの植民地主義、ユダヤ教宗教国家、人種主義、核兵器保有、アメリカの一翼と言われているシオニスト国家を変えるために！

（1）正確にはアラブ連盟事務所だが、当時ＰＬＯの窓口も兼ねていた。

（2）Boycott, Divestment and Sanctions（ボイコット・資本引挙げ・制裁）の略。

（『ミフターフ』三四号、二〇一二年一二月二三日）

信原さんへのインタビュー

聞き手：清末愛砂・前野覚・吉野太郎

（二〇一四年四月二日、ホスピスにて）

……難民キャンプに白い花が咲いて、実がなって。キャンプでは春になったら、白い花が咲くんですよ。でも、この前はそれを思い出せなくて。やっと、昨日ね、思い出した、白い花。知ってる？

――白い花？　実がつくの？　なんだろう？　アラブの花？

下が黄色くて、白い花よ。小さい白い花。

――なんだろう？

ジャスミン

――ああ、ジャスミンね。

お化粧にする。

――きれいな匂いするね。

非常にいい匂い。五月になると。日本にはあまりないよね。

――現地にいたとき、信原さんは、全然、けがをしなかったねえ。

ビルの五階やホテルへの空爆があったけどね。一九八二年のレバノン戦争のときは、パレスチナ人が地下壕を掘ってね、そこに多数の負傷者を運びいれたの。骨折した人とかね。私がいたところは救急医療をしてたけど、肝心の外科医がいなかった。手術室もなかった。結局、内科の患者さんの対応。小さい傷とかは対応したけど。

――信原さん、けがをして運ばれてきた人を縫ったりしていたの？

攻撃されると、けがをする人が出るからね。だから、小さい傷は縫ってましたよ。骨折の場合はギプスがなくてね。難しかった。なんでもできる医者でないとねえ。手術をしたり、血を拭いたり、縫合したり。そういうのも手伝っていました。

――現地では、言語はどうしていたの？

最初に派遣された病院で、三カ月くらい、エジプトのお医者さんから英語を教えてもらった。

――英語を現地でやったんですか？

英語とアラビア語の辞書も自分でつくってね。アラビア語は教えてくれる人がいなかったから、一人で勝手に学んだよ。武田薬品から、いっぱい薬もらって、エジプトに行ったの。エジプトで学んだ自民党の小池百合子のお父さんが石油関係者で、そういう助けがあったから、エジプトでは国賓待遇を受けたよ。

――信原さん、エジプトに行くとき、飛行機代はあったんですか？

友だちが一〇〇万円をカンパしてくれたよ。全共闘運動出身の医者がいたから、お金を集めてくれたの。

――そのお金でエジプト行きの航空券を買ったんだね。PLOから要請されて中東に行ったんだよね？

レバノンに今度、新しい病院作るから、医者を募集しているって情報を、日本で働いていた病院の上司が持ってきたの。

――なんで最初にエジプトに行ったんですか？

PLOを傘下に置いていた（日本の）アラブ連盟の事務所のなかにPLOの事務所があったの。そこの所長が、（エジプトへ）一緒に来ていいよって言ったの。当時、日本でパレスチナ支援センターを作ってたの。

――そのパレスチナ支援センターには、信原さんと中野マリ子さんが関わっていたの？

中野さんも、できる看護婦だったから、当時、毎日新聞の記者だった奈良本英祐さんが記事を書いてくれた。私はね、日本を出る前は、（外国に行くのは）怖い、怖い、怖いって言ってたんだけどね。マリ子さんがキューバに行って、そこから帰ってきたら、元気でね。キューバ、いいよって言ってたの。それを見て、かっこいいなって思った。

――それで、エジプトに行き、最後はレバノンとシリアへ行っちゃったのか。

レバノンに行くためにね、（エジプトの）アラブ連盟の事務所で挨拶をしたときにね、タバコのピースを持っていったの。これは日本の平和なんですって言いながら。そしたら、僕たちは、銃で守ってるんだって言われて。それを聞いて、日本とは違うんだなって思った。恥ずかしかった。ピース、ピースって言ってきたけど、現に戦争は起こってるんだから。

――給料は、もらっていたんですか？

少しだけ最初はあったかな。

——日本に帰ってきたときは、すっからかんだったでしょ。

母親が時々、送金してくれてた。シリアの難民キャンプにいたときは給料をもらいましたよ。医者だからパレスチナ支援に行きやすかった。医者は死ぬために行くんじゃない。

——人の命を助けるのが医者だものね。

アラビア語の辞書も作ってね。そうじゃないと、カルテも書けないから。私は、アラビア語がわかんなかったでしょ。だから、現地の看護婦さんに通訳してもらったの。アラビア語から英語へ。アラビア語でも書いてもらった。たとえば、お腹が痛いといった、簡単な表現。通訳にいちいち確認しながらの作業。アラビア語は、土地、土地で表現が違うから難しいよね。

——信原さんのアラビア語って、パレスチナ方言だね。

ドクターラ・スアードって呼ばれてたね。

それは、パレスチナ人がつけてくれた。向こうの人たちは、アラビア語の名前が好きなんだよ。アラビア語できれいな名前をつけたいの。

——信原さんは、日本に帰ってきても、医者として働けるから、経済的には大丈夫だけど、そこには運動を続けないという選択もあったよね？　あるいは、パレスチナ支援を続けないっていう選択もあったはず。実際に医者をしているととても忙しいしね。でも、結局、日本に帰ってからも、ずっと活動を続けたね。

活動をしないと。パレスチナ人を置いて、帰ってきたのだから。罪滅ぼし。逃げてきてさ。（現地に）手紙出しても返ってきたり、届かなかったりした。

今書いている原稿、何かいいことを書くことができるといいけど。何も書けない。だから、ジャスミンがきれいだった、いい匂いがする、明るい街だったよって書いた。レバノンにいたときにね、パレスチナ人の元気な男の子がいたよ。彼の家に行くと、お母さんが卵焼きを作ってくれるの。夕食を食べさせてくれるの。なけなしの卵を使って。それを私にくれたこと。このことを思い出す。パレスチナ人にはね、コーヒーを飲ませてもらい、オレンジを食べさせてもらった。

——最後の一個の卵を出すのよね。

パレスチナ人は、

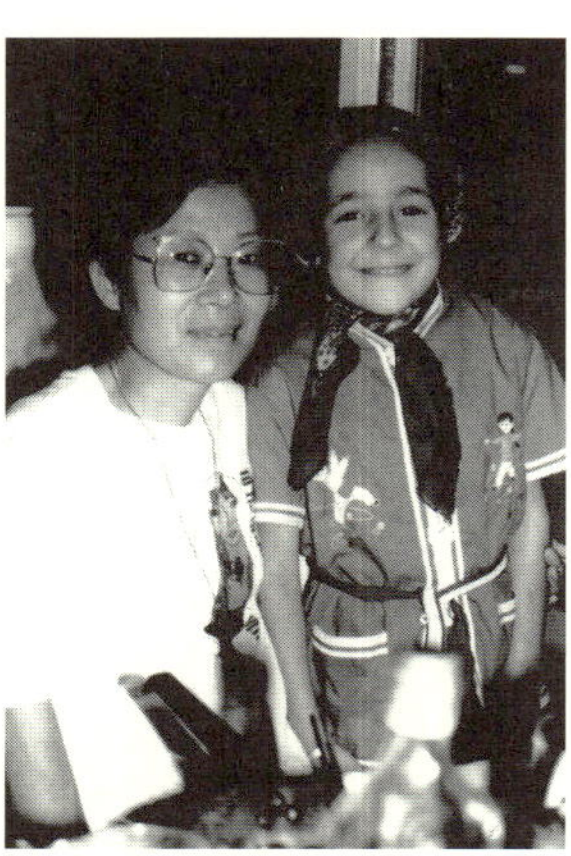

借金してでも客人に食べさせる。私は民宿もしてたから、毎朝、ごはんも出してもらってた。民宿先の家族の苦労を知らないままね。私は医者だから大事にしてもらった。

——ティール（スール）でのことですか？

そこの人たちも、レバノン戦争で連絡つかなくなっちゃった。女性たちは、自ら水をかついで、遠くから運んで来るの。お風呂にもなかなか入れない。そういう生活を一七年間やってたから、今でもお風呂は、週一回でいいんです。慣れって怖いね。現地では、お風呂や洗濯のためのお水が足りないでしょ。だから、水を貯めておくの。日本では、毎日、洗濯機を回すなんて、とても贅沢だよね、日本に帰ったとき、腹が立ったよ。日本人って贅沢だから。水を貯めたりしないと、現地では生きていけなかった。日本では、戦争だ、戦争だと言っても、皆、その意味を理解しない。

抵抗には、国際的に支持がないと厳しい。だから、非暴力の運動が必要。力関係があるから、武力では絶対負ける。だから、銃を出しちゃいけない。力関係で負けるのはわかってるんだから。

——大変な時間がかかるかもしれないけど、結局、非暴力による闘争が勝利をもたらすと思います。私は武装闘争を否定しない。でも、勝てるのは非暴力直接行動だと思う。それをパレスチナ人から学んだ。

命かけて闘争するというのは、自分の命をかけること。それはなかなかできない。

——信原さんは女のなかの女。徹底的に闘ってきた。また会います。多分パレスチナで。私たち、まだパレスチナが解放されるところを見てないから。

行ける？

——行くしかないじゃない。キューバにも行きたいんでしたっけ？

学生時代の夢。社会主義の国家を作れたらって思った。彼女（清末）はちょっとおてんばね。

——本当？

どこにでも行くし。

——でも、ドクターラ・スアードほどではない。私は、アラブ世界に一七年なんて住んだことない。

楽だったから、いただけよ。パレスチナ人が愛してくれたから、私は甘えたんです。パレスチナ人の友だちに甘えられたから、いることができたんです。

信原さんへのインタビュー

聞き手：役重善洋・村田豪

（二〇一四年四月六日）

……一方では山岳ゲリラがいて、南部レバノンの国境地帯のラシャディア、スールという美しい漁師町があって、その一番南にカーナというところがあって。この間イスラエルの爆撃があったでしょ？　だいぶ前ね。国連の施設までバーンとやった。まあ、その近くに行ったわけです。バカだから「前線志向」というかさ（笑）。ものすごく貧しいから、おじいさんやおばあさんがいて、国連の施設の家並みがあって、そこでお掃除したりしていました。やっぱりレバノンの農民と一緒にどうやるか、となって、今もパレスチナでやっているように、オリーブ摘みをするわけです。あの辺のコマンドってさ、いろんな地方から出てきて村に駐屯しているんです。ちっちゃい民家を借りてね、そこで自炊して。だからみんな難民なんです。コマンドも住民だから気軽に訪問して、往診行ったり。なんかあったら診療所に来てもらって。歩き回っているから、足にマメができたり、タコができたり、もうボコボコになってる。そういうのを手術したりさ。まあ、日ごろは子供とか老人の治療したり。爆撃が降ってきたら困るから、救急医療とかね。

そういうのをやってて、ちょっと落ち着いてきたと思ったら、また爆撃食らうとか、海から艦砲射撃とかあって。というのはコマンドが二、三人で国境を越えて行って、イスラエルの軍の施設か何かを攻撃して走って帰ってくるわけ。で、攻撃されたらまた、国境越えてイスラエル兵がバーッとやってきて、村に駐屯して二、三日嫌がらせしてる、とか（そういうことが）ありました。

コマンドは貧しい家の子供たちが多いんです。一〇歳代から（始める）。わたしはそういう人たちの命を大事にしていてね。救援も必要だし。隊長に「わたしも連れて行け！」って無理言ったりしたら（笑）、「銃を持っていくのはあんたダメだ。弱いし、足が速くないといけないんだ」と言われてさ。仕方ないからさ（笑）、救急袋下げてついて行ったりしたこともあった。

――ベイルートというか、レバノンに行って、すぐくらいのことですか？

八月か九月くらいに南部に行った。五月にレバノンに行って、三カ月ぐらいはシャティーラとかの病院で片言のアラビア語で診療していて。だから秋ぐらいからかな、南部に行ったのは。

――え、じゃあ、もうその後は、南部がずっと中心だった？

そうやね。で、ときどきベイルートに行ったり。

――じゃあ、もう本当に長いよね、一〇年ぐらいがレバノン南部の診療所だったんだ。

それと、その近くに三つぐらいの難民キャンプがあってさ。水のないとこ、トイレのないとこ。それから国連の施設、赤三日月社が建てた病院、その周辺のキャンプ。要するに、女性の救急の医療とか。片言のアラビア語で包帯の巻き方とか、注射の仕方とか（教えたり）。

それと、避妊。薬使うと出血起こしちゃてね。だからもう、女の人が毎年毎年子供を産んで、貧血を起こして。パンしかないわけでしょ、難民の救援物資って。パンと油、砂糖。肉も魚もない。貧乏人だからさ、太るだけなんですよ。太ってて、膝とか足が弱くなっちゃって、痛い痛いって。女性は若い一三、四歳から結婚させられて、子どもを毎年毎年。もう体たまらんって言ってさ。それこそ自分で避妊というか——もう子供いらないから、二階から飛び降りたとか、水の中入ったとか、いっぱい悲惨なことがあったんですよね。

日本では、排卵日の前後は避けなさいとか、ペッサリーつけなさいとか、あるじゃないですか。町が近くにあるから器具がないことはないんで。そういうことを片言で図を描いて（説明した）。でも文盲の人が多いから、なかなかしゃべって（理解してもらうのは）大変だった。それにあんまり大きな声で言うと、イスラムが怒るじゃない。

——それは信原さんが自分の判断でしたの？　あるいはある程度何かあったの？

ヨーロッパのボランティアは、パンフレットを作ってきて、そういう救急事業とかもしていたんだけど、避妊については、意見は一致していましたよ。やっぱり。ヨーロッパの女性は計画出産をしなきゃいけないという考えがあったから。それはもうやったほうがいいだろうな（と私も考えた）。でもあんまり大きな宣伝をするとさ、村長とかシェイフ（地元の有力者）とかが（怒るよね）。

——でもパレスチナ人の中でもそれを理解してくれる人がいた。

PFLPとかそういう系統の人たちは、割合ヨーロッパの思想を受け入れてくれてたから。私はそういう意味ではPFLPと仲良かったから、いろんなそういう場を使わせてもらった。診療所にもヨーロッパの薬のサンプルとかを持ってきてくれて。

で、レバノン戦争のとき、ベイルートの最後の八二年の時、ベイルートでやっぱりその話をしてくれって言われて、女性の学校に行ったんです。その時、わたしはイスラム教徒じゃないからあんまり考えていなくて、「人間にとって一番大事なことは、人間を愛することだと思います」って言ったら怒られて、「神を愛しなさい」って。「えぇー!!」ってなった（笑）。それぐらいさ、イスラム教徒って厳しいんです。

日本だとその辺は自由じゃないですか。まあ外人だし、何を言おうとさ。向こうにいてもイスラムはみんなすごい人に親切だしさ、弱い人に一生懸命やっているから、別にそう悪いと思っていないよ。でも、イスラムでエルサレムを首都にしようとか、宗教的国家とかには、抵抗があったんです、今でもね。そうすると対立になるでしょ、宗教の。宗派によって戦争しちゃうみたいなね。そこまでいうと難しいなーって。それがあって、今も宗教というのは、なかなか私は受け入れられないんです。

——じゃあ、七〇年代は、南部のどこを一番拠点にしていたんですか?

ラシャディアとかスール、それとサイダというところでも、ガッサン・ガナファーニの人たちが診療所みたいなのを作っていた。

——じゃあ、まあ転々としながら。

そう、転々としていた。

——で、やはりPFLP系の診療所みたいなところが多い。

それが多い。みんなPLOという枠で一応やっていたからね。PLOっていうのは、大きな病院を持っていたし、そういうところで献血をしていた。血液型みんな知らない人が多いんです。で、戦争なので輸血がいるでしょ。その時に備えて、村の人々に献血運動をやるとか。病人がいたら病院へ入院させてもらうとか、連携しながらやっていたね。まあ、戦争のときは防空壕へもぐるしかないからさ。

そのときに鍼をしてても鍼したまま逃げて、って感じですね。

——七〇年代後半のレバノン内戦のときは?

内ゲバはそんなにしていないですが、シーア派のアマルが出てきて、最初は一緒にお坊さんがハンストを始めて。で、なんとかサドルという人が、リビアで神隠しにあっちゃうんですよ。その後、武装闘争になって。レバノン共産党が「平和、平和」って言っていたのに、ライフル持ち出してさ、南部に行く道全部を民族派が支配するようになって。その時のアマルは別にそう悪いことをしなかったんですけど、戦争に負けてからシリアの支援を受けたんじゃないかな。それで結局まだ拠点として残っていたんじゃないかな。八〇年代の何年かな、八五、六年、いや八三年の後かな。キャンプ戦争。むちゃくちゃだったですね。あれでキャンプが本当に潰れちゃって……。

「テロリスト」のレッテルをはね返す

第二部

「パスポート裁判」の記録

「パスポート裁判」庄司宏氏に聴く

「サアード」という「幸福」を意味する言葉があるが、この愛称で呼ばれている信原孝子さん（四五）は昭和四六年にレバノンに渡航し、それ以来、現地でパレスチナ難民に対するボランティア医師として、医療活動を行ってきた。ところが、外務省は昭和五八年、日本赤軍と関係があるという理由でパスポートの発給を拒否。信原さんは処分取消を求めて裁判を起こした。この「パスポート裁判」に今、静かな支援の輪が広がっている。そこで今回は、同裁判の原告側法定代理人・庄司宏氏（東京弁護士会所属）に裁判の経緯などについて聞いてみた。（聴き手：松本記者）

裁判の発端は？

――まず最初に、この裁判の発端をお聞かせ下さい。

原告となっている信原孝子さんは、レバノンのベイルート周辺で、ＰＬＯ（パレスチナ解放機構）の医療厚生機構、いわゆる「赤十字社」にあたるＰＲＣＳ（パレスチナ・レッド・クレセント・ソサイアティ＝パレスチナ赤三日月社）のボランティア医師として活動している人です。

彼女は、昭和四六年に、日本・アラブ友好協会を通じてレバノンに渡って以来、パレスチナ人、主として難民などパレスチナの土地を追われた人々を対象にした、ＰＬＯの中の一つの大きな仕事として、ずっと医療活動を続けていました。

昭和五七年の夏に、イスラエルによるレバノン侵略が始まり、ベイルート、その他は激しい砲爆撃を受けました。ＰＬＯ関係の事務所も徹底的に全部破壊されてしまいました。もちろんＰＬＯ関係だけではなく、キャンプなども包囲され、無差別的な攻撃をあび、多くの死者が出ました。そのために、ＰＬＯ関係の事務所は病院も含めて、レバノンから撤退せざるを得なくなったのです。

信原さんも同年の秋にレバノンから撤退し、シリアのダマスカスに一応、落ち着いて、それ以来、ダマスカスのパレスチナ難民キャンプ、キャンプといっても一つの街ですが、そこの診療所で、ずっと医療に従事しています。

そこで事の起こりですが、レバノンに滞在することができなくなったので、パスポートの再発給をシリアの日本大使館に申請したのです。彼女の前のパスポートは、昭和五〇年に期限が切れてたそうですが、あまり気にせずに、そのままにしておいたそうです。そのパスポートは、爆撃やなんかで焼失してしまった。レバノンにいるときには、パスポートがなくてもさほど問題じゃなかったんですが、シリア撤退でその必要性が出てきたんですね。

旅券発給されず

——具体的にはどんなことでしょう。

例えば撤退の際、外国人であるという保証があれば、比較的迫害を受けることなく、身柄を保証されて容易に撤退できるし、外国に移住するのだから、当然パスポートが必要になってくるんです。そこで、パスポートの発給を最初はレバノンの日本大使館に申し出たんです。そこでは、そう最初から拒否的でもなかったんですが、「調査する」とかでなかなか出してくれなかった。

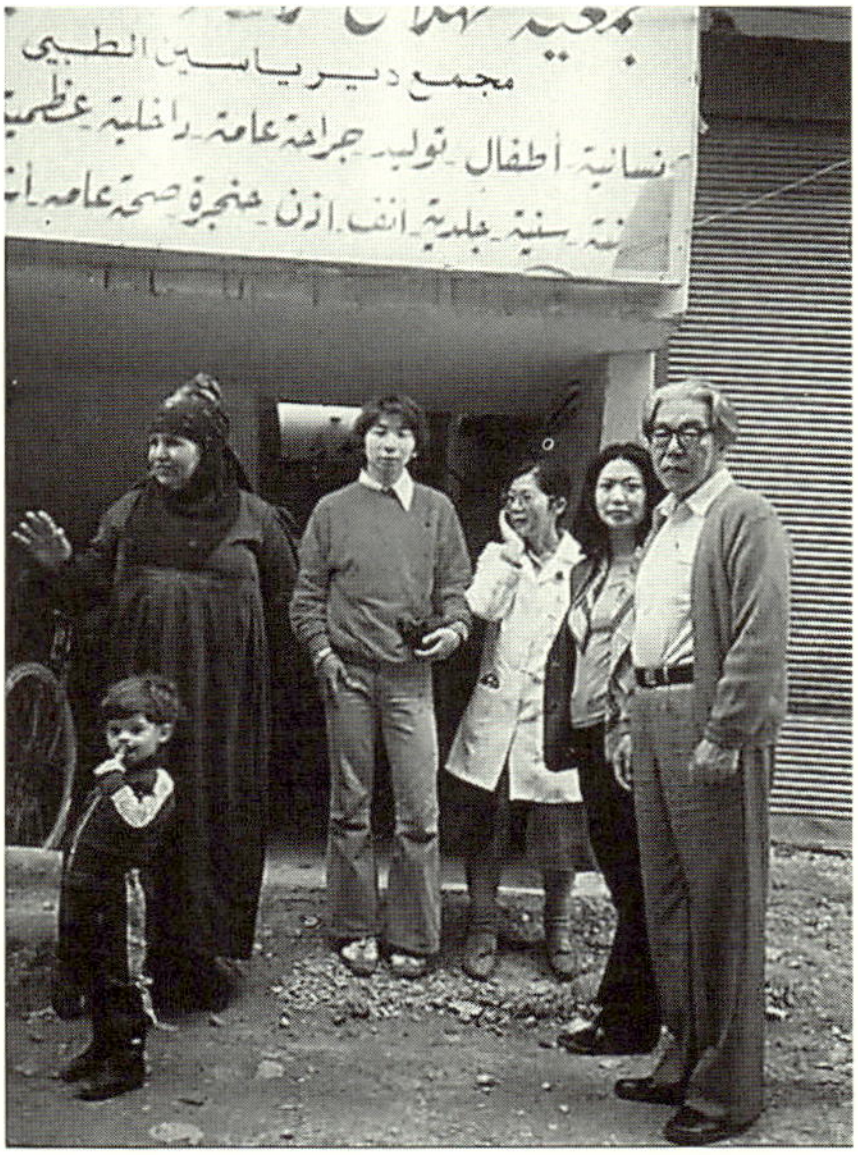

庄司弁護士（右端）とともに。右から３人目が信原医師。

結局は、シリア政府から滞留許可を得て、シリアに移ることができました。パスポートの必要性は変わりませんから、彼女はシリアのダマスカスの大使館を通じ、「パスポート自体の期限は、一九七五年に切れていたが、スールの爆撃で焼失してしまった」と事情を話して、再発給を申請しました。それに対して、昭和五八年二月一七日付で外務省から「旅券の発給を拒否する」との通知が来たのです。

——発給拒否の理由は何だったんですか。

拒否の理由は、「日本赤軍との密接なる関係にかんがみ、旅券法第一三条一項第五号にいう『著しくかつ直接に日本国の利益または公安を害する行為を行うおそれがある、と認めるに足りる相当の理由がある』」というものです。

これに対し、同年四月二〇日に私が法廷代理人になって異議申し立てをおこないました。しかし、これも六月二〇日に「いわゆる日本赤軍と称せられる過激派集団と連携関係を有するものと認められるところ……」という同じような理由で却下されてしまいました。

そこで信原孝子さんは昭和五八年の六月に、外務大臣を被告とした、処分取消し請求の民事訴訟を東京地裁に提訴したんです。

法運用に違憲性

――審理の状況はどうなっていますか。

現在、東京地裁で証拠調べが始まっています。ちょうど原告側の証人調べで、二人終わったところです。時代順にやっていますから、今は昭和四六年のレバノンへの信原さんの送り出し状況のところです。

――旅券法をめぐっては海外渡航の自由を保障した憲法第二二条や、世界人権宣言一三条などとの関係で、「違憲」との評価もありますが、判例では昭和三三年九月一〇日の最高裁大法廷判決などで「合理的な制限であって違憲ではない」となっています。裁判での原告側のポイントはどこに置かれますか。

裁判では、やはりまず旅券法、ことにその一三条一項五号は、憲法二二条の移転・渡航の自由との関係で、違憲だと主張します。これについては、今までの判例でいくつか出ていているように、「合理的な制限であって、違憲ではない」と言われていますね。

そこで私の方では、旅券法第一三条の条項が違憲でないとしても、運用上の違憲性があるということを主張します。特に今回の場合、「赤軍との密接な関係」とか「赤軍との連携がある」ということを理由にして、パスポート発給を不許可にすることが問題になってきます。

外務省の不許可決定の書き方というのは、日本赤軍との関係があることによって、日本国の利益、公安を害する行為を行うおそれがある、という具合になっています。つまり、旅券法がいうように「著しくかつ直接に日本国の利益または公安を害する行為を行うおそれがある」と認める場合には、パスポートを発給しなくてもよいという論理なわけです。

そこで、私の方では、一〇年以上にもわたる彼女の行動のいったいどこに、「日本国の利益、公安を害するおそれ」があるのか、というところに絞って争っているんです。赤軍との関係をめぐる論争よりも、具体的な彼女の行動に即した判断を求めていくつもりなんです。

赤軍と関係なし

――被告の外務省側の対応はどうですか。

むこうさんは、赤軍との関点を争点にしようという構えで、その証拠を、現在八七点、提出しています。しかし、それらの証拠は、ほとんどが新聞記事やパンフレットなんですね。例えば、赤軍の出したパンフレット、PFLP（パレスチナ解放人民戦線）の雑誌、テルアビブ空港乱射事件や日航機ハイジャック事件の記事などです。結局、三〇以上が、赤軍が自分で発行したパンフレット、あとのほとんどは、赤軍の行動を報じた新聞記事なんです。

また信原さんと赤軍との関係を報じた新聞記事も、三つ証拠として提出されていますが、いずれも根拠のないものばかりです。例えば、PFLPの幹部が信原さんと赤軍との関係について発言したというダマスカス発の記事があるんですが、当時ダマスカスには記者がいなかったことがはっきりしており、PFLPの幹部に実際に会って確認したところ、やはりそういう事実はないということでした。

――証拠らしい証拠というのはないんですか。

ある程度の証拠として、被告・外務省側が利用しそうなものは、前に逮捕された赤軍関係者の供述の中にある、「この人（信原さん）らしい人が赤軍のあの中にいた」というものくらいです。私は、この供述者に会いましたが、かなりアイマイで、写真を見せられて、「これだろう」といわれたから「そうだ」と言った程度なんです。その供述者自身は信原さんを知らないんです。いずれにせよ、状況証拠的なものばかりで、直接証拠らしきものは、八七点の証拠のうち、この供述者のものだけなのです。

ですから、私たちの方としても、赤軍との関係というところに、あまり引きずり込まれないようにしているんです。問題はやはり、信原さんの行動が、直接に日本の国の利益を害する恐れがあるのかに絞られます。彼女が一〇年以上にわたって医療活動をおこなっているということは、あらゆる証拠から証明されていることです。向こうの新聞でも、その活動は非常に高く評価されていますから。

理由自体が違憲

――この旅券法一三条一項五号の運用面での問題は、どうでしょうか。

それはやはり、パスポート発給の判断が外務大臣に委ねられており、その意味では完全に行政サイドの自由裁量になっている点ですね。

――他に裁判になっている例はあるんですか。

前は、ソ連に行くとか行かないとかで、裁判になっている例がわりとたくさんありましたが、最近では、信原さんと同様にレバノンで医療活動をおこなっていた中野さんという女性が、やはり、パスポートの発給拒否の取消を求める裁判で、昨年一月、最高裁は外務大臣の上告を棄却する判決を出しています。

ただ、この場合は、パスポート発給拒否の理由が単に、「旅券法一三条一項五号に該当する」と付記されていただけで、旅券法一四条で定める理由付記の要件を欠いていたために、中野さんが勝ったのです。この判決は、旅券法自体は憲法に違反しないとの見解をとっていますが、伊藤正己裁判官が注目すべき補足意見を述べています。引用しますと、「旅券法一三条一項五号の規定が文面上無効であるとはいえないが、そのことの故をもって、その既定の適用が常に合憲と判断されることにはならない。海外渡航の自由が精神的自由の側面を持つものである以上、それを抑止する旅券発給拒否処分には外務大臣が抽象的に同号の規定に該当すると認めるのみでは足りずそこに定める害悪発生の蓋然性が客観的に存する必要があり、このような蓋然性の存在しない場合に旅券発給拒否処分を行うときは、その適用において違憲となると判断され、その処分は違憲の処分として正当性を有しないことになる」というもので、中野さん側の主張にほぼ沿っています。

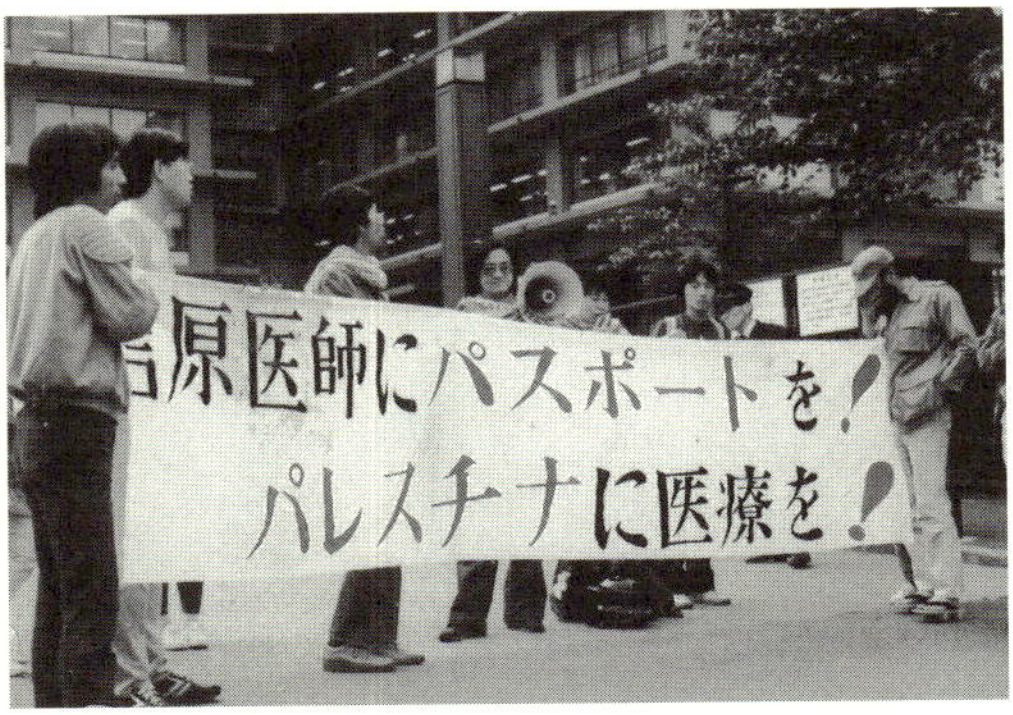

「信原孝子さんを支える会」による外務省に対するパスポート発給要請行動

——世間の関心度は、まだまだ高いとは言えないようですが、信原さんの医療ボランティア活動は、もっと国内で評価されるべきだと思いますし、この裁判への関心も高くなってよいと思うのですが、その点で一言。

まあ、こういう問題は、ジャーナリストの一部にはよく知られていますが、あまり一般性のない問題なんですね。この事件では、「信原孝子さんを支える会」の人たちが『サアード（幸福）』という会報を出したり、一生懸命に支援活動をやっていますし、文化人なども支援に加わったりしています。もっと一般の人々にも大いに知ってもらいたいと思いますね。

医療活動をずっとやってきた信原さんが、具体的な犯罪行為の謀議に加わったとかのきちんとした証拠があるならともかく、単に関係がありそうだとかの理由で、パスポートを発給しないのは、極めて大きな問題で、明らかに運用上の違憲なんです。

——お忙しいところ、ありがとうございました。

（『週刊法律新聞』第七九九号、一九八六年七月四日）

陳述書

信原孝子

一 「赤軍」との関係について

すでに法廷で述べたように、私は「赤軍」と政治的にも実践的にも、密接な継続した連携関係を持った事実はありません。

個人的な交流や医療行為は、現地での自然な、人間としての行為であり、また、PFLPとの関係も、主として医療分野での協力関係であり、「赤軍」と直接関わることではありません。また、狭いベイルート市内で、どこかで「赤軍」の人に出会っていたとしても、私自身は記憶がありません。

パレスチナ人の置かれていた厳しい状況との関りで、必要なボランティア活動をやってきたことに対して、「近い場所にいた」とか「連絡が取れた筈」とかの根拠にする等、もっての他です。また、情報源の不明な情報を基に、被勾留者に誘導尋問して採った「確認」を、あたかも、確かな情報として、連絡役として、でっちあげる等、人権無視を当然としています。

赤三日月社の証明書を無視し、「レバノン南部のPFLP病院へ行った」等と、一面的な御都合によって、事実を歪曲していくのは、全く卑劣としか言いようがありません。

その他、被告が出した資料には、根拠のないもの、間違った見方が多く見られます。出所がはっきりしなかったり、でっちあげ記事や、現地の状況を正確に把握しないで、不確かな情報が多いのは、現地大使館が、PLOや現地アラブ人、連帯のために行く日本人と、密接な信頼関係を作ろうとしていないことを反映していると思われます。

すでにそれらの事実については、法廷で述べましたが、この処分を検討している期間、六カ月近くの間でも、現地シリアの領事は、私が診療所や病院見学に来てくれ、と言っても、来てくれませんでした。質問されることと言えば、「重信さんは男にもてる人か」等の、私には関係のない、また、矮小なことだけです。

これら、現地大使館の対応が、外務省の指導から出ているものと考えられるのは、私がレバノンで旅券申請をしたときに、現地大使が、最初は「医師免許証で旅券が出せる」と判断したのに対して、外務省から「帰国を勧めよ」との指導がなされた途端に、一枚の証明書も紹介状も、書いてくれなかった対応に表れています。一旦、リストアップされれば、人権無視をしても良いという対応に、今回の処分の内実がよく表れています。

このことは、最近、ことに「赤軍対策」に名を借りた、市民運動への弾圧が増えており、単に、国際的破壊活動の防止ということだけでなく、不確実な情報を以て処分したり、家宅捜索する等の、民主主義と人権を踏みにじる法務省のあり方を反映しています。

外務省として「高度に専門的な外交関係にかかわる判断」が、どのようなパレスチナ・アラブ、イスラエル問題の把握、現地の正確な情報によってなされたのか、不明です。

また、この処分は、一九七一年当時からの、誤った情報を基に、現在も関係が続いているという、新たな明確な証拠もなしに、今も有効とされており、中東・パレスチナだけでなく、どこの国への旅行すらできないという、思想的・精神的自由を奪う人権無視です。この間の、パレスチナ問題にかかわる情勢も大きく変化し、多くの人々が、パレスチナ現地までも訪問し、多くの市民が里親として、パレスチナの孤児への支援が強化されています。「赤軍」のことを恐れるあまり、市民への弾圧を良しとする時代は過ぎたと考えます。

二　パレスチナへの日本のかかわり

(一) パレスチナの人々の現状

すでに、いくつかの資料を提出していますが、一九八二年、イスラエルのレバノン侵略時の現地レポートを、さらに参照して下さい。このように、パレスチナの人々の大多数は、難民としてキャンプに住み、政治的自由も、職業の自由も保障されず、祖国へ帰ることと、人間的な自由、貧困からの脱出は、一つのものとして要求されています。私のいた、一九七一年から一九八七年までの間だけでも、数万人(三万人くらいか)の死者を出し、その大多数は非武装の市民であり、彼らの武装闘争は失われた人権を守り、取り戻すためであることは、その実情を見ればすぐに分かることです。

しかも、日常生活を共にする中で感じたことは、イスラエルの武力が圧倒的に強いこと、パレスチナの人々は、大部分が元農民で、イスラム教徒の道徳心が強く、外国人には非常に親切で、素朴な人間関係を大切にする人々であるということです。爆撃や砲撃が夜でも、昼でも、突然襲ってくる中で、老人や子供、負傷者を救けるために、犠牲を厭わない人々は、外国人である私に対しても、真っ先に守ってくれる人々でした。医者として尊敬したり、大切にしてくれるだけでなく、彼らと同じ人間として、家族の一員として、扱ってくれました。自分のことより、皆のことを考えるという日常的な態度から、私自身は、多くを学ぶことができました。

それは色々な組織の違い、政治主張の違いを超えた、民族としての自覚と団結を作りつつある人々の人間性であり、戦争や貧困という、物質的な困難を乗り越えていく素晴らしさを持っていました。だから、単に「非妥協」や、「好戦的」というのとは違います。そのような、基本的に祖国から追い出されたり、日常的に抑圧されているという共通の問題に直面しているパレスチナ人は、「テロリスト」と言われるような抵抗をやらざるを得なかった時期もありましたが、資料にもあるように、PFLPも、その歴史の中でPLOとしての統一を求めて発展してきています。大多数のパレスチナの組織は、PLOに謳われているように、非宗教的、民主的国家の建設を求めており、イスラエル市民との敵対や、反ユダヤ主義を良しとしているものではありません。「過激派」という一言を以て、「テロリスト」というような印象を与えようとするのは、実体をよく見ず、偏見で見ているからです。また、日本の「過激派」と言われている党派間の争いを以て、パレスチナの各組織を見るのは過ちです。

アラブ諸国間の矛盾が反映することがあったり、イスラエルの人種主義的な酷いやり方に対して、弱小勢力として、決死の作戦をすることはありましたが、現在の被占領地の人民蜂起に象徴されるように、PLOの下に、民族自決権という基本的人権のために、抵抗せざるを得ないのが、パレスチナ人の現実です。

(二) 現地で日本は見えるか

パレスチナ・アラブ人は、日本人に対して、同じ黒い目と髪を持ち、東洋とアラブは、近い一つの文化圏だと考えています。ヨーロッパ諸国から植民地支配を受けていた歴史のせいか、欧米人に対しては、警戒心を持っていますが、日本人に対しては、同じように、米国から抑圧されていると見ています。だから、「日本赤軍」が対イスラエルで死を辞さず闘ったということを、大国に対して恐れない勇敢さと、褒め称えていました。その後、日本政府がイスラエルに賠償金を支払ったというのを聞いて、彼らは「日本政府は米国と同じ」と、批判していました。キャンプを訪問する日本人に対して「日本赤軍か」と聞いてきたり、アラブ諸国で働いている商社員や旅行者も「岡本はすごい」と話しかけられたりすると、よく聞きました。

日本政府・現地大使館は、これらのアラブ、パレスチナ人の、日本人への期待や親近感に反するかのように、戦争が激しくなると、大使館を引き揚げたり、日本人撤退を指示したりしていました。欧州諸国のジャーナリストやボランティアが、多くの自己犠牲を厭わず、戦争の真ただ中で、取材や医療活動をし、政府も救援に全面的な力を入れていたのとは対照的です。欧米と違うはず、という思いを持っているパレスチナの人々は、「日本政府はPLOを認めているのか?」と問いかけてくるし、「留学したい」とか、「働きに行きたい」等と、多くの人々が、私にも尋ねてきました。そのようなとき、言葉の問題や、生活費の問題、アジア人留学生の実情等を考えると、誰でも行ける状況ではないことを、厳しく思いました。日本へ行っても「PLOを支持すると、大きな声では言いにくかった」と言って、帰ってくる人もいました。ソ連、中国、東欧諸国等は、留学生を大量に、無償で、受け入れていることを考えると、また、薬や機械の援助、医療ボランティアへの援助、救急車などの寄付も、欧米諸国、ソ連、中国、東欧諸国に比べ、日本からはほんの僅かであり、政府関係の援助は全く目に見えませんでした。大国になった日本、技術・工業で、素晴らしい日本と言われる度に、肩身の狭い思いになりました。国際化が叫ばれている今日、ボランティアに対する援助・支援だけでも、早急に考え直してもらいたいものです。

(三) 国益を害するおそれについて

この二〇年の間に、パレスチナ人の民族自決権は、国際的に認められ、今や、パレスチナ独立国家宣言も、世界の七〇カ国以上が認める時代になりました。被告の言う「最過激派」という、PFLPも独立国家宣言を支持している状況にあり、私が、たとえPFLPの医療活動を支援しようが、PLO総体を支持する立場でボランティア活動を行い、パレスチナの人々の友情を受けてきたことは、日本国民として恥る行為とは考えられない。むしろ、国際的な視野と友好が、ますます問われている時代に、日本人として誇るべきことだと考えます。

この点を全く考慮しない、赤軍関連者扱いによる処分は、逆に、国益を害するものであります。パレスチナ・アラブの人々は、このような外務省の在り方に対して、不信を持っています。私自身は、日本人として、再度パレスチナ、アラブ諸国の友人たちと交流を深めたいと思うからこそ、アラブの友人が国籍を与えると言ってくれても、敢えて、日本国籍にこだわり、旅券を要求してきました。

一八年も以前の、誤った情報や根拠のない情報によって、パレスチナ人と日本人の友好にひびを入れるのではなく、現在の状況と実情をよく見極め、パレスチナ人へのボランティア活動を、より多くの人々が担えるような手助けを、少しでもやりたいと考えている。私の旅券発給を求め、処分撤回を要請するものです。

一九八九年四月五日　　信原孝子

東京地方裁判所民事第二部　御中

（『サアード』三四号、一九八九年四月二九日）

地裁判決要旨まとめ

信原孝子さんを支える会

今回の勝訴の判決理由を読み進めるにつけ、私たちはこの勝利が、まさに「克ち取った」勝利である、との確信を深めた。もちろん、この旅券法の違憲性は認められず、理由付記の不備もあやふやにされたりで、中野マリ子さんの大阪での勝訴よりも後退したと言わざるを得ない点もある。しかし、外務省側が出してきた、膨大な「公安」情報のほとんどを無に帰した成果は大きい。そして、それを可能にしたのは、信原さんの人民医療に徹した真摯な活動への態度であり、また、この裁判を「パレスチナ人民への実践的な連帯活動に対する政治弾圧」と位置づけ、あくまで、アラブ現地の、その民衆の生き・闘う様に即した認識に立って公判を闘った弁護団・そして我々「支える会」の勝利である、とここで報告したい。以下に裁判所が採用した主な争点を明らかにする。

一、一三条一項五号の違憲性

「外務大臣の恣意的な裁量判断を可能とするとまではいうことができない」から合憲とした。（つまり恣意的な裁量は許されない、ということにつながる。後述したい。）

二、理由付記について

「日本赤軍との密接なる関係」と書くだけでは、「いかにも。概括的、抽象的に過ぎるもの」で、「要件を充足しているものとみることは困難」。しかし、こうした理由のみであっても、読みようによっては、（赤軍の）「破壊」活動を援助・助長するような関係であると読めるので、「十全とはいい難いものの」、「不備があるとはいえないものの」、「不備があるとはいえないもので」あり違法ではないとされ、不満ではある。

三、該当性について

（一）「ドクター」と呼ばれる女性について

赤軍関係者とされる被逮捕者の調書にある「ドクター」と呼ばれる女性は、現地で見たとされる時より四〜六年前に撮影された信原さんの写真を基にした話であり、「取調べ警察官の誘導によるものではないと断定することはできず、疑いは残る」とされ、また、この（被逮捕者たちによる）供述自体、つじつまが合わず、信用できない、とされた。また、他にも「ドクター」との呼び名が信原さんを指しているとする外務省側の言い分に対しても、「ソアド」、「サード」など、共に信原さんのアラブ語の呼称である、と認めた私たちの主張（外務省自らもこだわったところ）に比べて見れば、一般名詞である「ドクター」を固有名詞に用いたとする根拠はない（当然のことだ）とされ、「被告（外務省）の主張は、その前提を欠くもので失当である」とされた。

（二）「PFLP日本人医療隊」その他の声明について

そもそも発表された声明以外には「組織の存在を窺わせるに足りる資料も見あたらない」。そしてその声明文の「作成者が原告（信原さん）であると推論することは、極めて不合理であり」、原告と声明を発表したIRF・ICとの間の密接な関係を認めることは到底できない、とされた。そのうえで、信原さんがPFLPの医療活動に関与、協力した事実は認められながら（これは私たちの側からその証明書を証拠とし出しているためで、当然のことである）、これを越えてPFLPを介し赤軍と関わり合ったことを認めるに足りる証拠はない、とされた。

（三）新聞報道について

その一、昭和四七年六月――PFLPスポークスマンが、「延《マ》原《マ》さんはレバノン南部で、重信さんは、ベイルートの病院でよく働いてくれている」と発言したとの報道について。しかし、リッダ闘争の直後に、重信さんがベイルートの病院で「医療機械の使用法の講習をしていたなどといったことは通常考え難い」とされ、その信用性は疑われた。

その二、昭和五七年一二月、サンケイ、朝日――日本赤軍の「女医」も含めた四人が、ダマスカスで「資金援助も豊富なため不自由のない生活」をしていると報道されたもの。しかし信原さんが「ヤルムーク・キャンプ内の一間の粗末なアパートに居住し、赤三日月社からの、僅かな報酬で暮らしていた」ことは、多くの訪問者と共に、日本大使館員も知り得たことで、ここにある「女医」が信原さんであるはずがなく、記事も信用できない、とされた。

（四）連帯運動の立場から特筆すべき点

被告側の証人中島いわく、レバノン軍当局者の情報によって、ベイルートのブルジバラジネ・キャンプに三人の赤軍女性兵士がいて、その一人が「スアド」と名乗っていたという。しかし、七五年―七六年のレバノン内戦以降、レバノン国防軍とファランジスト民兵とは「その構成上裁然と区別し得るものではなく」、彼らは、PLOやパレスチナ難民に厳しく敵対していたことからも、八二年PLO撤退後の、そのような情報には、「客観性、及び中立性が乏しいであろうことは容易に推認し得るところであり、ひいてはその信用性にも疑いがもたれる」とされた。全くもって当然である。タルザータルの、そしてサブラ・シャティーラの虐殺を凶行したレバノンのファシスト共の情報に基づく「外務省の主張も失当であるというべきである」のだ。この判決は、八二年レバノン戦争の死者たちの、ひとつの勝利である、と断言しよう！

（五）出入国時期について

被告側の証人高橋は、信原さんの出国（七一年四月）、一時帰国（七二年三月）、再度出国（七二年五月）が、奥平剛士さん、重信さんの出国、また岡本公三さん、丸岡修さんの出国などの時期と近いことを指摘。また、八七年の信原さんの帰国と、翌日の丸岡さんの帰国（被逮捕）が近いことから、信原さんが、日本から「コマンドの一本釣り」をしていた、と主張。これについて判決では、「何の根拠もない推測に等しく、牽強付会の説というを免れない」とした。

（六）シリアでの信原さんの居住地について

この一審の公判において被告外務省側は、一体これが日本の外務省という官庁なのかと思うような、ムチャクチャな主張を行ってきた。その中身については、これまでの『サアード』でも触れてきたが、これについてまとめて言えば、判決は以下のように述べている。「シリア領内にあるPFLPその他PLO各派が、事実上シリアの支配力の下にあることは考え得ても、シリアの首都ダマスカスがPFLP及び日本赤軍の勢力下にあるなどとは到底考えられない……外務省の失当であることは明かである」！

（七）人民新聞について

日本赤軍のアピールも掲載したが、労働運動や市民運動の記事も掲載し、また、赤軍への批判も載せている新聞である。日本赤軍と特別な関係があるとは言えず、信原さんがそこへ投稿したからといって、「赤軍との密接な関係を認定するのは困難」とした。

（八）最後に外務大臣の裁量権について

結局、外務省が旅券法一三条一項五号に該当するとしたことの「前提となる重要な事実を誤認したもの」で、「事実上の基礎を欠く違法なものというほかはない」とされた。また、この旅券法の規定は、憲法で保証された、海外渡航の自由を制約するものであるため、外務大臣の裁量権は「それほど広いものではなく」、「裁判所の審査が及ぶべきことはいうまでもない」と結論づけられている。

（『サアード』号外、一九八九年一二月二三日）

五・二九判決報告集会から

高裁判決を批判する

信原孝子

裁判の争点

今回の裁判の内容は三つあります。一つは旅券法一三条一項五号が憲法違反であること、さらに処分に関する理由付記の内容が具体的でないという違法性の問題、そして法律を適用した際の事実の認定について、という三段構えです。

中野マリ子さんの裁判では勝ったといわれる内容においても、事実誤認について争ってきているわけです。そしてもう一つ彼女の場合は、処分内容に付記された「処分理由」が不明確であるとして、最高裁でそこだけ勝利したという経緯があり、事実誤認かどうかに関しては最高裁でもそのまま高裁の判決を認めていた。そして、やっと二回目の裁判で事実誤認に関して勝利していったわけです。

処分内容について一見勝利したように見えますが、処分理由については中野さんも、私に対する「あなたの従来からの赤軍との関係に鑑み」という同じ文言しか書いてなかった。それ以上に詳しく、直接かつ具体的な、明白な赤軍との関連などというものは処分の通知書の中には一切記載がない。ですから、「向こうの基準で判断した結論だけを処分理由にすればそれでよし。外務省・法務省が協議をして、専門的知識については専任権であり、行政処分をできるのだ」という権限の問題については勝っていないわけです。

ですから中野さんの裁判は、勝ったといえども、それ以後も処分理由があいまいな事実関係によるものでしかなくても、つまりいろんな小さなことを寄せ集めて、それだけで赤軍との「関連」という一言を言えば、もうそれでよしとしてしまう。それで本人が裁判に訴えたいなら訴えればいい、という。非常に詭弁というか、そういう問題が、今も残っているわけです。

そういう意味では私の裁判も、外務省・法務省の権限が強い今の日本で勝つとすれば、事実認定の誤認について争うしかないというのが、庄司さんの考えでした。私は、「いや、絶対これは憲法違反も含めてすべての争点で闘うんだ」というふうに、一応言っていたんですが、やはり目標は、まずともかくパスポートを取ることだ、と。それで今回の控訴審でもそれらの問題を提起してはいるわけですが、やはり法廷での争いというのは、論理としてはこちらが勝っても、向こうとしては聞き置くだけという実態が続いているわけです。事実問題というところでは、非常に具体的な問題として検討してきたし、私自身も現地の状況を、証言者の方にも立っていただいて、せいいっぱい陳述してきたつもりです。

勝った内容、負けた内容、政府の言い分

一九八二年にレバノンからシリアに撤退していった過程で、私は日本大使館から「日本人かどうかわからない」と言われ、書類も一切もらえず、本当にテロリスト扱いをされました。PLOの船に乗ってシリアに行かざるを得ないような状況があったのに、「銃を持つのがテロリストだ」という言い方をしていた。しかしこれに関しては、向こうも引っ込めざるをえなかったわけです。

あるいは、私がシリアで医療活動をしていたということを中心に、PLOが発行した私が医者であるとの証明書やPFLPが発行した礼状とか、そういうものは今回の高裁判決も認めています。この点については、内実として一定の発展、勝利の内容はあったと思います。しかし、肝心の「赤軍との関連」では、やはり「疑わしきは罰する」というかたちで、公安警察が取った調書や公安の証言などは、ほとんどその言葉通りに判決文に引用しています。こちらが主張した内容というのを、警察の言い分に沿う所だけを抜き取って採用しているわけです。

例えば七四年に、私が泪橋という所に行けたかどうかという点があります。泪橋といわれる場所で赤軍だと言われてる人々がニュースを聞いていたが、そこに三〇歳くらいの女医が出入りしていて、一緒にニュースを聞いていた、あるいは見守っていたという表現があります。警察は、「そういう重大な事件が近い時に、何回かアジトと言われる所に出入りしているという、それだけで赤軍を援助している可能性がある」と言う。

ちょうど当時、レバノン南部ではキャンプが何度も空爆。砲撃を受けて破壊されるということがありました。私は、だから非常に忙しくて、ベイルートまで危険を冒して行けるような状況ではなかったということを、詳しく証言しました。どういう医療活動をやっていたか、また衛生教育や救急医療を女性たちに呼びかけたりとか、そういう本当に日曜日もないような多忙な状況というものを、高裁で陳述しました。それに関して今回の判決は「多忙であり、道も危険だったと言っているけれども、一切行けませんでしたとは言っていない」というのです。七四年の八月から九月というこ
となのですが、「その時に私はベイルートに行った

記憶はありません」と証言したのですが、誰かが私と一緒に他で御飯を食べていたとか、診療活動をしていたという、そうした証言者はないわけです。その意味で私は、「忙しくてベイルートに行けるどころではなかった」と証言したのですが、「それはそう言っているだけであって行ったかもしれない。百分のいくつかの可能性があれば、そっちの方をとる」と言っているに等しい判決なのです。常識的には考えられないような「推論」をやっているわけです。公安警察が少しでも「疑わしい」という発言をしたら、それをつなぎあわせていって、明らかに赤軍の援助をしていた、という言い方にしてしまう。

「泪橋にいた」ということについても、「具体的に武装闘争を支持したとかそういう表現はない」とはっきり言っています。それにもかかわらず、それ以前に「ドクターなる者が誰か日本人と赤軍の間に手紙を持ってきた」として、これは私であるに違いない、と。ドクターと言っているのは私以外にはいなかっただろうという推論をする。私は、「女性のドクターは私以外にはいませんでした」という法廷陳述はしていないわけです。「他にいたかもしれないし、噂では聞いたことがある。しかし具体的には知らない」と言ったのです。「知らない」というのと、「いない」というのでは、日本語でも全然ちがいます。明らかに拡大解釈してしまっている。

判決の無茶苦茶な論理的破綻

私は、「女医はひとりでした」という証言は全然していないわけです。それが判決では「本人が認めている」というような記述になっている。裁判官はどこまでも推定に推定を重ねて、「……であるから事実である」というふうに論理をすり替えてしまう。よく庄司先生が「これは民事裁判だから裁判官の心証だよ」と話しておられたんですが、この判決ではまるで刑事裁判のようなやり方をしているわけです。立証できないことでも言いくるめるのだから、刑事裁判より悪いのかもしれない。

印象ですべてをつなげていって、最後は「誰かの手紙を取り次いだ」、そして「赤軍関連者の換字表の中の高位に、二番目とか九番目とかに、スアードと書いてあるから私だ」という。しかしそれで幇助罪というにはあまりにも事実がない。武装闘争を具体的に援助したなどという根拠には一切ならない。それで仕方がないから、PFLP日本人医療隊とかいうような三つぐらい組織の名前があるんですが、そういう名前での医療報告とか政治的な文書があって、それらすべてに私がかんでいた、というふうな言い方をしているわけです。もちろん私は一切否認していますし、証拠も何もないんです。しかし先に述べたように、その当時は「他に医者はいなかった」から本人が書いたに違いない、という。そして最終的には「赤軍を支持するような政治内容がそこにある、例えばテルアビブの闘争を支持する内容がこの文書にはある。だから赤軍の支持者である」。結論として、有形無形の支援をしている、と。中野さんの裁判でもそうでした。

赤軍関連者とは何か

関連者とは何かという議論がこの間されています。関連者だと言われても本当に困るわけです。それこそ、ちょっと一緒にお茶を飲んだだけで関連者なのか、ジャーナリストで取材をして握手をしたら支持者なのかとか、そういう議論になってしまいます。

本当に危険な問題があると思います。それは、中野さんの裁判でも私が非常に心配したのは、有形無形の「支援」と書いてあるわけです。無形の支援とは何なのか。形がない。じゃあ言葉か、思想か、というふうにしか解釈できないわけです。そうすると思想的に支援するということと、具体的に何かの支援・援助をすることとを含めて支援するのが関連者である、とされているわけですから主観的に賛成とか支援とか言うのも、ものすごく大きなウエイトを占めているということ、もうひとつは有形と言った場合に、べつに武器でなくてもいいわけですね。自分の体でもいいわけですし、お金でもいい、本当にどんなかたちでもいいという意味ですね。だから赤軍を利するようなことをやったり言ったりしたら、もう関連者であるという基準で、私は関連者であると言われているみたいです。

赤軍テロリスト殺人？

しかも旅券法一三条には、「著しく直接に国益または公安を害する恐れがあると認めるに足りる相当の理由がある者」と書かれているわけです。「赤軍」と一言いえば、もう向こうにとっては「明白だ」というのでは、本当に勝手な、主観的な赤軍規定でもあるんじゃないかと思いますが、そういうふうに、もちろん赤軍とは何かなんていうのも、裁判所では「今までにこれだけ法律を犯しています、これだけテロ行為をやっています」と。今の法律の中では殺人を犯したら全部悪いわけですね。どういうミスであれ、どういう意図であれ、だれを殺したにせよ悪い、という。

そういう意味では戦争では殺人はもちろん堂々とできるけれども、民間の人がこんちくしょうといって悪い奴をやっつけたら、それは犯罪人であるという基準だと思うんです。その上に立った赤軍規定であり、著しく明白なテロリストであるという、その上に立って有形無形の援助をしているという。ですから「疑わしい」ということを積み重ねていくと真っ黒になってしまう、あるいはテロリストのグループになってしまうという、本当に怖いことだと私は思います。

「テロリスト」をどう返上していくか

私はこの間、PKO反対の集会でみんなに笑われたんですが、向こうの言うテロリストというのは、なんとなくおどろおどろしい表現として、要するに悪い奴というくらいのことしか言っていないわけです。誰かをだましてでも殺すくらいの意味で使っているわけですけれども、本当にいろいろな世の中の犯罪とか戦争とか、そういうものをいっしょくたにして、すべてともかく悪いのがテロリストだと言っている。私はパレスチナに一六年間いてやっとわかったことなんですが、テロリストと呼ばれている人たちが、本当に自分たちの祖国に帰りたいという素朴な想いで武器を取っている。そのことに対して、テロリストと言っているんだな、と思いました。それで、私はテロリストという汚名を返上したいんですけれども、そういうレッテル貼りをするやつらの方がよっぽど世の中を知ってはいないんだ、呼ぶやつは呼ばせておけ、と。

もちろんそれも良くないな、と思っています。呼ばれること自体が、本当は不当なことなのですが、現実的に、私が国家からテロリストのグループだと言われていて、それでもなぜ「そんなのは言わせておけ」と集会で言ったかというと、少なくともそういう集会に参加してくださっているみなさん、今のPKO法案に反対しているみなさんは、絶対にそこはわかっていただけるんじゃないか、と思ったからです。今こうして集まってくださっている方はわかってくださると思います。

もちろん、今日の判決は不当だし怒りもあるんですが、でもその怒りをどうするか、本当にじっくりと、どうやって反撃していくか。やっぱり今すぐにでもレバノンに行きたいという思いをどう実現していくか、あるいは日本でも私ひとりではなくて、連帯運動をやっている人々がいろいろな所に行って荷物検査をされたり、いやがらせをされたり、ガサ入れをされたりしている。そういう弾圧をもっと少なくしていく、あるいはそれに対して闘っていくことによって、より大きなパレスチナの人々との交流の広い、強い道を築き上げていく。パレスチナだけではなくて、カンボジアもそうだし、世界のいろいろな所の解放闘争、あるいは貧困に対して闘っている人々と手を組んでやっていけるような私たちの立場・足場を、今日ここにお集りの方々と一歩でも築き上げていけたら、と念願しています。

（『サアード』四六号、一九九二年六月三〇日）

【付記・判決後の外務省交渉　六月九日記】

外務省・旅券課長との面会は、門前で待たされたが何とか全員で入って実現した。敗北したとはいえ、一六年以上前（一九七四年）のことであり、それ以後は「赤軍との関連」は何ら立証されていないと、この判決でも認めているのであるから、直ちに旅券発給すべきだ、すぐに申請をしたい、と申し入れた。ところが課長は、一九八二年の申請がまだ生きているから、二重申請を受け取ることができるかどうかわからない、という。挙げ句には「手続問題としてのみ検討する」という。すべての申請や発給の情報を旅券課は持っているのだから、旅券を二重発給するなどということはあり得ないにもかかわらず、である。

裁判を続ける限り申請も発給もできないというのは、旅券法一三条の実効が裁判権をも否定するほどに効力の強いものであることになり、ここでもまた基本的人権を損なうものとなってしまう。また発給停止が、裁判開始（発給拒否）からすでに一〇年にもなり、「行政処分」という不当な権利剝奪の実態を示して余りある「裁判」という、行政とは独立した権力であっても公安が牛耳っている実態を、ここでも見せつけられた。外務省とは何か!?

旅券拒否最高裁判決をうけて

元パレスチナ医療ボランティア　信原孝子

去る二月七日、一九九二年五月の東京高裁判決後、七月に最高裁へ上告して以来、一年六カ月振りに「上告棄却」の判決が報じられた。本人は全く知らないうちに、テレビやラジオ、新聞で、「日本赤軍の構成員とは言えないが、日本赤軍の活動を援助するような関係にあったと認めるべきだ、との事実認定にもとづいて」と報じられ、またも魔女狩りを受けているような心境になった。高裁判決は、一九八九年九月の東京地裁判決での原告勝訴「事実関係の誤認」を逆転させ、左記のような「規定」によって拒否理由の「従来からの赤軍との密接な関係」という不明瞭な「関係」論に対して、具体的な援助の「事実」も抜きに、「援助するような関係」をでっちあげた。

上告内容は、一審から継続して三点あった。

一点目は、旅券法一三条一項五号の違憲性およびその適用の違憲性、二点目は拒否理由の不備という違法性、三点目は、私の赤軍との「密接な関係」性――事実関係――についての否認――パレスチナ赤三日月社の医療ボランティア活動の事実と、いわゆる（公安側が言うところの）赤軍関連者ないし構成員らしき人々の、被逮捕時の「証言」その他の「赤軍との連携」が、刑事の誘導訊問であることを中心とした反論――であった。

最高裁の判決文は、三点目の事実関係について、補足文書として提出した中味については、単なる「証拠の取捨判断・事実の認定を非難するものにすぎず」と、高裁の認定判断を正当とした。

他の二点について、違憲性については、高裁でもいわれていた最高裁判例をひきあいに出し、さらに第三点目の事実認定が正しいとして、適用の違憲性も却下、二点目についても、「原審の適法に認定した事実関係の下においては」と、三点目の事実関係を正当として、それだけで、高裁の判断が正しい、としている。

法律の専門家にいわせれば、この判決は理路整然としているのかもしれないが、法の適用や、憲法違反かどうかを検討する最高裁は、「事実関係」と「過去の判例」さえつじつまが合えば、世界の動向や民主主義の現実をかえりみるという、自立した――三権分立（の建前）を踏まえた――判断をしようという姿勢がないことが明らかになった。また補足文書には、高裁判決の人権無視（誤認や、あやまった証言内容の記述）など、判事の基本的姿勢や、精密さに欠ける問題をも指摘している。しかし判決では、未決の赤軍関連といわれる事件について、「事実」としており、また、裁判中の証言（「中野証言」をめぐる事実のまちがい引用――私がテルアビブ事件に賛成し、中野さんが反対したという、全くどこにも見られない内容――の指摘）などについては全く触れていない。まちがいを正そうという民主主義の基本に欠ける最高裁判事たちの名前をよく覚えておいてほしい。裁判長・木崎良平、裁判官・中島敏次郎、同・大西勝也（最高裁第二小法廷）である。

彼らを告発するのは、何年かに一回のリコール権しかないというのは、全く不合理であり、あとは国会で違憲の旅券法一三条の改正を求めるよりないのかと思うが、こと「赤軍関連者」とレッテルを貼られるとなかなかはがれないと、故庄司弁護士が言われていたことを思い、やっぱり魔女狩りだし思想弾圧だ、との思いを深めている。PLOやパレスチナ連帯の思いはどうしても消えないから、こちらは何としてでも魔女狩りを許すわけにはいかない。

長い裁判の間中、帰国後の医師として、社会人としてのリハビリに追われ、裁判へのかかわり、パレスチナ連帯運動へのかかわりも全く不十分、かつ支援の方々との連携も、当初考えていたことは何もせず、支援の方々まかせにしてきたことが多かったのは、とても残念である。しかし一審が勝てたのは、署名運動や外務省交渉など、多くの皆様の直接的なかかわりと情熱に支えられたことを思い、心からの感謝の気持ちでいっぱいです。

たとえ高裁―最高裁で負けても、私のパレスチナでのボランティア活動を理解して下さる多くの人々がいることは、今後のパレスチナや、アジアをはじめとする第三世界の人々との連帯の重要な活動として、医療ボランティアや直接交流の意味が確認されたことと思う。

日本の民主主義の弱さ（それは、国家権力の横暴、思想信条の自由の欠如）を、実感できたことは、負の面であれ、大いなる学習点であった。これらの点をふまえ、以後の私の生き方に生かしていきたい。

去年の夏、スイスでのNGOの会議出席のため、旅券申請したが、拒否され、異義申し立てをしたが、いまだにその返事が来ない。最高裁の結果を待っていたのかもしれないが、実に八カ月にもなる。

中野マリ子さんの場合、意見陳述（外務省との会見）を弁護士および支援の人々一〇名と一緒に行ったのに、私には、弁護士以外だれも同席させないと、会見も拒否されている。二〇年前の「疑い」が晴れないからと、現在も「危険分子」として行政審議法の適用すら一方的に拒否している。彼らは「行政の慣行である」というが、人権無視もいいところである。

現在の診療所活動の忙しさと、まだ赴任して一年半にしかならないという状況の中で、今後どうしていくか、皆様と一緒に考えてゆきたいと思います。よろしくお願いします。

パレスチナの連帯、レバノンへの鍼灸師派遣の支援などでも、共に闘っていきたいと念願しています。

本当に長い間……一〇年以上……有難うございました!!

（『サアード』四九号、一九九四年三月一七日）

信原孝子さんの旅券問題の現在

二〇一五年四月二三日　豊田直巳

今年（二〇一五年）二月、「シリアへの渡航を計画していた」新潟のカメラマンの杉本祐一さんが、自宅を訪れた外務省職員と新潟県警によって旅券の返納をさせられた。「逮捕もありうる」と「脅迫」されたのだ。罪名はない。いや罪名ではなく、旅券法第一九条一項四号に言う「旅券の名義人の生命、身体または財産の保護のために渡航を中止させる必要があると認められる場合」は「外務大臣または領事官は（中略）旅券を返納させる必要があると認めるときは、旅券の名義人に対して、期限を付けて、旅券の返納を命ずることができる」に該当するというのだ。

これは、「イスラム国」に囚われ、その後に殺害された湯川遥菜さん、そして私の知人でもある後藤健二さんたちの事件が大きく報じられた中で登場するインターネットに氾濫する「自己責任論」に乗っかるようなかたちでなされたもの。

これで思い起こすのは信原孝子さんに対してなされた外務省によるパスポート再発給拒否の行政処分である。

それまでレバノンにおいて、PLO（パレスチナ解放機構）と連携するPRCS（パレスチナ赤三日月社＝国際赤十字赤三日月連盟に参加）の下でボランティア医療活動に従事していた信原孝子さんは、一九八二年の「レバノン戦争」によって、撤退を余儀なくされたPLO、PRCSの庇護を受けられなくなる可能性が高まり、戦火で焼失していた自分の旅券を在ベイルートの日本大使館に再発給申請した。しかし、日本大使館は、「書類がないから、隣国で再申請してくれ」と旅券発給を拒み、邦人保護の義務を怠って信原さんに自力での他国への移動と、その地での再申請を指示した。信原さんは仕方なく、レバノンから撤退するPLOと共に隣国シリアに移動し、在ダマスカス日本大使館に改めて旅券再発給を申請した。しかし、このとき、現在の安倍晋三首相の父親である安倍晋太郎氏が外務大臣で、旅券発給を拒否したのだ。

いわく、信原孝子さんは「外務大臣において、著しくかつ直接に日本国の利益又は公安を害する行為を行うおそれがあると認めるに足りる相当の理由がある者」（現旅券法一三条一項七号（平成一七年改正）当時の一三条一項五号）に該当するとして「外務大臣又は領事官は（中略）一般旅券の発給又は渡航先の追加をしないことができる」としたものだ。

しかし、旅券法のこの規定は憲法二二条「一、何人も、公共の福祉に反しない限り、居住、移転及び職業選択の自由を有する。二、何人も、外国に移住し、又は国籍を離脱する自由を侵されない。」に抵触する恐れを指摘されてきていた。信原さんへの発給拒否事件が発生する以前から、例えば一九五〇年代には当時の日教組の委員長で総評（連合に統合される前の日本最大の労働組合のナショナルセンター）の委員長だった槙枝元文氏が中国に行こうと申請した旅券が同法一三条同号によって拒否されてもいる。憲法二二条の「移動、居住の自由」は現実には時の政府の政治判断で守られてこなかった。

こうした事情を踏まえて、信原孝子さんの拒否された旅券の発給を求める東京地裁における民事裁判では、旅券法の同条を違憲であるとするだけでなく、「たとえ旅券法の条文は違憲でなかったとしても、信原さんへの適用は違憲である」という適用違憲も争点として安倍晋太郎外務大臣と争ったのである。余談になるが、外務省と真正面から対峙するその論理構成には、「ラストヴォロフ事件」によって、自分を葬った外務省にたいする故庄司宏弁護士の個人的な思いも込められていたかもしれないが、残念ながら確認する機会を逸してしまった。

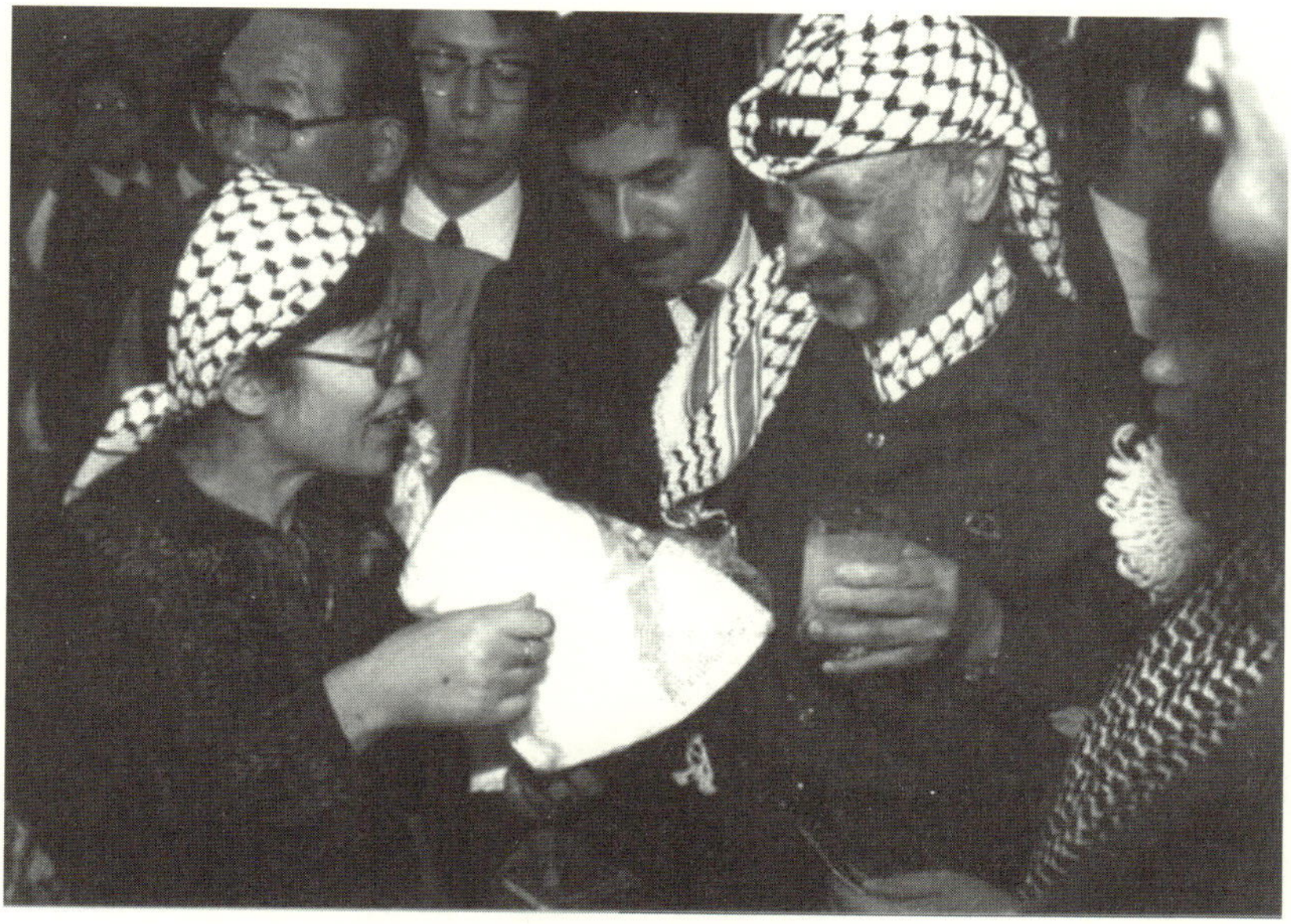

ヤセル・アラファトＰＬＯ議長とともに。1989 年の来日時。

いずれにしても、同条同号にいう「著しくかつ直接に日本国の利益又は公安を害する行為を行うおそれがあると認めるに足りる相当の理由」が、外務省の発給拒否理由には具体的には何もないのだから、旅券発給拒否処分は違憲であると。外務省は理由に、ただ一言「日本赤軍との密接な関係に鑑み」と記したのみだったのである。

そのために故庄司宏弁護士と信原さんは、東京地裁で故若松孝二映画監督を含む何人もの証人尋問を行うなど、「事実審理」を重ね、一審は信原さんが勝利したのである。

ただし、上述のとおり同法の適用が時の政府の国家意思の反映であり、また三権分立と言いながらも上級審に行くほど司法が行政行為を追認する傾向が強まる日本の政治状況から高裁、最高裁では残念ながら敗北し、よって同法の「その時点ので」の信原さんへの旅券法一三条一項五号（現七号）の適用は合憲、合法とされた。その後に時間が経って旅券は渡航先を限定されたが、信原さんに旅券は発行されたが、それは一九八三年の拒否と直接関わらないからで、外務省は自らの非を認めたわけではないし、旅券法の問題はそのまま残されたのである。

実は、冒頭の新潟のカメラマン杉本祐一さんにも、旅券返納から二カ月後の四月になって、渡航先を限定された旅券が再発給された。シリアとイラクへの渡航はできないというもの。外務省は「イスラム国」を意識してのことだろうが、この二カ月の間にもチュニジアの首都チュニスでも外国人を狙った大量殺人事件が発生している。そのチュニジアを渡航禁止国に外務省が含めなかったことを思うと、

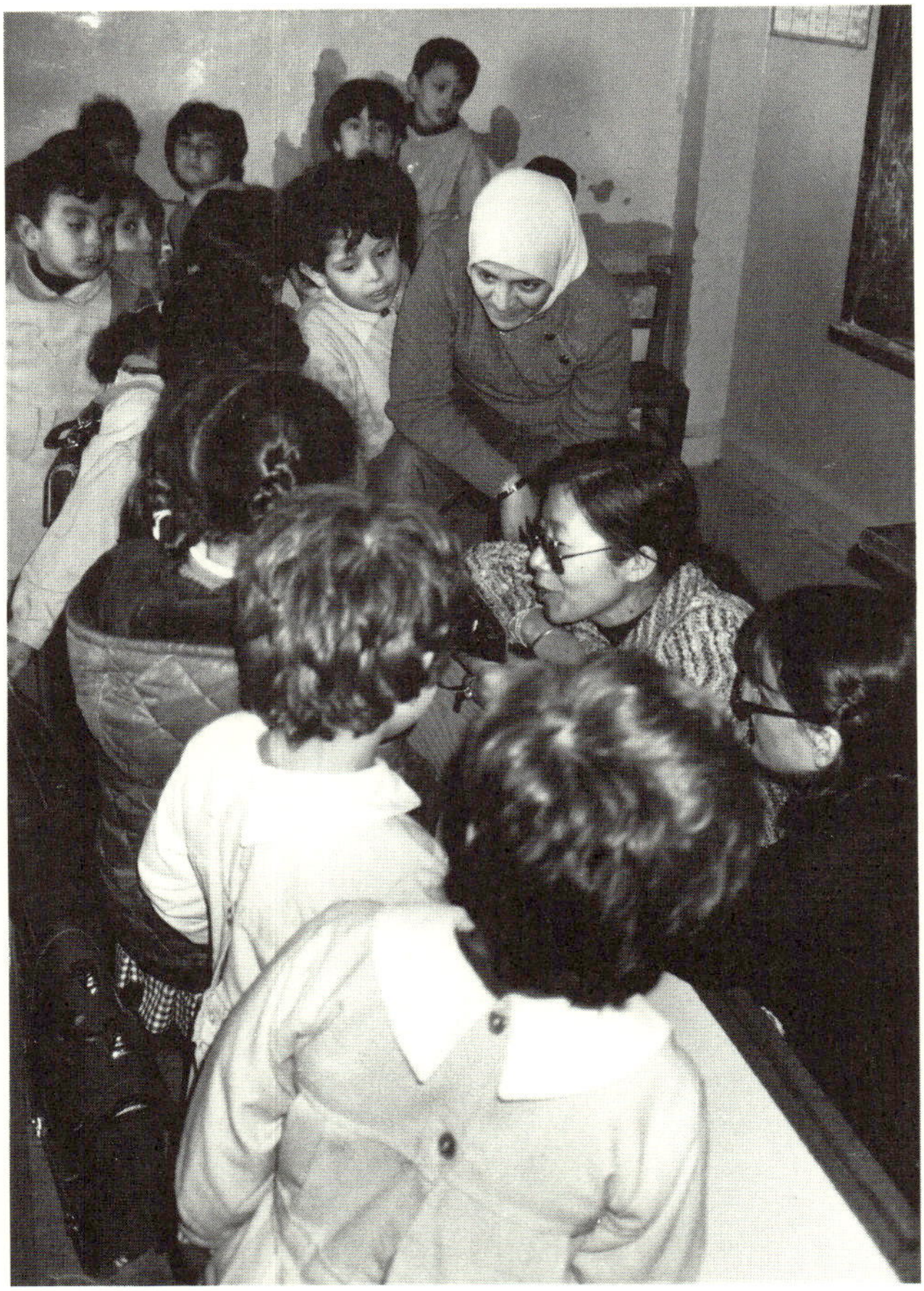

旅券法一九条の「旅券の名義人の生命、身体又は財産の保護のために渡航を中止させる必要があると認められる場合」の運用も時の政府の恣意的判断に左右されると言え、今もって、信原孝子さんへの旅券法一三条の適用も、同様に安倍晋太郎外務大臣による恣意的運用だったとのそしりを免れないだろう。信原さんに直接、このカメラマンへの制限パスポート問題への感想を聞けないのはかえすがえすも残念でならない。

追悼文集

第三部

信原孝子さんを偲ぶ会（大阪）基調講演より

二〇一四年九月二〇日（土）
於・泉大津市民会館

パレスチナ連帯と信原孝子さん

村山盛忠（旧・関西パレスチナ人民と連帯する会）

はじめに

参加者お一人おひとりが信原さんと出合い、思い出に残る印象や言葉を携えて、この場に参加していることと思います。わたしも同じ思いをもってこの場に立っていますが、今回わたしには「パレスチナ連帯と信原さん」というテーマで話すことが課せられています。このテーマで語る適任者は他に多くおられるのですが、今回は年齢の功ということで、その任を果たすことになりました。よろしくお願いいたします。

わたしが運動に関わっていました「関西パレスチナ人民と連帯する会」（関パレ）は、一九七八年六月に大阪芦原橋の「部落解放センター」で発足集会を開き活動を開始しています。この前年の一九七七年二月に、PLO東京事務所（後のパレスチナ駐日代表部）が開設され、初代所長ファトヒ・アブドルハミード氏が、「関パレ」発足集会で記念講演をして下さいました。ハミードさんの人柄と見識の豊かさは、当時パレスチナに関心をもつ学者・文化人をはじめ、連帯運動に関わる人々に大きな影響をあたえました。ハミードさんが編集し発信する情報誌『フィラスティン・びらーでぃ』（われらの祖国パレスチナ）は、マスコミでは得ることのできない政治状況を的確に分析し提供され、事実を知り状況を理解する上で貴重な資料として、パレスチナ連帯運動に関わる者にとり、なくてはならない情報誌でした。

信原医師の赤三日月社での活動

信原さんが医師として、パレスチナでの医療ボランティア活動をレバノンで開始するのは、東京のPLO事務所が開設される六年前の、一九七一年のことです。看護師の中野マリ子さんとともに、ベイルートに入っています。この間の事情を信原さんが手記に詳しく記しています。当時PLOはアラブ連盟下にあり、本部事務所はカイロにありました。PLOの窓口はアラブ連盟だったということです。信原さんたちも、アラブ連盟がパレスチナの窓口ということで、「日本アラブ協会」の紹介状を持ってカイロの赤三日月社（赤新月社）を訪ねています。当時カイロの赤三日月社支部長のファトヒ・アラファト（アラファト議長の実弟）氏に出会っています。その後信原さんと中野さんのお二人は、カイロからレバノンに入国することになります。

板垣雄三さんの「日本とパレスチナをつなぐ市民運動のあゆみ」（『〈パレスチナ問題を考える〉シンポジウムの記録』復刻版（第三書館、二〇一二）収録）と題する一文がありますが、それによりますと最初にパレスチナ人との手を結ぶ運動が起きたのは一九六七年六月の第三次中東戦争後で、それまでの連帯の相手はもっぱら「アラブ」だったと記しています。日本社会でパレスチナ問題が一挙に問題化し、その意義が社会的にも認知されるようになるのは、一九七七年以降だと記しています。この年に先に述べたPLO東京事務所が開設されています。板垣さんの一文を紹介します。

「この間、医師の信原孝子やキューバ援農の経験をもつ中野マリ子は、それぞれにパレスチナ人との連帯を志す個人ボランティアの先駆けとして、大阪からベイルートに渡っていた。まず関西が、そのような行動力ある人々を生み出し応援する地であったことは、注目しておいてよい」と。

このお二人のベイルート滞在中に、その後看護師の山本美佐子、中島基陽子のご両人がそれぞれ時期は異なりますが、ベイルートならびにダマスカスのパレスチナ難民キャンプで医療ボランティア活動をしています。関西から四人の女性がパレスチナ解放運動の連帯にいちはやく関わっていることは、わたしども記憶に留めて置きたいと思います。

新たな解放運動を求めて

思い起しますと、当時六〇年代七〇年代の国内状況は、ベトナム反戦運動、日米安保条約締結反対などで、労働運動、学生運動が盛り上がっていた時期でした。国際的には「A・Aの連帯」（アジア・アフリカ民族解放運動）が叫ばれていた時期でした。そのような解放運動のなかで、パレスチナ解放運動に関わるのは、テロ組織と見なされていたPLOに加担する過激派として、市民運動として未だ認知されていませんでした。当時の日本政府もPLOはテロ組織と規定していたので、パレスチナの諸集会には、必ず公安の顔がありました。

しかし当時パレスチナ連帯運動に関わっていた者たちは、パレスチナの解放運動のなかに、これまでの解放運動とは違った理念と大義があると感知していました。ひとことでいうと、トータルな人間解放に連なっている運動だということです。静かに燃える情熱を互いに感じ取っていたと思います。解放闘争は、武力闘争に参与するフェダイーン（兵士）だけでなく、すべてのパレスチナ人が、イスラエル占領からの解放を願い、医者は医者として、学生は学生として、労働者は労働者として、作家は作家としてこの解放に参加しているという息吹が伝わってきました。新たな人間解放の魅力でした。

信原さんはこの解放運動に直接触れ関わり、現地からその事実を伝えてくれた先駆者でした。

怒りをもって人間の尊厳を実感する

信原さんを支える会の通信に、『サアード』（幸福）がありますが、初期の通信の中に「美しい姉妹の涙と決意」という一文があります。ベイルートでの最初の頃の記録ですが、パレスチナの姉妹の家に招かれ、そのお母さんも大歓迎してくれます。浜辺に案内され古い遺蹟などを眺ていると、こんな優雅なことをしていていいのかと、信原さんは内心思ったそうです。家に帰ると姉の恋人らしい青年から「いまから川原にいって訓練するから一緒にこないか」と誘われます。お姉さんが一〇メートル程離れた林の手前に空缶を置きました。突然信原さんの横で「ガーン」と爆発したものですから、身体じゅう震えあがります。お姉さんがピストルで銃を撃ったのです。つづけて妹が交替で撃ち五分ぐらいで終わりました。妹が帰り道、夜の海辺を見ながら静かに語りはじめました。「実は私の許嫁が闘争にいって死んだのです」と。涙がほほを伝わって流れるのを見ながら、いつものほがらかな少女っぽい顔とは違い、ほんとに悲しみで苦しに陥っている姿を目の前にして、信原さんは言葉を失ってしまいます。一見平和で幸せそうな生活の中に思い詰めた苦しさと悲しさがあることを知ったと、信原さんは記しています。恋人の青年が「レバノンもいつパレスチナ人への弾圧をしてくるかわからない。イスラエルも許せないが、アラブの反動も許せない」と語ります。信原さんは以下のように記しています。

「人間の考えをおしはかることが出来ないことを恥じた。人間としての尊厳を本当に実感し、怒りをもって理解していなかったのだ」と。

ハミードさんの発言から

信原さんのこの通信を読みながら、ハミードさんが語った言葉を思い起します。ある時ハミードさんが、「わたしはこんな事務所にいるよりは、銃をもって闘いたい」と述べました。駐日代表からこんな言葉が発せられるのは意外でしたので、「なぜですか？」と問い返しました。ハミードさんは次のように答えました。「相手を殺すのが目的ではない。敵の中に友を見いだすためだ」と。

先の信原さんが、パレスチナ人にとって銃が問題なのではなく、人間の尊厳に向きあう厳しさに触れたのも、同じ思いだったとおもいます。ハミードさんの発言で、他にも忘れられない言葉があります。ベイルートのPLO本部がイスラエル軍により破壊され、サブラ、シャティーラの大虐殺が起きた時期です。ご本人はパレスチナに帰国するため大阪で最後の講演をしました。「自分は日夜、パレスチナ人とは何かを考えている」と切り出した代表の顔は、心なしかやつれ切っていました。パレスチナの大地は、歴史的に東西の人間が行き交い、出会う場所だった。それ故パレスチナ人には色々の民族の血が流れていると語りながら、「わたしの体にもアッシリア人の血が、ユダヤ人の血が、アジア人の血が流れているだろう。パレスチナ人とはそのような存在なのだ。それゆえ、宗教、文化の多様性を互いに認め尊重しあいながら歩んできた。わたしは聖書のイエス(キリスト)は、このような多様性を生きた、最初のパレスチナ人の殉教者だと思う」と。

ハミードさんはイスラム教徒ですが、われわれが考えているような宗教的次元で、パレスチナをとらえてないということです。

非宗教的・世俗的パレスチナ民主的国家の建設

信原さんが「関パレ」宛に手紙や通信を送付して下さいましたが、今回調べてみましたら、十数通ありました。最初の通信は一九八二年六月二四日付で、ベイルートのレバノン難民キャンプから医療活動を伝える手紙です。その他はダマスカスからの通信ですが、その中に一九八四年三月一二日付の長文の報告があります。ここに一文を紹介します。

「パレスチナ人とユダヤ人の平和共存というのは、パレスチナとイスラエルが相互承認することが、何か民主的というような日本政府やアメリカの考え方と、全くちがうものであることを、再度とらえなおす必要がある。パレスチナという、もともと存在したアラブ人とユダヤ人の共存していた社会というだけでなく、あらゆる宗教が共存しうる非宗教的・民主的パレスチナ民主国家建設ということである。これは、単にパレスチナ・アラブ人だけの事業ではなく、そこにいま住んでいるユダヤ人にも問われていることなのだ」。

信原さんは、ユダヤ人も解放される必要があること、また日本人とは何かを問うことも必要だと述べています。単一民族として世界的な技術・科学の最先端を担っている日本人というのは、本当なのかどうか。私たちも少数民族や先住民から土地を収奪し、技術援助や開発の名のもとにアジアの人々を搾取しているのではないかと、問うています。

パレスチナ解放機構（PLO）綱領にも、「民主的パレスチナ国家」という項目がありますが、そこに「パレスチナの武力闘争は、ユダヤ人に対する人種的闘争でも宗教的闘争でもない」と明言しています。目指しているのは「非宗教的、世俗的、民主主義国家」だと。世俗的とは政治と宗教の分離政策です。今日のイスラエル国家は、人種的ユダヤ国家であり、ユダヤ教の宗教国家（シオニズム）です。このイスラエル国家をアメリカをはじめとする西欧諸国が全面的に認めてきたゆえに、今日その対極として「イスラム国」が出現しています。ここでいま「イスラム国」を問題にしているのではありません。世界が「イスラム国」を認めないというならば、なぜ「ユダヤ国」を認めてきたのかというダブル・スタンダード（二重基準）の容認こそが、問題だということです。

これからの課題として

さて、最後にこれからのわたしたちのパレスチナとの関わりについて、共に考えて終わりたいとおもいます。信原さんが今回入院中に、医師や友人たちから無理しないようにとの言葉を振り切って、京都でのネタニヤフ訪日反対集会に参加されました。これからのイスラエルと日本との関わりに、ご本人自身が非常な危機感をいだいていたからだと思います。以下危機感の具体例を挙げてみます。

（一）日本政府が急激にイスラエル政府に接近していることです。経済的・技術的協力関係を締結しはじめました。これはイスラエルの国際法違反の占領を事実上認めることであり、占領下パレスチナ人の人権無視を容認することになります。現実には日本がイスラエルの軍事政策に加担することを意味します。事実今回のガザのパレスチナ人殺戮に使用された最新ミサイルの武器に内蔵されていた電子機器に、「made in Sony」の名が刻銘されています。

（二）ガザ地区だけではありません。今回のガザ進攻中にも、西岸地区のパレスチナ住民が強制逮捕され、土地を収奪され、家屋破壊が日々行なわれています。九月はじめにはベツレヘム近郊の土地一〇〇〇エーカー（約四平方キロメートル）の土地が接収され、ユダヤ人二八三戸の住宅計画が決定されました。シオニズムの人種差別主義、植民地政策が推進されています。

（三）わたしたちは、このような現実を受けとめながら、日常的にわれわれの手と足を動かすことからパレスチナに関わっていく必要がありあます。具体的に関西では、「パレスチナの平和を考える会」を中心にイスラエル名義の商品ボイコット運動がなされ（パレスチナ人を搾取し差別している商品）、店頭前や街頭でボイコットの呼び掛けを行なっています。

これは国際的運動と連動して推進されています。

その他種々の活動が自主的になされていますが、互いに横の繋がりを大切にしながら、課題と取り組んでいきたいものです。

以上をもって終わりたいとおもいますが、信原さんの歩みとその生は、完結した歩みであったと思います。ご遺族の皆様方の上に深い慰めがありますように共に祈りたいとおもいます。

信原さんとの思い出

荒川幸博（荒川診療所、旧・信原孝子さんを支える会）

一、出会い

私が信原さんに出会ったのは一九八四年四月です。彼女を知ったのは、釜ヶ崎の越冬闘争に参加した時、知人から「一〇数年前からパレスチナ難民キャンプで医療活動をやっている女医さんがいてる」との話を聞き、無性に会いたくなって、自分も出来れば一緒に医療活動をやりたいと思って、中東に旅立ちました。

当時、彼女はシリアのダマスカスにあるヤルムーク・キャンプの赤三日月社のディール・ヤシン診療所でボランティア活動をやっておられ、その生き生きした姿に感動したのが最初の出会いです。

二、診療風景

一般内科医として週五日の午前中の診察で、一日二〇人前後の患者さんを診ておられました。言葉のわからない私は、彼女の側にくっついている状態でした。

彼女の診察はゆっくり時間をかけ、世間話をしながら進んでいきますが、時には待合室で時間を待ちきれなくなった患者さんと看護婦さんとの間で大声での言い合いが始まったり、待合室に人があふれたりします。そうすると、彼女は看護婦さんに急ぐように叱られますが、笑って自分のペースで診察を続けていました（日本に戻ってからの診察も一緒と思いますが）。

ある時、こんな話もされていました。「アラブでの魅力ある女性としての条件の一つに足が太いということがあげられる」が、彼女は自分の足を指して、「私の足も太いので、その条件を満たしている」と笑っておられました。

患者さんは、腰痛であったり、膝の関節痛を訴える女性の人が多く、体重を減少させようとして、食事の制限や調理の方法を指導するが、うまくいかなくて、万能薬みたいに思われているビタミン剤の要求に出会うことが度々でした。

三、街での風景

彼女と一緒にキャンプを歩いていると、いろんな人に声をかけられ、長話になり、アラビックコーヒーをいただく機会が多かったです。幼稚園では、日本から送ってもらっていた折紙で、いろんなものを作って喜ばれていました。その幼稚園児が「パレスチナを取り戻すまでイスラエルと戦うぞ」と大声でスローガンを叫んでいたのにはびっくりしました。婦人同盟や政治集会などいろんなところに連れて行ってもらいました。レバノンから逃れてきたパレスチナ難民のキャンプ（私が日本で想像していたテントの難民キャンプ）がセット・ゼーナブにあり、彼女は環境改善の要求を赤三日月社に提案していました。

四、旅券発給拒否裁判

一九八二年、PLOがベイルートから撤退した時、期限が切れていたパスポートの再発行を大使館に申請したが間に合わなくて、シリアのダマスカスで再申請するも、外務省は一九八三年二月、「日本赤軍と密接な関係がある」「著しく、なおかつ直接的に我が国の利益、または公安を害する行為を行うおそれがある」ということで、発給拒否されました。

一九八三年、発給拒否処分の取り消しを求めて、裁判が始まりました。「信原孝子さんを支える会」の東京のメンバーが主に裁判を担い、大阪・福岡のメンバーが信原さんの医療活動を支援してきました。信原さんは、薬に頼らないで自立更生出来る医療として鍼灸医療を広めたいと考えておられました。福岡・大阪から鍼灸治療に必要なものを送ったり、人を派遣して、一緒に診療したり、彼女に対しての研修を支援したりしてきました。

一九八七年一一月、旅券発給拒否の裁判で戦うために日本に帰国されました。

一九八九年一二月、地裁では勝利しましたが、一九九二年高裁で敗訴。

一九九四年最高裁で敗訴が確定してしまいました。

五、帰国してからの医療活動について

日本に帰国してからは、阪神医療生協診療所、京都南病院、徳洲会病院での医者としてのリハビリを終えて、一九九二年より玉川診療所で地域医療活動を展開されています。日本に戻ってからは、鍼灸師をレバノンに送り出したり、レバノンのパレスチナ人に日本に来てもらい、福岡で研修するのを支援する活動を一緒にやっていました。

信原さんとダマスカスで話をしている時に、自分の足許

でしっかりした医療活動をやっていくことが一番大事なことでないかと一致していました。

わたし自身は二カ月で日本に帰国してしまいましたが、平成三年大阪市生野区で精神科の診療所を開業し、「精神障害者の場作りを進める会」を推進し、NPO法人、HITを創設し、地域での活動を展開してきました。

信原さんは、玉川診療所で地域医療活動を展開するため、自らケアマネの資格をとったり、デイサービスへの試みを行っていましたが、なかなかうまくいかないとなげいておられました。

六、別れ

昨年の五月に急に信原さんから連絡があり、裁判でお世話になった東京の庄司弁護士の奥さんなどと城崎温泉に行くから、一緒に行かないかと話がありました。

今から考えると彼女が自分の病気を知り、いろんな人と別れの機会を作っていたのでないかと思います。病気見舞いに行こうとした時に、彼女に断られ、日本に戻ってきて医者として充分なことが出来なかったことを悔やんでいた話を長々と喋っておられたのが最後になってしまいました。

長い間、ご苦労さんでした。

私から見た信原孝子さん
――医学生時代と玉川診療所

佐野嘉子（医療法人協生会 玉川診療所所長）

一、医学生時代

社会医学研究会（上田育子さん、仲野実さんら）として、西成釜ヶ崎の日雇労働者の社会的背景と、医療状況と健康調査しました。昭和四〇年頃、九州で次々炭鉱が閉鎖され職を求めて大阪にやって来た人達が、ドヤと呼ばれる畳一枚分の広さ・高さ一メートルの空間に日々ドヤ代を払って泊まり、日当で働く。保険も無く、労災や結核の有病率も重症度も高く、行き着く先は行路病者として道端で倒れて亡くなったり、強制入院になったりする実態がありました。西成労働福祉センターの本田良寛医師と共同で問診作り・対面調査集計やまとめを行い、新聞を通じて明らかにしました。

昭和三五年、国民皆保険制度が始まり、皆が等しく医療を受けられるかに思われましたが、新薬の開発が製薬会社主導ですすめられ、多額の医療費（＝税金）が製薬会社にからめとられてゆく「仕組」がありました。当時、大々的に宣伝された肝臓病薬について、「アスパラギン酸の有効性の

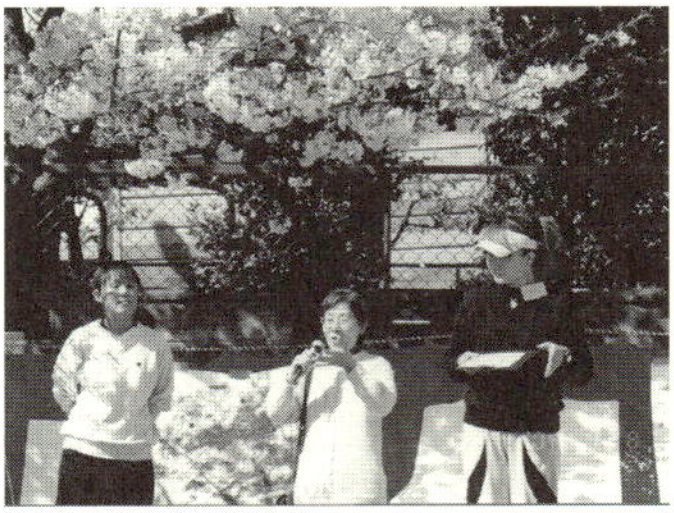

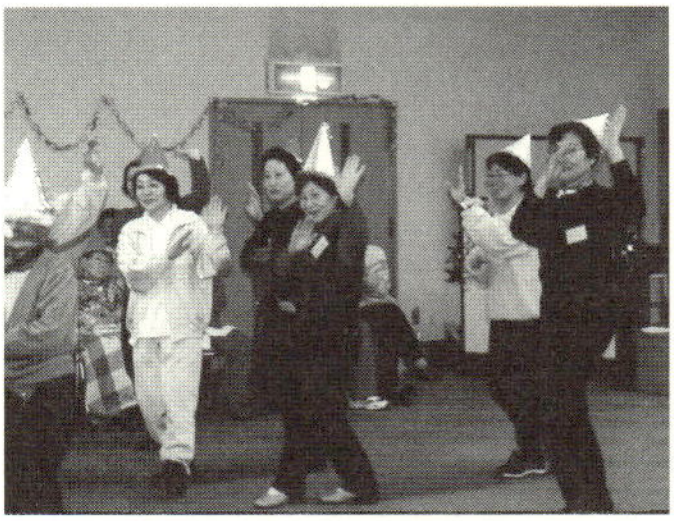

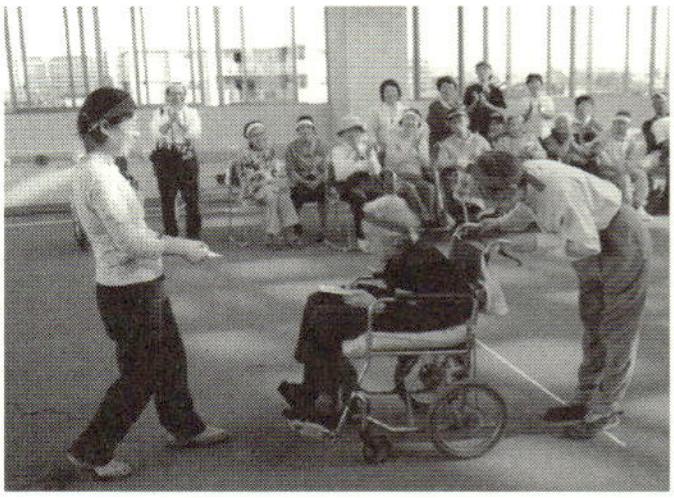

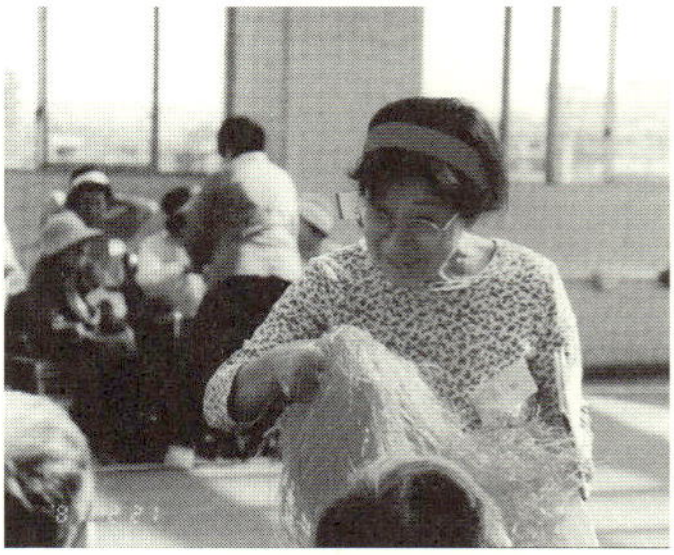

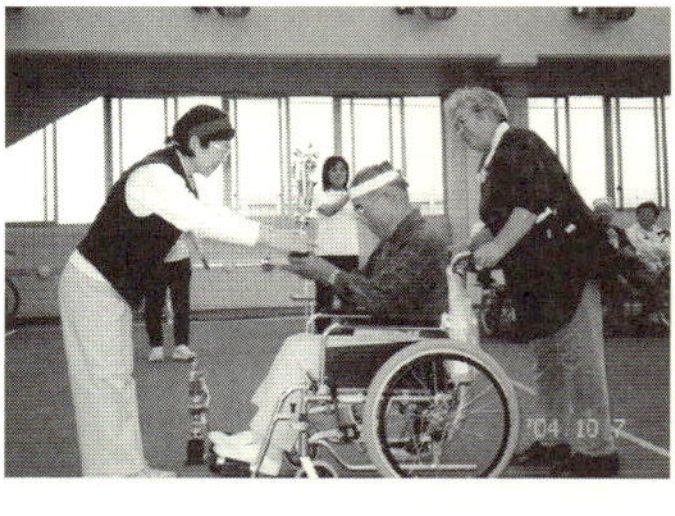

疑問と、その使われ方の問題」として文化祭で発表しました。医療界が利用されたり、お先棒を担いだりする実態は、現在の社会ではますます顕著になって来ています。

二、玉川診療所での仕事

昭和六二年、パレスチナから帰国。親友の山下五郎医師のおられた阪神医療生協病院から京都南病院、徳田病院を経て、平成四年に玉川診療所に入職されました。玉川診療所は、昭和五八年、玉川勤医師が労災・職業病と、地域医療を泉州の地に根づかせるべく、上田育子さんの要請に応えて開所されていました。信原さんの診療スタイルは、原則的で、腰痛・高血圧の人には、仕事内容・職場環境や人間関係も含めて、食事や療養の指導をされました。糖尿病の人には、家族同伴で受診を勧め、食事指導をしたりして、一人の診察時間が一時間に及ぶこともありました。

往診は玉川医師が開所当時から積極的に行なわれていました。平成四、五年頃は、脳卒中で倒れた人の救命率が向上し、リハビリを受けて退院する人が増えました。しかし、退院して帰った自宅の現実は、老いた妻と、ベッドも無く狭い部屋に敷かれた布団だけでした。たちまち寝たきり、寝かせきりで、「寝たきり一〇年」と言われる時代でした。「何とか寝たきりを改善できないか」「医療の継続はできないか」と保健婦と連絡を取り、多くの往診患者さんを訪問し、リハビリの工夫をしていました。しかし途方にくれることも多かった。

　その中で信原さんは、「地域（住み続ける場）での人と人のつながりを作る」必要性と重要性にいち早く注目し、「その要としての診療所を作ろう」とされました。往診しているだけではダメだということで、「家から出て来てもらう」「集団でゲームや遊びを媒介して楽しむ」「患者さん同士の新しい結びつきを作る」として、『アソビリ』を始めました。ちょうど診療所で集団体操に参加されていた少し若い年齢層の患者さんに働きかけ、ボランティアとして参加し、一緒に関係を作ってもらう働きかけもされました。車椅子運動会・バザー・お花見・買い物ツアーなど、患者さんが「主人公」になって、職員も、私も、ボランティアさんも、患者さんとの人間的な関係を結ぶことができました。

　そして、介護保険制度がスタートすることがわかると、いち早く「ケアマネージャーの資格を取る」と宣言し、居宅介護支援事業所を立ち上げようと、ほぼ一人で「設立の事務手続き」「人員確保」「事業内容の確立とその後の運営」を担われました。医療は人の生活の一部にすぎない、「生活を支援することは当然」との深い思いがあったことと思います。関連事業としての有償福祉運送事業は、高齢化した受診者が、介助してくれる家族も無く、介護保険内容も限られている中で、受診を助ける方法として提案されました。職員全体で取り組み、軌道に乗せることができました。

　いつでも、どこでも、一番困っている人の傍らに行って（身を置いて）共に行動しようとする信原孝子さん。困っている人の問題の「核心」はどこか？　社会的・経済的・医療的、そして人間的な面を総体としてとらえ、考えつづけて、実践しようとされていました。「地域で楽しく老いて死ぬ」、その要として診療所をさらに発展させて欲しいという強い願い。自分自身で実践できなくなったはがゆさから、逝かれる最期の日まで、皆を叱咤、激励されました。傍らに貴方が居なくなってはじめて、このことに気付いたような私ですが、何とかバトンを繋いでゆかなければと思っています。

ご家族から

妹・信原孝子

加龍道子

昭和一五年八月二九日、孝子は神戸市の海水浴ができる海岸近くの垂水で生まれました。四歳年下の妹は色が白くて優しい、おとなしい子どもでした。

戦争中は香川県・昼間町に疎開をしていましたが、可愛い子でしたのでみんなから「チャーチャン」と呼ばれ、大事にされていました。末っ子なので「あまえた」で、母はいつもくっついて来る子だったので、今は「寂しい、さみしい」と言っています。

母が仕事を持っていて、いつも留守勝ちでしたので、いつも私と一緒に遊んだり、食事を作ったり、本を読んだりして過ごしていましたが、とても利発な考え深い子で、地面に棒きれで書いた「なぞなぞ」をよく憶えていました。

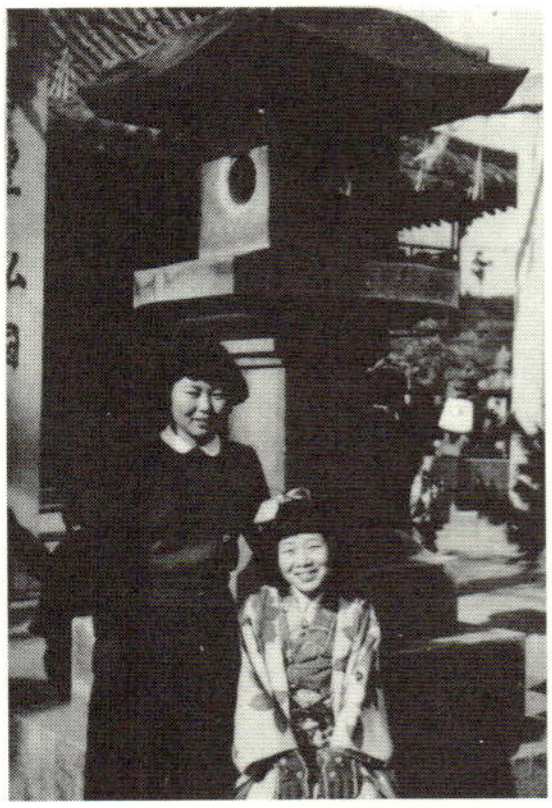

七五三のお祝い

ピアノのお稽古に電車に乗って通っていましたが、いつも私より早く上達し、私の方が後から追いかけるようなことでした。

小学校の時も、しっかりしていて何でも自分で出来る子でしたので、母が出かけて留守でも、いつも一緒に楽しく暮らしていました。

戦後の食糧難の時代、祖母が近所の子どもたちを集めて日曜学校を開いていましたので、私達は友達を誘って吹田から千里丘までJRで行って、聖書のお話を聞いたり、賛美歌を歌ったりしました。その集会の後で、「すいとん（団子汁）」を頂いたことを懐かしく思い出します。祖母は食事の前には必ず長いながい感謝の祈りを捧げました。子供心に、お祈りが大切なことだと学んだように思います。

祖母から母へと続くクリスチャンホームの中で育った私達は、吹田の家の近くの教会学校に通っていました。小学校から中学校、クリスマス祝会や夏期キャンプ等、高校生までの記憶があります。中学生時代も、家の手伝いをよくしてくれて、自慢の妹でした。高校生になると美術部に入

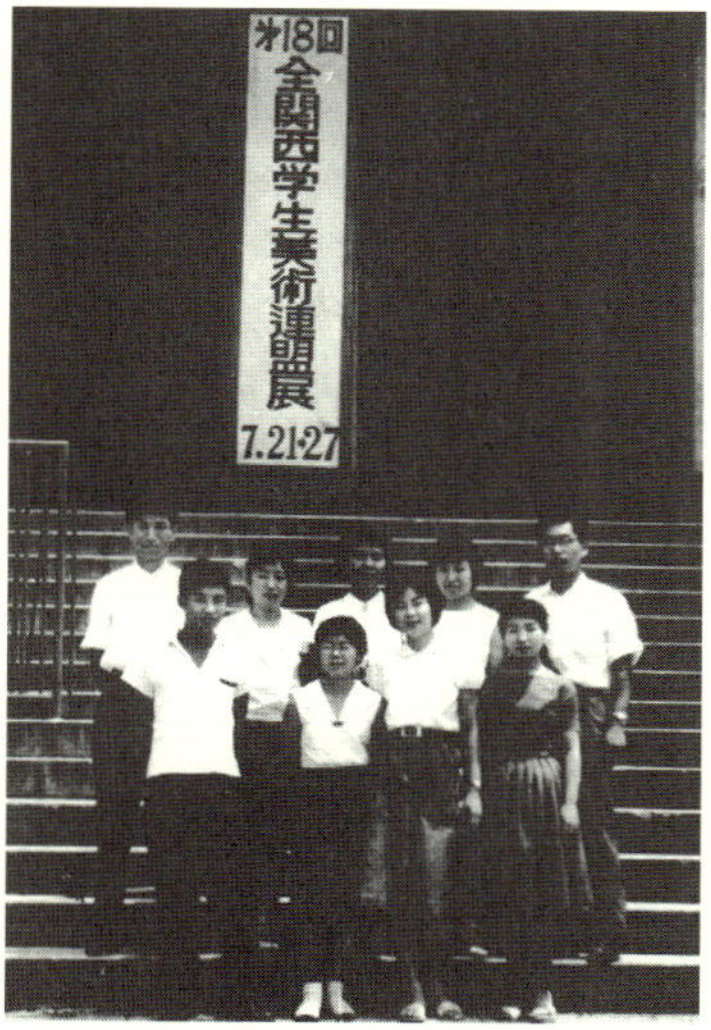

大阪市立大学美術部の仲間とともに（前列右から３人目。大阪市立美術館前にて。大学１回生の頃）

って、絵ばかり沢山描いてスカートは絵の具で汚れたのをおしゃれのように思う個性的な面がありました。

大阪市立大学の医学部に入学してからは、お互いに忙しく、私が結婚して家を離れましたので、その後のことは余り憶えていませんが、阿倍野の家で私が三人目の出産をした時には、一カ月間ずっと泊まり込みで、おむつを洗ってくれました。私の子ども達三人は大好きな「ターコねえちゃん」と呼んでいました。

「パレスチナに行く」との突然の話に驚きましたが、どうすることも出来ませんでした。遠く離れた異国で、自分を捨てて働く姿を想像して、私は可哀想で、かわいそうで、とてもつらいことでした。ニュースを聞くたびに母と共に、無事であることを祈るばかりでした。一度だけパレスチナから帰ってきた時は、私の子供たち一人ひとりにいろいろお土産を買って来てくれました。

私にとって世界のことは難しくて、なかなか理解出来ません。でも、妹の生き方は凄いことだと感服します。何処からあのエネルギーが湧き出てくるのか不思議です。自分のことを顧みず、正義に向かってまっすぐに歩んだ人生は見事です。

私たちが幼い時にビルマで軍医として戦死した父は、自ら鉄砲の弾が飛んでくる中に飛び込んで、倒れた人を助けに行ったと聞かされました。父はクリスチャンとして、熱心に伝道をした人だったと母は語ります。同じように妹の心はいつも、病気で苦しむ人を癒やして、どうすれば平安を取り戻せるか、その為の正しい道はどちらかと、求めていたのではないでしょうか。

帰国してからは母と共に暮らし、母に洋服を買ってやり、いつも気を配っていました。今九八歳になる母の身体が丈夫になったのは、主治医として母の為に一生懸命世話をしてくれた妹のお陰だと思います。庭で草花の世話が出来るように、阪神大震災の後、マンションの一階に部屋のある住居を買って一緒に住んでくれました。一七年も外国に居て離れていたのを取り返すように親孝行をしてくれたので、私は本当に安心でした。

孝子は子供の頃、近所に住んで遊んで貰った叔母（母の妹）が独り身になり、脳梗塞の後遺症で介護施設に寂しく暮らしているのを慰めるため、車椅子用のタクシーを手配し母も私も一緒に、道頓堀の繁華街に気晴らしに連れ出し、家族で会食の場を設けて楽しませてくれたことが一度ならずありました。自分が病気（乳がん）になってからも何時も母のことを心配して、薬のことだけでなく、「歯医者に連れて行ってあげて……」などと私に注意してくれました。

母は妹が亡くなったことは分かっているのですが、別の頭でまた帰ってくると思って待っています。これは仕方が無いことです。

孝子は死を目前にしてもまだパレスチナのことが気に掛かっていたのでしょうか、「ユダヤ教の本を持ってきて欲しい」と私に頼みましたので、病院に持って行きましたが読むことはできずに亡くなりました。最後の会話は自分の死後のこと、葬儀の手はずなど、具体的なことを冷静に頼んで旅立ちました。

自分は質素に慎ましく、ささやかな幸せを喜び、人の為に一生懸命尽くした孝子は立派だったと、心から拍手を送ります。このお正月には家族揃って、孝子のパレスチナのビデオを見て、改めて、孝子の生涯は神様のお導きであったと確信しています。

きっと、天国で会えることを信じつつ。

（二〇一五年一月）

孝子の大学選び

前川純一（叔父）

孝子は大学に進むとき、京都工芸繊維大学の建築学科と大阪市立大学医学部の両方に合格しました。どちらに進めばいいだろうかと相談を受けたのです。高校時代の美術部の活動から造形芸術として建築家への道を選んだのはよくわかります。医学部を受けたのは祖母（私の母）が子供を育てるのに病気のことでたびたび心配したことがあり、自分自身腎臓が弱くて血圧が高いので、子や孫たちに医者になって欲しいと常々話していたからと思われます。

私が京都大学で建築を学んでいた同期の友人が工芸繊維大学の教授になっていたのでその話をしたところ、「建築をやるより、医者になった方が良いのに決まっている」と事もなげに言いました。実は私もどちらを志望するか考えたことがありました。戦時中で入試はなく書類選考だけでしたが、その時はどちらでも良いからと書類提出を父に任せて、父が決めてくれたのです。それは私が幼少の頃虚弱だったので、医者として重労働に耐えられるかと、体力を心配してくれたのだと思います。私にとっては有り難いことでした。

孝子は自分で医者への決心をしたのです。軍医としてビルマで戦死した父の遺志を継ぐことを意識していたことでしょう。そして小さな体で、真似の出来ない大きな仕事をしてくれました。もし建築家になっていたら、女性建築家として良い作品を残してくれた、と思います。しかし国内でも、愛隣地区のホームレス問題が示す貧困と階層・格差のような社会的問題は数多くあります。キリストイエスは「社会の底辺で苦しむ多くの人々のためにこの世に来た」と、自ら言われました。正義観に燃える青年が現代社会の矛盾に耐えられず、個人の力でどうすることも出来ない困難な社会事業に身を投じた例を知っています。子供の頃からクリスチャンホームで、「愛」の教えの中に育った孝子は、姉の道子が書いているとおり、神の御導きに従って「愛と正義」のために戦ったのです。神の聖業に参加させられた生涯であった、と信じざるを得ません。

昨年のお正月、身内の新年会に孝子は遅れて、和服を着て駆けつけてくれました。普段、着慣れない晴れ着を着るのに時間が掛かったのです。その時しか晴れ着を着る機会が無いと、自分の死期を知っていたのでしょう。後にも先にも一回だけの晴れ着姿でした。誰も真似のできない大仕事をしながら、やはり女性らしい憧れを最期に果たしたのかと思うと、多感な青春を自ら犠牲にした生涯を、少しは取り戻した気持ちだったのではなかったかと思い、涙を禁じ得ません。

そのすぐ後、私は孝子から生涯一度だけの手紙をもらいました。私の誕生日へのカードです。

「米寿のお喜び申しあげます。お元気で、戦争への道を押し返す仕事を、続けられますよう！　若者たちに、過去の災いを教えてください。

叔父さんたちが、戦後間もなく、私が疎開していた（香川県）昼間町へリュックを背負って来られたことを鮮やかに覚えています。」

これは七〇年近く前、敗戦後の食糧難で、田舎へ食糧調達に行かざるを得なかったときのこと。過去の災いを思い起こして付け加えたのでしょう。これが私への遺言になりました。

孝子は自分の生涯を捧げた「反戦争」の戦いを継承するよう願って書いたものに違いありません。私の余生は幾ばくもありませんが、この孝子の願いは永遠に、次々と、全ての世代の人々に引き継いで貰うよう願ってやみません。

職場から

信原孝子さんと医療

林和雄（医療法人協生会玉川診療所理事）

私が初めて信原さんと出会ったのが、尼崎にある阪神医療生活協同組合医生協診療所です。ここで医師をしていた田島隆興さんに仕事をしないかと誘われ、勤めだした頃です。所長をしていた山下五郎さんに紹介されました。信原さんは、ちょうどパレスチナから帰国し、内科医として非常勤で勤務を始められた頃でもありました。その頃私は、パレスチナで医師としてパレスチナの解放闘争を支えておられることをニュース等で知っており、すごい人がいると思ったものでした。会ったときは英雄に会ったと感動したのを憶えています。信原さんは、日本での医療にとまどいを持ちながらも一生懸命一七年間のブランクを取り戻そうとするかのように、頑張っておられました。外来と往診とを受け持たれていました。私は、そこでは地域担当という職で、医療生協の組合員や患者さんのお世話をしたり、組織拡大をすることが主な仕事でした。

往診にも同行しました。といっても車の運転手をするわけですが、それまでの運転を担当した人の多くは、患者さん宅の前で車の中で往診が終わるのを待機していることが殆どでしたが、一緒に家の中に入り、往診の様子や、患者さんの家庭環境などを観察していました。信原さんからは、家の中まで入り込むことを褒められたように記憶しています。その頃のエピソードで、信原さんの患者に対する姿勢にすごいと思った出来事があるので紹介します。信原さんは往診に行くと、寝たきりの患者さんに対して、拘縮をしないようにマッサージを時間をかけて行います。一時間ほど時間をかけてするので、帰ると婦長に私が怒られます。何時間かかってるのと。信原さんは医師ですので、そういった苦言は言われませんが、私たちには遠慮なく言われ、時間を切り上げるように勧めるのがあんたの仕事とよく言われました。とにかく、一生懸命足を伸ばしたり、曲げたりとされていました。ある患者さんですが、まだ若くといっても五〇代だったと思いますが、ご家族から寝たきりで困っていると相談され、一緒に往診に行きました。内科的な病気はあるものの整形的な疾患はみられないのですが、トイレも這っていき、オムツもされていました。私には住宅改修の手続をして手すりを取り付けるように指示をされ、家の中でトイレまで行けるように指導し、少し歩けるようになると、歩行器を診療所から貸し出し、歩く訓練を家の周辺で行いました。数カ月もすると、歩くのが楽しくなられ、歩行器から杖歩行と、最期は診療所まで歩いてこられるようになり、ご家族からすごく感謝をされたのを憶えています。お兄さんが絵を描く方で、小作品を私にもくださいました。

目の前の困っている人を全力で何とかしようという信原さんの思いが伝わってきました。しかし、その反面、婦長からは、往診の度毎に何時間かかっているのと信原さんには言わずに、私にもっと効率的に回るようにしろといわれて困ったのを憶えています。このスタイルは、玉川診療所でも同じようであったと聞いています。阪神医療生協ではそんなに長く一緒に仕事をしたわけではないのですが、お互いやめた後も情報交換をしあっていました。「医者おらへんか」と探すように頼まれたり、電話で長話をしたりとやりとりをしていました。田島診療所を作ったときには、山下五郎さんや信原さんを呼んで、目指す医療を作り上げようと田島さんと話し合っていました。信原さんに対しては、おまえが話をしろと言われていました。その頃は、玉川診療所で仕事をしておられ、いくら誘ってもやめられないと言われたのを憶えています。

信原さんが癌と闘いをはじめ、克服したものの再発し、覚悟を決めて、自分がいなくなった後の診療所を心配して、私に医師を連れてきて繋いでいくことを託され、玉川で働くことになりました。なんとかその役割を果たせそうになりましたが、実現をみないまま天に召されてしまいました。パレスチナ時代の頃は会う機会もなかったのですが、日本に帰国後、最初と最期を一緒に仕事できたことを光栄に思っています。思ったことは言わずにおれない性格で、何度も叱られましたが、その思いを引き継いで行きたいと思っています。山下五郎さん、田島高興さん、信原さんと三人とも鬼籍に入られ、今頃は一緒にもっとしっかりせいと檄を飛ばしていることでしょう。パレスチナだけではない信原孝子さんの生き様を知って欲しいと思っています。

パレスチナ人から

果たせなかった再会

ジャマール（ダマスカス）

その人生の最後の日々、彼女の心は死期が迫っていることを感じとっていました。彼女からのコンタクトは多くなり、彼女が旅費を負担してもいいからどこかで再会することを望みました。最も大事なことはどうしてでもお互いが会うことでした、しかし運命はそれを許しませんでした。

ドクトーラ信原（スアード）へ

彼女はアラブ名のスアードという名が好きでした。彼女は物静かで博愛的な人でした。彼女に会った人は皆、彼女を友達のように感じたものです。医療の仕事や人間関係に果たした彼女の役割は大きく、日本人ボランティア、ドクトーラ信原孝子は、シリアとレバノンにおけるパレスチナ赤新月社でよく知られていました。長年にわたり我々と共に生き、その無邪気な笑顔で仕事を前進させました。世界は公正な大義を持った人民の為に、傷や痛みをいやす為に自身の国をあとにした日本女性を一人失いました。彼女は日本において、パレスチナ問題の真実について休むことなく一生懸命伝えました。そしてカンパを集めてはパレスチナ赤新月社に送りました。

〈一九八六年、信原さん宅で撮られた写真について〉

日本人の友人のものであるこのギターを、彼女は私の所に残し、それは今も彼女を待っています。彼女について語ろうとする度に、彼女について伝えるべきことを伝えることができないでいます。彼女は偉大な人でした。

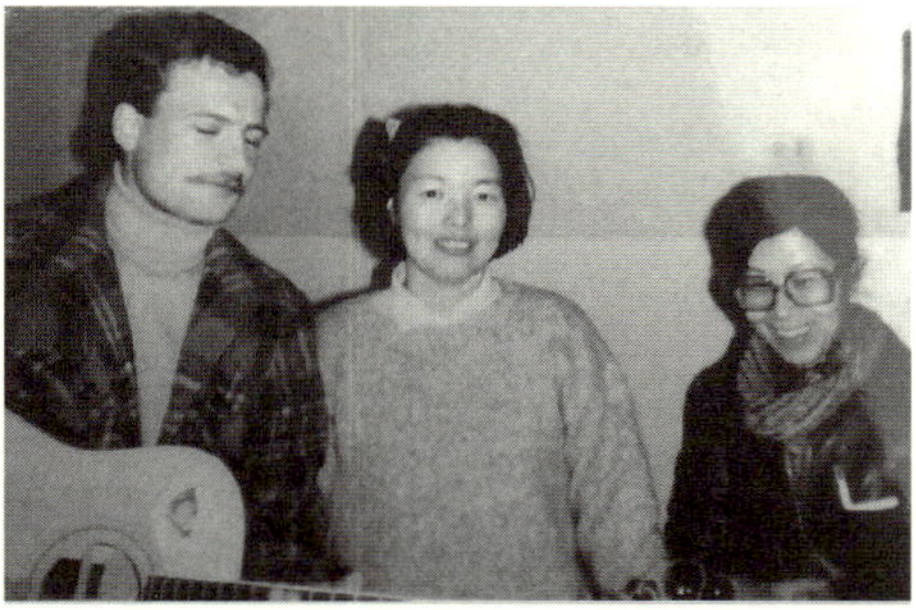

レントゲン技師のジャマルさん（左端）、中央は中島基陽子さん

タカコ（私は慣れ親しんだスアードという名前の方が好きです）という愛すべき友を失いましたが、彼女は我々に前途有望な新しい友を残してくれました。例えば歌手の新谷のり子、広河監督、豊田直己さん

と一緒にシリアを訪ねたときにもらった彼女のカセットを私はまだ持っています。

レバノンでの日々

ドクター・マリアム・アブー・ダッガ（PFLP兵士）

小さな体の中に、優しさと強い心を持ったドクトール・スアード。レバノンでの時間は、私たちにとって苦しくも輝いた時間だった。もう長い間会ってないが、あの場所でともに過した記憶は、今も頭に浮かぶ。

何カ月も前線で戦い、着替えもなく、シャワーも浴びていない私がベイルートに戻ると、私の体が汚れて、ひどい匂いなのもかまわずいつもマッサージをしてくれた。疲れるだろうからもういいと言ってもやめず、とてもとても長い間、話をしながらマッサージをしてくれた。休暇のたびにドクトール・スアードと会うのが楽しみで、姉妹とでも過ごすように気持ちが安まった。

あなたが最期まで、パレスチナのことを気にしていてくれたと聞いた。私は、あなたの「レジスタンス」を心から尊敬する。あなたとともに、私もずっとレジスタンスを続けていく。

本当にありがとう。

（翻訳・藤原亮司）

親愛なる友人スアード

マフムード・ア＝マフムード

初めて自分がパレスチナ人であると認められたように感じたのは、信原（スアード）先生に会ったときのことでした。スアードとは、彼女のアラビア語名で、幸福を意味します。信原先生は直接的には、一七年にもわたって、パレスチナ人に多くの幸福を与えてくれました。そしてすべての人生をかけてパレスチナ人のために闘われました。彼女の死はパレスチナ人の権利を支持する日本人にとって大きな損失です。

亡くなる前の彼女に最後に会ったとき、彼女の体重は四〇キロにも満たなかったのですが、誰よりも彼女の存在が重いものであると感じました。私は彼女が日本における偉大な人物であると常に思ってきました。私は彼女のこと、彼女が私達にしてくれたことを決して忘れません。彼女の足跡は、故郷パレスチナに帰るときまで私の道標になるでしょう。

最も親愛なる友人スアードがいなくなったことをとても寂しく思います。

あなたのパレスチナ人の兄弟
マフムード・アル＝マフムード

ありがとう、信原先生

イヤス・サリム

初めて信原先生にお会いしたとき、すぐに私は、彼女のことをずっと以前から知っていたように感じました。私たちは友人になるだろうと思いました。有意義な議論を交わすこともよくありました。彼女はいつでもパレスチナについて喜んで語りました。そしてユーモアのセンスに恵まれてもいました。

とりわけ、彼女が私の慣れ親しんでいるパレスチナのアクセントでアラビア語を話すことにとても驚き、また印象づけられました。

彼女は常にパレスチナにいる人々の生活を心配していました。家族は、友人たちは、その他の人々はどうしているのかといつも訊ね、またパレスチナの内外で抑圧されているパレスチナ人たちのことを慮ってくれました。

信原先生はパレスチナの状況をとてもよく理解していました。なぜなら彼女は長年にわたりパレスチナ人と日常生活を共にしていたからです。信原先生は人々の痛み、苦しみ、そして幸せを実感されていました。

信原先生は思いやりと人間性、そして自由の精神に恵まれていました。

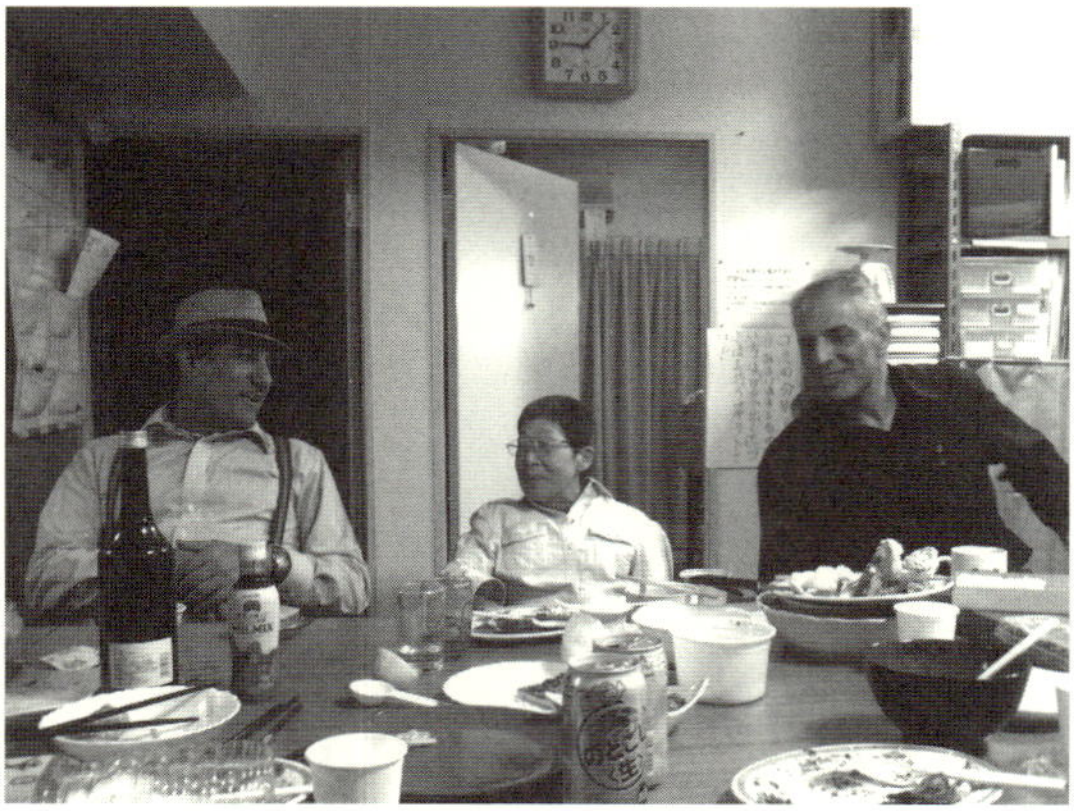

一時退院のお祝い会でマフムードさん（右）、イヤスさん（左）とともに（2014 年 4 月 26 日）

パレスチナ人にとって、信原先生の行動は、パレスチナ問題が人類全体の問題でもあるということを表しています。つまりそれは、正義、自由、そして真の平和にかんする問題なのです。信原先生のような友人は、パレスチナ人にとって、自分たちの問題が正義の問題であることをあらためて確認させてくれる存在なのです。信原先生の行動はパレスチナ人が孤立していないということを示すものです。日本のような遠い場所からわざわざ彼女が来てくれたことによって、パレスチナ人には素晴らしい人々の支持があるということを示したのです。

パレスチナには「四〇日間、知らない人々とともに暮らせば、誰であっても彼らの一員になる」という意味の諺があります。彼女はパレスチナ人と長年一緒に暮らしてきました。信原医師は日本人であり、パレスチナ人なのです。

私の同胞であるパレスチナの人々を代表して話せるとすれば、心の底から言わせてほしい。ありがとう、スアード。ありがとう、信原先生。

パレスチナの人々は本当の友人のことを決して忘れません。パレスチナにおいて信原先生は永遠に記憶されるでしょう。

あなたの献身に感謝します

河野ボシュナック

初めてあなたにお会いしたのは京都市内でのことでした。あなたの笑顔、美しい口語アラビア語、そしてユーモアのセンス。人々はあなたを愛し、会えることを喜びました。

あなたが常滑市（愛知県）にある私のスタジオを訪ねてきてくれたときは、素晴らしい日でした。翌日には近くの海岸を一緒に歩きましたね。あなたは、アラビア語で「神の祝福あれ。神よ感謝します」と書かれた私の陶磁器作品がほしいと言われました。私はあなたのアラビア語への愛を感じ、嬉しく思いました。それは忘れることのできない素晴らしい日でした。

あなたは、あなたの治療を必要とするあらゆる人々に尽くされました。とりわけレバノンのパレスチナ難民キャンプで一七年間医療活動をされました。あなたの功績と勇気と決意を想い、あなたの献身に感謝の意を表します。

研究者／ジャーナリストから

信原孝子さんを送る言葉

板垣雄三

信原さん、

ほんとうに波瀾に満ち満ちた人生でしたね。その馳せ場《は》を、苦労話は他人《ひと》に聞かせず、走り終えられました。いつも社会への奉仕の精神を堅持して、診療所で患者をいたわって診る姿勢を、暮らしのありとあらゆる場面で貫いておられたように、私は見ておりました。まことに「お疲れさま」でした。

亡くなるすこしまえ、電話で話すことができたとき、記録しておくべきことがたくさんあるのにそれを果たせないのは残念、と言われながら、与えられた人生を完走する満足感のような気配も勝手ながらどこかで感じとって、そのとき私はやや心安らぎました。信原さんはご承知のとおり、それには一つの前史があったからです。

信原さんは医者だから、ご自分の身体的条件は察しがついていたのでしょう。一年半もまえ、早手回しに私にサヨナラを言いにわざわざ東京まで来てくださり、私が出席していた会議が終わるのを待って一時間余も寒い吹きさらしの赤門前に立っておられたのには、驚きました。そして、病院の勤務を理由に立ち話だけでそそくさと東京駅へと去っていかれました。常識をはるかに超えた律義さ、神出鬼没、目的集中型行動、そして職責意識です。最初、レバノンに行くつもりと言って相談に来られたときも、その後、レバノンやシリアでの擦れ違いのたびにも、いつもそんな感じだったなアと、今にして思い返しています。

考えてみれば、信原さんとゆっくり会った気分がするのは、近年になって関西での講演に何度か呼ばれたときです。会場では、信原さんはいつもかならず受付のテーブルにいました。けっして高ぶらぬ縁の下の力持ち、ボランティア奉仕者の姿でした。そのような折、また日頃のメール交信でも、信原さんが繰り返し気にしていたのは、イスラエルと欧米の戦争犯罪を裁くため、権威ある恒常的な国際民衆法廷を創りだすことへの主体的な取り組みの必要でした。一九八三年のIPTIL（イスラエルのレバノン侵略［一九八二年］に関する国際民衆法廷・東京）を過去のものとして終わらせてよいのか、という問いかけだったのです。

先月から市民抹殺のガザ襲撃にまたまた突入したイスラエル軍が残虐さにおいて未曾有の新事態を現出するなかで、私には、信原さんを偲ぶのに〈あの時代〉を振り返るだけでいいのだろうか、という気持が、じつはたえず去来してなりませんでした。

日本からパレスチナ人への医療支援の現地ボランティアとして働かれた方は、これまですでに幾人もおられますが、パレスチナ赤三日月社PRCSのもとで足掛け一七年間も連続して現地に踏みとどまり医療活動にあたったただけでなく、文字どおり凄惨な戦場（レバノン内戦、キャンプ戦争、レバノン戦争といった）の真っ只中で命がけの医療活動に挺身した人となると、それは、そもそもパレスチナ医療協力のパイオニアだった信原医師をおいてほかにはいないことに気付くのです。現在のガザの惨状についてガザの病院で働く外国人医師からの知らせに触れるたび、信原さんからの通信の記憶がよみがえり感慨無量です。

そのような信原さんの存在と行動は、追い散らされたパレスチナ人の庶民の心と固い信愛の絆で結ばれていました。それが育まれた年月は、「人道援助」などというよそ行き言葉で括りこむのは不適切で、非法・不正義に抗議して闘い歴史の行く末を達観する自立した個人の決意と確信とに支えられて、はじめて成り立つものだったはずです。

このことを理解する力をもたない日本国家が、非法・不正義に抗議して闘いつづける信原さんのつぎの闘いの相手となりました。その日本国家は、いまイスラエルとパレスチナ人殺戮のための兵器を共同開発する提携者の立場をとるに到っています。信原さんの生涯について見つめなおすと、信原さんは闘いの途上、志なかばに斃れたのですね。

このように考えてくると、信原さんを偲ぶ私の言葉の語りだしは、幾分か訂正が必要だと思うようになりました。私たちは、とかく過ぎ行く〈あの時代〉の追憶に逃げ込みがちですが、すくなくとも私は、これからは、斃れた信原さんの〈現在〉を記念し、信原さんのその〈現在〉に応答するには何をすべきかをしっかり考えるようにする、と誓います。

信原さんも、どうか私たちの心のなかで、「お疲れさま」などとは言わせぬ、不屈の信原さんのままでいてください。

※本稿は。二〇一四年八月二三日、東京・在日本韓国YMCAで行われた追悼集会「信原孝子さんとベイルート82年―偲びつつ、〈あの時代〉を振りかえる」に寄せられたメッセージ（当日配布パンフレット掲載）を転載させていただいたものです。

信原さん追悼

奈良本英佑（元毎日新聞記者）

一九七一年だったと思います。ベイルートのパレスチナ人難民キャンプへ医療ボランティアとして間もなく向かうという、二人の小柄な女性を取材しました。当時、毎日新聞大阪社会部の記者で、記事は、サンデー毎日にかなり大きく掲載されました。

一人が中野マリ子さん、もう一人が信原孝子さんでした。信原さんは、顔色も悪く（失礼）身体の弱そうな、メガネをかけた人で、二人で簡単なアラビア語の会話練習を始めたということでした。

一九七二年に、休暇をとってベイルートのブルジ・アル・バラジネ・キャンプを訪問したとき、信原さんには会えず、その後、長らくご無沙汰。その十年後、新聞社を辞めてアメリカに留学中、あの凄まじいレバノン戦争が始まりました。一九八二年です。

包囲されたベイルート西部に、文字通りイスラエル軍の爆弾の雨が降り注ぎ、TVは、連日、崩れ落ちたビル、黄燐弾で身体を焼かれ、手足が裂けた、パレスチナ人やレバノン人の男女、子どもたちを映し出していました。その現場に、あの信原さん「ドゥクトゥール・スアード」が居て、不眠不休で治療に当たっていたのです。当時は、そんなことにも気が付きませんでした。

この戦争で、アメリカでのイスラエル支持率は一〇％下がったと報道されました。もう一度、第一次インティファーダのとき、同様の支持率低下があったといいます。二度とも、まもなく支持率は回復してしまうのが不思議ですが、一九八二年のベイルート猛攻の凄まじさは、「中東唯一の民主主義国家」イスラエルに対するアメリカ人の意識にさえ、大きな衝撃だったのです。

信原さんのどこに、地獄のような市街戦の場で超過酷な医療者の仕事をこなす馬力があったのか、信じられない気持ちでした。

帰国後の彼女にお会いしたのは、それからずっと後でした。同世代の日本人としては稀有な体験をした、信原さんの貴重な記憶を、ぜひ文字にまとめて欲しい。元新聞記者の私がお手伝いできるならそうしたい、と何度も思いつつ、年月は流れました。そして、信原さんは旅立って往かれました。このことが、かえすがえすも残念でなりません。

反戦・平和にかけた人生

藤田進

東京で発刊された『信原孝子さんとベイルート82年』に採録されている、日本帰国後のインタビューで信原さんが語っていることを読み返しながら、信原さんとの交流のいろいろな場面を思い出した。

私がパレスチナ難民史を描こうと決意し、八一年ベイルートの難民キャンプを訪れたときにはじめて信原さんとお会いした。姿を現わした小柄な女性は「ドクトーラ・スアード」とアラブ名で呼ばれており、それが彼女への信頼と親近感の表現であることは、その日夜遅くまで信原さんから十年にわたる医療体験をうかがう中でよくわかった。私が信原さんから聞いて忘れられないさまざまなことはインタビューの中でご自身が語っておられ、パレスチナ赤三日月社（PRCS）病院の医師としてレバノンへ向かったときの心境をこう述べている。

「七〇年代初頭、全共闘運動が敗北して、どうやってみんな一緒に闘えるんだろうかというテーマがあったわけですけど、……敵が攻撃してくるなかで、どういうふうに人民が一緒に闘えるのだろうかと、その現実を学びたいというのがあったわけです。……連帯運動というのは、いろんな党派もかかわっていたけれど、下からの運動というかたちでは作られてこなかった。……この日本のいまの現実を打開するにはもっと何かダイナミックな発想が必要だという思いがあって生きてきた。」

信原さんはイスラエル空爆下のレバノンにおいて人々に奉仕する医師の姿に開眼していった。

「水道も下水もなければトイレもない家があったり、蠅はブンブンいる、道は汚い。キャンプはクラシンコフを持ったコマンドが自衛していた。そこからコマンドが出撃するというけれど、パレスチナ人は住みながらみんな闘っているわけで、キャンプのなかは軍事訓練所が全部じゃないわけです。大部分は普通の市民が住んでいる。そういうところを無差別に空爆する。」

「レバノン農民というのは本当に貧しいわけです。……こちらから見たらほうっておけないというような人たちがいっぱいいた。妊娠していても医者にかかったことのない人、貧血でフラフラしているおばあちゃん、そういう人には造血剤をあげるだけでもありがたい。……パレスチナ人よりもレバノン人の方がひどいな、というところがいっぱいあった。そして彼らも同じように爆撃にさらされているから、パレスチナのコマンドが逃げてきたらかくまうわけです。

だからコマンドは、あそこへも行ってくれ、ここへも行ってくれと、言うわけです。」

「釜ヶ崎の人が何で病院へ行かないのかというと、馬鹿にされる、偏見で見られちゃう。そうすると、絶対治療はできない。敵との関係を理解してくれなければ、絶対治療にならない。本当に基本的な必要なところから医療も出発しているんだというのがわかったんです。」

「ゲリラ戦争ができるのは、一握りの兵士がいるからではなく、一人一人の大衆がそういう自覚を持っているからです。……何かあった時に、逃げる人がいても、また帰ってくるのが人民なんです。……パレスチナ革命が強いと思うのは、そういう歴史を闘ってきて、人民がいるということ。」

二〇一二年の秋、信原さんと散歩する機会があった。私の小学生の頃の記憶を頼りに、九段坂をのぼり、靖国神社、飯田橋、水道橋のコースを案内し、信原さんは息を弾ませながらも楽しそうに話しながら歩いておられた。紅葉真っ盛りの靖国神社境内を歩いているとき、信原さんはここへくるのは中学生のとき以来二度目だと言われ、お父さんが戦死されていることを知った。小学生の私が境内で遊びまわっていた頃、ヤスクニは多感な女子中学生にどのような影を落としたのだろうとふと思った。

ベトナム戦争特需で潤う日本での反戦運動の敗北感の末に、戦場真只中の難民キャンプにはりつき人民に奉仕する医者となった信原さんは、戦争のない平和な世界を夢みて人生をかけた戦後第一世代の貴重な存在であった。彼女の重要性は若い世代の人々が取り組む多様なパレスチナ民衆支援運動となって継承されているが、信原さんが亡くなられて間もなく、イスラエルは弾圧に抵抗し耐え忍ぶガザ住民に対する何度目かの空爆による大虐殺を企て、アメリカ・イスラエルと協力する安倍政府は自衛隊を中東に派兵してアラブ民衆に戦争をしかける立場を公然と表明した。

私は七〇歳を超えているがパレスチナに関わってきた信原さんの後輩として、権力者たちの人民の平和つぶしの企てに対して人々とスクラムを組んで抵抗する所存である。

これからも一緒に

岡真理

今ではもう、よく覚えていないのだけれど、あれは、おそらく第二次インティファーダさなかのことだったか。だとすれば十数年も前の話になる。いずれにせよ、大阪の街でこれまでいく度となく行われているパレスチナ連帯デモのときのことだ。比較的、大きなデモだった。その日、私は信原さんと並んで、話をしながら歩いた。

シャティーラ・キャンプの話になった。二〇〇二年の九月に、私は、一九八二年の虐殺事件から二〇年目のキャンプを訪れていた。キャンプの建物の、その朽ちかけたような外見とは裏腹に、訪れた家庭のいずれもが——貧しさや、家の極度の狭さにもかかわらず——驚くほどきれいに整えられていた。思わず、雑然とした我が家を思い出し、赤面してしまうほどに。それを信原さんに告げると、「台所でも何でもそう。ほんとうに彼女たちはきれい好き。家の中をきれいにしておくということを、私はパレスチナ人の女性たちから学んだ」と信原さんは言った。

二〇〇〇年九月に第二次インティファーダが始まると、イスラエル軍が侵攻したガザや西岸では、来る日も来る日も、パレスチナ人が殺され続け、その数は一カ月とたたぬうちに一〇〇人を越えた。二〇〇八年のガザ攻撃以来、数週間で一四〇〇人以上が殺されたり、一カ月半で二〇〇〇人以上が殺されるという事態を経験している今の私たちには、一カ月で死者一〇〇人などと聞くと、むしろ「のどか」にすら思えてしまう（実際、二〇〇〇年九月から二〇〇五年一月まで、足かけ六年にもわたって続いた第二次インティファーダにおけるパレスチナ人の犠牲者は、それでも三〇〇〇名あまりだ）。だが、当時は違った。毎日、毎日、増え続ける死者の数に打ちのめされていた。そして、自分の非力さ、無能さに絶望していた。この圧倒的な暴力によって今、傷ついている人たちに対して、アラブ文学研究者であるなどということは何の役にも立たなかった。

もちろん、アラビア語ができたりすることで、私にも私なりにできることがないわけではない。しかし、もっと直接、人々に関わり、彼らの命や傷ついた心やからだを癒す助けがしたかった。遠く離れた安全な地で、安穏と生活を送ること自体が耐え難かった。第二次インティファーダの勃発以来、抱えていた苦しい思いを、私は信原さんに打ち明けた。医者であれば現地に赴き、命を救うことができる、でも、文学研究者では彼らを直接、癒したり、救ったりすることは出来ない、と。それを聞いた信原さんが言下に漏らした言葉が忘れられない——「でもね、救えないのよ」。

『パレスチナ難民の生と死』（岩波同時代ライブラリー）という本がある。著者は、イギリス人の女性医師、ポーリン・カッティング。一九八〇年代なかば、内戦下レバノンのパレスチナ難民キャンプにカッティングはボランティア医師として赴く。彼女が働いていたブルジバラージネ難民キャンプをはじめベイルートの難民キャンプは当時、シーア派民兵組織アマルの厳重な封鎖と攻囲のもとにおかれていた。封鎖は何年にもわたり、飢餓状態に陥った難民キャンプで、カッティングは負傷者の治療にあたった。同書はその記録だ。

あるとき、砲撃を受け重体の青年が二人、同時に運び込まれてきた。どちらも直ちに処置を施さなければ死んでしまうが、同時に二人の処置をすることはできない。しかし、どちらか一方を選ぶということは、どちらかを見捨てることだ。苦渋に満ちた一瞬の選択。カッティングは一人を指して言う、「彼を手術室に運んで」。それを聞いてもう一人が呟く、「そうか、ぼくが死ぬのか……」

命の戦場で、命のやりとりに直接かかわるということは、命を救うだけではない。救いえない命とも数限りなく向き合うということだ。救い得たかもしれないのに救えなかった命、救われる術もなく死んでいくしかなかった命……。医師としてそこに在るということ、それは、救い得ない無数の命のただなかに身を置くということであり、その死をなす術もなく見守るしかない無力さ、非力さをつねに抱えて生きるということ、そして、こんな暴力さえ存在しなかったならば、死ぬことなどなかった無数の命たちの記憶とともに生きることだ。

あのとき信原さんは、「あなたには、あなただからこそできることがあるのよ」と何度も語り、それを私に信じさせようとした。圧倒的な暴力の前で、無力さ、非力さ、自分の限界を痛感しながら、それでも、自分にできることを精一杯、やっていくしかない。信原さんがそう生きたように。

耐久期限の切れた肉体を脱ぎ捨てた信原さんと、これからも一緒に、いま、ここで、私たちにできることを精一杯やっていきたい。

ベイルートでの叱責

城川桂子（ドイツテレビ協会ZDF日本支局プロデューサー）

去年、久しぶりに豊田直巳さんと話していた時のこと、信原さんの容態が悪く、病床でヤルムーク・キャンプの惨状を気にしておられると聞いた。ヤルムーク・キャンプはシリアのダマスカスにある。その数日後の二月二四日、封鎖後一年を経てやっと緊急食料供給にUNRWAが入れたヤルムークをBBCがレポートした。

「幽霊の通う道」とレポーターのリズ・ドーセットはヤルムーク内の細い道路を表現した。二万人以上と言われる人々が食料を求めてUNRWA一行に押し寄せた。「まるで地震に襲われた街のようだが、これは打ち続く銃撃、爆撃、市街戦、人間が起こした地震の結果なのだ。ここで人々は毎日、生きなければならない」。二〇一三年、シリアに拠点を拡大したＩＳ（イスラム国）がヤルムークをも占拠。そこを拠点にシリア政府軍と戦闘を開始した。政府軍は制裁として二〇一三年七月からヤルムーク地区を封鎖した。結果、引き続く激しい戦闘のために人々は外に出ることができず、食料は枯渇した。ドーセットは「飢餓が武器として使われている。これは戦争犯罪ではないか？」とウェブ紙のインタビューで訴えている。ＵＮＲＷＡがその日撮影した写真には、夥しい数の人々がＵＮＲＷＡ一行の周りに食料を求めて集まっている。現在もヤルムークは悲惨な状態にある。

私の記憶にあるヤルムークは、パレスチナ解放闘争を支援するスイスやチュニジアから来た活動家たちと友達になった場所だ。三〇年前のこと。ダマスカス近郊の周囲とあまり変わらない住居の立ち並ぶとても広い場所だった。一九四八年にパレスチナを追われた人々が辿りついた場所のひとつだ。一五万人のパレスチナ人がシリア人の傍で暮らしていたと言われる。当時のシリアにはレバノンのパレスチナ人キャンプのような活気はなかったが、人々の暮らしは静かだった。

八〇年代初頭、私はパレスチナ連帯運動活動家達とのパレスチナ連帯訪問と、日本のテレビ番組やドキュメンタリー映画の取材で、レバノン、シリア、チュニジアのパレスチナ人キャンプを何度か訪れた。そこで沢山の人達と出合い、ＰＬＯ、ファタハ、ＰＦＬＰの人たち、世界のパレスチナ連帯運動の人々を知り、近代国家の作り出した矛盾の日常に立ち向かう多くの人たちの存在と死を知った。信原孝子さんの存在もその中にある。以来、再び会うことなく長い時間が過ぎたのだが、この時、知った人間の強さと死の尊厳を心の奥に大事にしまって今まで生きてきた。

当時、ベイルートを訪れる度に信原さんにお会いしていたと思うのだが、私の記憶力はすでに当時の情景の詳細を描き出せない。それでも思い出の暗い洞窟から浮かび上がってくるのは、信原さんからベイルートで日本語でみっちり叱られたことだ。ベイルートの中心街から少しはなれた路地を入ったビルの階段をあがったところだったと思う。そこにあった信原さんの部屋を訪ねた時、確か、八一年に私が書いた『壊死の近代都市、ベイルート』の文章を引用されて、ベイルートを冒険の対象にしていると、「しょうがないなあ、この人は……」と言ったニュアンスでの叱責であったように思う。

この記憶はその後の私の生活の中で何度が繰り返し蘇ってきた。今それが、信原さんが引き受けておられたモラルと私のモラルの水準の差の指摘として脳裏に刻み込まれているのだとわかる。それはメディアの側に身を置く人間と信原さんの差であるのかもしれない。私は以降、ジャーナリズムの一端で身を立て、世界と触れている。当時、制作に参加していた日本のテレビ向けのパレスチナのドキュメンタリー番組、独立プロ制作のドキュメンタリー映画。その後もロンドンと東京で主にテレビ報道に携わり、三・一一以降は、ドイツ国営放送の日本支局で福島原発事故を始めとする、日本の政治・経済・文化全般の報道を生業としている。

ごく少数のジャーナリストは別として、報道の仕事は報道完了をもってその人の責任は全うされるとされるのだが、取材の場を離れる時に心に残るものは消し去ることは出来ない。それがその人の生の滋養となり、世界の見る目を決定する。その場を離れない選択をしていたと思える信原さんからの「しょうがないなあ、この人は……」は今の仕事の現場でも強く響いてくる。

あれから一度もアラブの地を訪れる機会なく過ごしているせいか、ブッシュのイラク侵攻以降、映像に表れるアラブの都市の情景は私が見た七五／七六年の市民戦争戦禍のベイルートがアラブ全域に拡大しているように見える。第一次世界大戦の戦後処理に欧州列強が敷いた境界線を持つ国家を基盤に情勢を見るには無理がある。

最後に、信原さんが亡くなったことは、大阪の姉から知り、昨年、追悼の集会が開かれることも知らされていたが、仕事の日程が重なりひとつも参加できなかった。日本に帰国されてからの信原さんの活動など全く知らない私はこの追悼集に書く資格はないのかもしれないのだが、声をかけていただいた。なんらかのかたちでお礼がしたいと思った。信原さん、ベイルートでお会いできてよかったです。いただいた言葉は忘れません。ありがとうございました。

故・信原孝子さんのこと

土井敏邦

よほど〝パレスチナ〟に関心がある人でも、若い世代では「信原孝子」という名を知っている人は少ないだろう。しかし私たちのように八〇年代、またそれ以前から〝パレスチナ〟に関わった日本人なら、その名を聞いたことがない人はいないはずだ。ＰＬＯがレバノンに拠点を置き、反イスラエル闘争を展開していた一九七〇年代からレバノン、シリアのパレスチナ難民キャンプで、一七年に渡ってボランティア医師として医療活動を続けてきた女性である。とりわけ一九八二年夏、ベイルートのパレスチナ難民キャンプがイスラエル軍に包囲され激しい攻撃をさらされていた当時、現場で医療活動を続けていた信原さんから送られてくる生々しい現地報告は、そのすさまじい惨事を伝え、私たちに強烈な衝撃を与えた。

その信原さんに対し、日本政府は「日本赤軍との関係」を疑い、旅券の再発給を拒否した。その後、信原さんとその支援者たちは、発給拒否処分の取り消しを求め長い裁判闘争を続けることになる。

帰国後の信原さんは、地元の大阪で社会の底辺で生きる人びとたちのための医療活動に従事しながら、日本からパレスチナ支援活動を続けてきた。

初めてお会いして取材を開始したのは一九八八年で、一九九一年には雑誌『世界』に信原さんの人物ルポを掲載した。その後、時に東京や大阪でのパレスチナに関する集会などでお会いすることはあっても、ゆっくりお話をする機会はなかなかなかった。それでも私のパレスチナ映画の制作などにはいつも支援カンパを送ってくださった。

その信原さんが癌末期で、あと一、二ヵ月の命だと知らされたのは、今年四月だった。

私は衝撃と同時に、もう二〇年以上も信原さんにご無沙汰をしてしまった自分の不義理と怠惰を悔いた。そして「生存中に信原さん自身の声でその半生を語ってもらい映像で記録し残さなければ」と思った。私は病院の信原さんに電話をした。力のない声だったが、信原さんの意識ははっきりしていて普通の会話ができた。私は「かつての体験をカメラの前で語ってくれませんか」と伝えた。すると信原さんは、「ちょっと考えてみる。決断したら電話するから」と答えた。しかしその返事の電話はかかってこなかった。

六月九日、ある大学での私の映画上映と講演のために、やっと大阪に行く機会ができた。私はもしチャンスがあれば信原さんにお会いして少しでもその声を残したいと思い、バックに小型ビデオカメラと三脚を詰め込んだ。大阪に着くと、私は再び信原さんに電話した。「大阪まで来ているんですが、お会いできませんか」と言うと、「もう、ちょっと無理。ごめんね。でも、あなたが書いてくれた私の記事、私の宝物だから」と弱々しい声で信原さんは応えた。そして最後に「シリアのパレスチナ人のことがずっと気がかりで……。もう私は何もできないけど、あなたはがんばってね」と言った。

死を直前にしてまで、信原さんは、かつて自分が長年医療活動をしたシリア・ダマスカスのパレスチナ人難民キャンプの住民のたちことが気がかりでならなかったのだ。

私は電話の最後に、信原さんに「ありがとうございました」と言った。それ以外に、今の信原さんにかける言葉がみつからなかった。その言葉には、これまでの私への支援に対するお礼とともに、「〝パレスチナと関わる〟とはどういうことか、〝パレスチナから学ぶ〟とは何かを、身をもって教えてくださってありがとうございました」という、私の心底からの感謝と畏敬の気持ちの表現だった。

二日後の六月一一日の午後三時ごろだった。東京から横浜に戻る電車の中でEメールを開いた。大阪でパレスチナ支援活動をする知人からのお知らせメールだった。

「大変残念なお知らせですが、信原孝子さんが亡くなられました。診療所の同僚の方を通じて連絡をいただきました。今日の午前一一時頃とのことです」

私は一瞬信じられなかった。ほんの二日前、ちゃんと電話で会話もできたのに。そして四月に信原さんの状況を知りながら、敢えて大阪まで会いに行かなかった自分の怠惰を悔い恥じた。

世間はもう信原孝子さんのことを忘れてしまい、その死はニュースにもならなかった。私自身、信原さんの三〜四〇年前の活動について記憶が朧《おぼろ》になっていた。信原さんの死を知った直後、信原さんについて書いた自分の記事を二〇数年ぶりに読み返してみた。そして私は改めて「信原孝子」の生き方の凄さ、「こんなに深く、熱く〝パレスチナ〟と関わった先輩がいたのだ」という事実に改めて圧倒され感動し、涙がこみ上げてきた。

こういう日本人がいたことを、私たちは決して忘れてはならない。また〝パレスチナ〟に関わる者の一人として、私は信原さんに笑われないような関わり方、生き方をしなくてはいけない。それが、〝パレスチナ〟に関わる、信原さんの〝後輩〟の一人としての私の責任だと思う。

（二〇一四年六月一五日）

心に染み入るような存在

小田切拓

「あんたと話すことはもうないから、この前に電話で伝えたし。」

決して突き放された訳ではなく、恐らくは「わざわざ札幌から会いに来て欲しいなんて言わせないで」と言いたかったのだろう。昨年五月下旬、信原さんに会いたくて連絡をした時のこと。私の大阪滞在が、ホスピスから一時退院される日からという最悪のタイミングでもあった。

病室に伺います、お時間を下さい、とは言いにくくなった。しようがなく「モロヘイヤでスープを作るのが得意なんです、乾燥モロヘイヤも一杯ありますけど送りましょうか？」というような話をしてみると、声の調子ががらっと変わった。「アラブ料理が食べたい。みんなで食べたい！」

そんな経緯で信原さんを囲む食事会が急遽開かれること

になった。当日の彼女は、びっくりするほど明るく、食事だけでなくお酒まで口にしていた。〈ちょろちょろ〉動き回っては、一人一人に歩み寄って照れくさそうに話しかけていた。「ああ、また会えるんだろうな」と、勝手に思い込んでしまった。

偉そうにしているのは何時もこちらの方だった。信原さんは、それを諫める〈お姉ちゃん〉のようで、言いだしたら聞かない我が儘な〈妹〉のようで。信原さんと出会ってから十年余り、私に足りないものを軽やかに示してくれる人だった。

レバノン滞在当時を知る欧州人やパレスチナ人は、そんな彼女のことを、今も間近にいるような眼差しで語っていた。(みな、本名を名乗らず、アラブ風のニックネームで呼び合っていため)本名も知らないのに、それは確かに信原さんだった。信原さんは、何時も何処でも〈信原さん〉だったのだ。

私もパレスチナに関わり出して二〇年近くになったが、あんな風に出会った人々の心に染み入るような存在にはなれているとはとても思えない。それなのに、ずっと〈語って〉ばかり。

「パレスチナのことを支援していると言って下さい。私たちの代わりに現地に行って、様子を伝えてくれるのだと言ってください。」

随分前に大阪で講演する機会をいただいた時に、投げかけられた〈質疑?〉のことが脳裏から離れない。「それは質問ではないから、ジャーナリストの答えることではないから」と拒んでも、何度も何度も彼女は聞いた。

あなたのお話が伺えるくらいに、最近やっと一人前に近づいてきましたのに。信原さん、育てて下さってありがとうございます。

伝えるべきものは暮らしの中にある

藤原亮司（ジャーナリスト／ジャパンプレス）

あれは何年前のことだったか。急行も停まらない南海電鉄のローカル駅の鄙びた喫茶店で、コーヒーを何杯もお代りしながら信原さんと話し込んだ。レバノンやシリアの思い出、当時のパレスチナ・ゲリラたちの姿を懐かしそうに話しながらも、質問をするのはほとんどが信原さんのほうだった。

「私はもう行かれへんからな。だから今の現場の話を聞きたいんや」

思い出話はしてもしゃあない、と言った。今のパレスチナのことを知りたいのだと。「昔話は私の墓の中まで持っていくねん」。

外務省にパスポートの発給を停止されても、信原さんの中でパレスチナは決して「古いもの」になることはなかった。人びとに会うことができなくても、いつもパレスチナとともに今を過ごしていた。レバノンやシリアで医師として自分を人びとの日常の中に置き、寄り添っていた頃と何ら変わらない。

「人の暮らしの中に伝えなあかんもんがある。あんたも自分の仕事をしっかりやり続けなさい」と、別れ際に私に言った。

闘病生活を続けるようになってからも時々電話をかけてきては、いつもパレスチナやシリアの状況を説明してくれと一時間も二時間も長電話をする。二〇一三年になってからは、シリアの話題が中心だった。

「どうすればヤルムーク難民キャンプに物資を届けることができるか」。私の中東の知人を通じてその可能性を探ってくれと話されていた。また、なぜシリアでサラフィストが台頭してきたのか、イスラム国前身組織と「イスラム戦線」の違いを説明して欲しいと、シリア情勢をしきりに問われていた。電話口での決まり文句は最後まで、「昔の知識のままシリアを見てたらあかん、勉強せなあかんわ」、だった。

最後に話したのは昨年五月の終わりごろだったか。声には少し力がなかったが、伝わってくるパレスチナへの強い思いは揺るぎないものだった。「また情報聞かせてな」と言って電話を切った彼女との約束は叶わなかった。

昨年八月、イスラエル軍の空爆が続くガザに、PFLPメンバー、ドクター・マリアム・アブー・ダッガを訪ねた。有名なライラと共にレバノンで戦ったPFLPの女性コマンドだ。数年前、マリアムのことを信原さんに話すと驚いた顔で、「あのこは生きて、今はガザに帰ったんか。どんな人生を過ごしてきたんかな……」と、相好を崩した。「前線から帰ってきたらいつも病院に顔を出しに来てくれてな。強い兵士やのに、そのときは甘えた女の子の顔になるねん」。

訃報を伝えると、ソファの上でマリアムは泣き崩れた。「レバノンでは、ドクトール・スアード（信原さんのアラブ名）を姉みたいに慕っていた。前線から戻るといつも、真っ先に彼女に会いに行った。話すと疲れや緊張が消えて本当に安心できた」。

信原さんが日本でどんな人生を送ったのか聞かせてと言われ、私が知る限りのことを話すと、「パレスチナのために人生を捧げてくれたのか……」と、マリアムは再び涙を流した。

彼女が言うように、パレスチナに人生を捧げるその生き方を貫いた信原さんに、心より敬意を感じる。ご冥福を祈る。

［※編集註：マリアムさんからの追悼文は一五三頁に掲載しています。］

市民運動／連帯運動から

ドクトーラ・タカコを讃えて

中野マリ子（オホティ・マリコ）

一九七〇年にヨルダン政府に弾圧され、追われたパレスチナ解放機構（PLO）は、レバノンにたどり着いた。七一年、信原孝子さんと私は、ベイルートに入り、難民キャンプから離れていた月赤十字病院「アル・コッツ」（ジェルサレム）、地下に手術室のある四階建の立派な総合病院で働くことになった。言葉もままならない私たちを、パレスチナ人スタッフは、「ドクトーラ・タカコ」「オホティ（シスター）・マリコ」と敬意をこめて呼んでくれた。

私の日課は、負傷して入院していたフェダイン（戦士）の洗顔から。右手に水の入った壷を持ち、左手の洗面器に受ける。「おはよう」と言うと、ウィンクして「サバアファ・ワルツ」と応える「おはよう、花」と、「朝は光」ともとれるような詩のような言葉を教えてもらった。

タカコは、診察の毎日。PLOが用意してくれた近くのアパートで、夜は疲れ果てて、二人で話し込んだ思い出があまりなかった。その部屋で、よくタカコが下剤の点滴をしてくれた。腸が長い日本人の私には、便がウサギのウンチ、民族の違いとは食生活から始まるんだと思い知らされた。

一九七二年七月、ガッサン・カナファーニ氏が姪御さんと、車に仕掛けられた爆弾で、粉々になって、送られてきたのも、この病院だった。

状況は厳しくなり、ジェルサレム病院が閉鎖され、私はボルジ・バラァージナ難民キャンプの「ハイファ病院」に移った。この前後に、突然タカコは、「PFLPに行く」と、引っ越していった。むしろタカコとは、日本に帰って、ぐっと仲よくなれた。

私のキャンプから歩いても近い、サブラ・シャティーラ・キャンプの中心にガザ病院があって、手術室もあり、ベトナムのナースやアメリカのナースも来ていた。このサブラ・キャンプも後で、侵略してきたイスラエル軍による虐殺が起こるのだが、私が居た頃にも、タラザータ・キャンプで、大勢のパレスチナ人がレバノン軍に虐殺され、廃墟となった。

〈タカコを人民葬で送りたかった〉

サブラ・シャティーラ・キャンプの隣がレバノンの松林、その地中がパレスチナ人のお墓だ。土葬なのだ。すでに土は二メートル近く掘り下げられていた。女たちと子どもが花束をちぎって、花と草を寝床に放る。花の上に棺を乗せて手で土をかけ始めると、女たちが「ルルルルゥー」と、口に手を当てて「ザ・グルウーター」の悲鳴が飛ぶ。悲しみの口唇だ。同時に「ダ・ダ・ダ・ダ・ダー」と、軽機関銃が空に向かって発射される。吹っ飛ぶ薬莢と折れた松葉が頭に降ってきた。泣きながら打ち続けるなかま。愛情と涙にむせた人民葬だった。

タカコをこんなふうに埋葬したかった。棺のなかでフェダインは、血と泥にまみれたまま横たわっている。清めなくてもよいのだ。なぜなら、戦士の死は、不浄ではないから。ア・ナセル・ヤンター・ゾルナ（勝利が我らを待っている）！

（『人民新聞』二〇一四年七月二五日掲載）

ダマスカスでの散髪

中島基陽子（看護師）

一九八三年春。間もなく到着する、のアナウンスで目が覚めた。飛行機から見た光景に愕然とた。緑がない!! このままU-turnしようか？　が最初の印象。それを踏み止めたのはSuadとの約束だった。とりあえず彼女に会ってからすぐに帰ろうと思っていた、それほど嫌だった、こんな岩だらけの国に降りることが。しかし、わたしはこの国で暫くボランティアとして働くことになった。Suadの手引きによるものだった。

初夏になりこの国特有の暑さで髪もバサバサになった私は、うっとうしいこの頭をどうにかしたかった、が女性は長髪が普通のこの国で、短髪にするために美容院に行くことを躊躇った。Suadが「私は自分で切ってるよ」と言っていたことを思い出して、彼女に頼もうと思った。

静かな住宅街にあるヤーファ病院で働いていた私は、いつものように送迎バスに乗り　今日はヤルムークまで乗せてと運転手に頼んでキャンプで降りた。午後二時に仕事が終わり帰宅して昼食プラス休憩（昼寝）がこの国の生活である。

バスを降り砂埃とアラブ音楽、ケバブを焼く屋台の匂い、帰宅をいそぐ男達の中を通り抜け段々狭くなるキャンプの道中の彼女の部屋に向かった。アチコチから昼食のいい匂いがする、子供たちの遊ぶかん高い笑い声がひびく。昼食も期待して部屋につくと、ちょうど彼女は割りとのんびり昼食の準備をしていた。私の分もね、で在り付いた。今までも何度もご馳走になったがいつもとても美味しかった。特にタマネギの入ったアラブ風サラダはいつも私が大方食べた。堺で彼女が闘病中「私の家に来てね、アンタも知ってるように私、料理が上手やから何かつくるわ」と聞いたときそれを思い出していた。

昼食後散髪を頼むと快く承諾してくれた。ベランダに出て彼女のグッズは切れの悪い鋏と頭から被るゴミ用のビニール袋だけ、鏡などない。切りはじめて暫くして「ひとの切るの初めてやからなあ」と笑いながら言った。いいよと返事した。私は椅子に座っていながらも「中々揃わないわー」と、揃えることに意地になっている彼女の鋏が前髪の生え際にきたとき、チョット！　大丈夫！　と叫んだ。嫌な予感がしたがそれは的中した。生え際まで切ったわたしの頭を見て誰もが一様に笑った。二度と彼女には散髪は頼まんと心に何度も誓ったのだった。

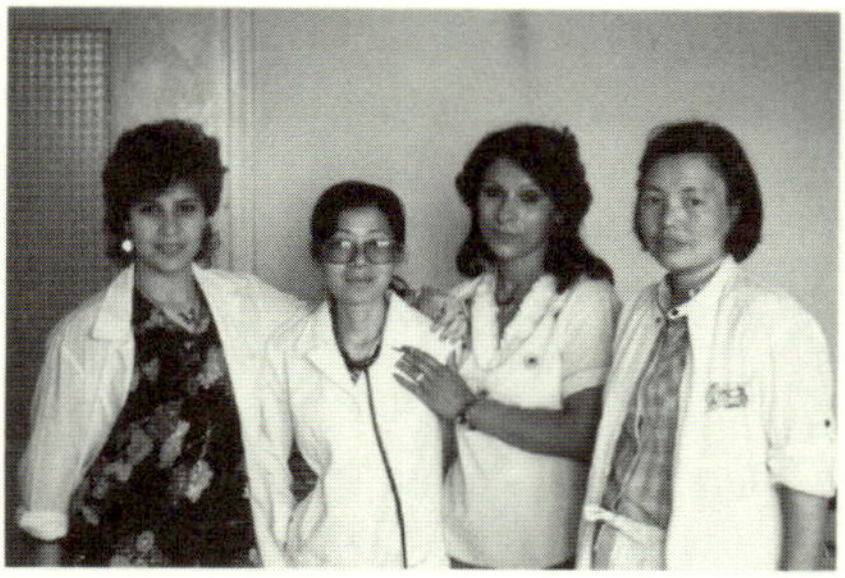
診療所スタッフとともに（左から２人目が信原さん、右端が中島さん）

帰国してしばらく経って再会したとき彼女が「いつも自分で髪切ってるよ、昔からやアンタ知ってるやろ」と言ったとき、私は同時に八三年を思い出して言葉を濁した。

キャンプの入口に住んでいた私はSuadに用があるときは運転手に、今日は診療所まで送ってねと頼んだ。職員の多くはキャンプに住んでいるため、キャンプ内なら大抵どこにでも行ってくれる。キャンプの診療所は冷房設備もないが、それほど暑くはなく、天井の扇風機がカラカラと音を立てて回っているだけで暑気はましだった。夏もあまり陽が入らないためチョット薄暗いが、そのせいかもしれない。

彼女はgeneral physicianで診察して、専門医に紹介状を書いていた。何人も診察にくるが、〝遠慮〟がないからお互いによく喋る。しかも大きな声でケンカでもしているのかと思う程。しかし最後は握手で終わる。

彼女は時間があれば私を連れて色んなキャンプの人達を訪ね、その方たちのhistoryを聞きながら交流していた。でも大体は一九四八年〜その後の追放の歴史、現在の生活の厳しさだった。娘が結婚した、孫が何人もできた、子供の怪我が治ったなどホットして和む話も沢山あった。彼女は自分のことのように喜んで聞いていた。

診療所の外でも近所のひと達が、「頭が痛い」「お腹の具合が悪い」とSuadに訴えにきた。鞄の中に処方箋を持って、彼女が書いて「これを持ってサイダリーヤ（薬局）に行きなさい」と渡していた。そんなもんで出してくれるん？　ときくと「分からん。あればくれるよ」だった。

私達は顔を合わせればケンカばかりだったが、彼女の活動を尊敬していた。彼女が帰国し随分経った頃、電話がかかってきた。癌告知を受けた彼女は、私とⅡだのⅢだのと言い合った。そして「キューバについていってよ」と、よく私に無理な頼みをしていた。その言葉が「連れて行って、日本で死にたくない」と変わっていった。

何とか彼女の頼みに応えたいと考えたが、どう考えても無謀な願い。相手国にも迷惑がかかる。連れて行ってそのまま置いてくる訳にも行かない。「無理だね」の一言だけが私の答えだった。最後まで元気な声を出して、私に無理なことばかり頼んで彼女は逝ってしまった。暑い夏がくる前に。その秋、私はレバノンに散骨に行くことになった。やっぱりここに帰りたかったのだろうと皆が思ったからだ。一一月ベイルートは人、車、軍隊でごった返していた。彼女の骨が彼女の最も行きたかった地であるパレスチナに流れて行くような場所を探し、そこから彼女の骨を海に流した。

その時やっと彼女の頼みを叶えることができたと思った。散髪の御礼は散骨かな。

深夜の電話

豊田直巳

信原さんが亡くなる一年くらい前だったろうか、いつもどおりと言うべきか、夜遅くに掛かってきた「元気？」と言いながらもこちらの意を聞くのではない一方的な口調の電話は、いきなり本題に入った。

「あなたジャマールくん知っているでしょう。彼、いま大変なのよ。あなたシリアに行けない？」と。

「アラブの春」と呼ばれる反独裁運動は、チュニジアからエジプトに、そしてリビアに、さらにシリアにも波及していた。しかもシリアでは、リビア同様に内戦と化した。

戦火は首都ダマスカス郊外のヤルムーク・パレスチナ難民キャンプにも及んでいたことは、私も新聞報道などで聞いてはいたが、そのころ東京電力福島第一原発の爆発事故による原発震災の取材に私は謀殺されて、聞き流すままにしていた。そんな私を信原さんの電話は、二〇年も三〇年も前の若い日々に引き戻した。

前年のレバノン戦争でシリアへの撤退を余儀なくされたＰＬＯ（パレスチナ解放機構）と共にダマスカスに移った信原

さんに出会ったのは一九八三年の冬。信原さんがボランティアとして勤めだしたPRCS（パレスチナ赤三日月社）のディール・ヤシン診療所もヤルムーク・キャンプにあった。そして、当時まだ高校生だったジャマールくんも同じ難民キャンプに暮らしていた。

この初めてのパレスチナを巡る旅に同行させてもらったドキュメンタリー映画の布川徹郎監督の撮影クルーが日本に帰って以降も、そのままダマスカスに残った私は、信原さんとレバノン戦争で再難民化したパレスチナ人の避難先となったセット・ゼーナブ・キャンプに行ったり、信原さんの勤め先の診療所に出入りしたりしていた。

そして信原さんが忙しい際にはジャマールにキャンプを案内してもらったりした。「シネマ・ナジューム」（星の映画館の意）という日本人の私にも響きのいい映画館前で乗り合いタクシーを降り、路地をいくつか折れた所に信原さんの下宿はあった。

裸電球が一つ下がる薄暗い、その四畳半二間にジャマールくんや、彼の友人のヤヒヤくんなどと集まってはたわいもない話の合間に、甘いアラブ茶とトルコ・コーヒーを何杯飲んだことだろうか。国境を一つ跨いだだけで戦火のレバノンと大きくことなる平穏な時間が、当時一〇万人規模でパレスチナ人の暮らすそこには流れていた。それは初めてこの地を訪れる者に、「難民キャンプ」の言葉にイメージされる世界との眼前の光景に戸惑いを覚えさせずにいられないものだった。八百屋や肉屋や食料品や雑貨を売る万屋だけでなく、流行の洋服をショーウインドに掲げる店も三輪車なども並ぶおもちゃ屋も、昼間から男たちが水パイプの煙をくゆらすアラブ喫茶店も、店先で鳥の丸焼きを吊るす食堂も表通りに並ぶ。それはその後に私がいくつも訪れることになる他のアラブの街と変わらない風景があった。ただ、至るところに張り巡らされた青年の顔写真の印刷された対イスラエル戦争で死んだ殉教者を讃えるポスターさえなければの話だが。そんな難民キャンプの景色に信原さんは馴染んで見えた。

それは信原さんが日本に書き送る戦火の中に生きる人々の姿とかけ離れて見えたほどに。つまりは、私は人々の静かな日常の中に秘められた、あるいは耐え忍ぼうとする人々の苦しみや悲しみに思い至らなかったのだ。

もっとも、そのジャマールくんの、そして信原さんの住み、働く診療所のあるヤルムーク・キャンプを、信原さんのパスポートの発給を拒否した日本の外務省は、通常の公共交通機関もなく軍用ジープでなければ行けない所、銃を持った者たちしかいない前線基地のような所と、東京地裁に提出した準備書面で描いてみせた。外務省の出先機関である在シリア日本大使館の職員がキャンプの診療所に信原さんを訪ねているにもかかわらず、だった。

もっとも、それから三〇年。あのヤルムーク・キャンプが政府軍と反政府軍とが砲火を交える戦場になるとは私も、そして信原さんも思いもよらなかった。

「ジャマールくんと電話が繋がって少し話せたの。彼ら大変そうだから、行きたいけどパスポートのこともあるから私は行けないでしょ。だけど、ジャマールにレバノンに出てきてもらえるかもしれないから。そしたら豊田くん行けるの。旅費は何とかするから。いつだったら行けるの。」

携帯電話の信原さんの声は、東京とダマスカスとを結んだ国際コレクトコール電話のように遠くもあり、しかし近くもあった。それは一七年間のパレスチナ難民医療支援に一次休止符を打って帰ると言い出した一九八七年を思い出させた。その国際電話に、私は「ともかくダマスカスに行くから、少し待ってて」と言って、旅支度をしたことを。

しかし、大阪から掛かってきた信原さんとの携帯電話での約束、私のダマスカス、ヤルムーク・パレスチナ難民キャンプ行きはいまだに果たせないままである。

（二〇一五年三月一八日）

時間と経験

岡田剛（元・信原孝子さんを支える会）

一九八一年の夏から二年間、青年海外協力隊の隊員としてシリア・アラブ共和国の首都ダマスカスで暮らしていました。その任期半ば（一九八二年）にシリアではハマの虐殺事件がありました。この虐殺事件直後にハマ市内で見た破壊の跡を忘れることはできません。いまも続くシリア内戦の映像は、このときの記憶へと真っすぐに重なっていきます。

さらに一九八二年の夏から秋にかけてはレバノン戦争、サブラ・シャーティーラ難民キャンプでの虐殺事件がありました。その少し後に、いくつかの偶然が重なって、レバノンからシリアに移って来た信原孝子さんにお会いしました。信原さんへの外務省による旅券発給拒否処分に対して、日本国内で裁判が始まったというので、帰国後にその裁判支援運動（信原孝子さんを支える会）に参加しました。こうした一連の出来事／経験は、もう三〇年以上も前のことです。

当時、ダマスカス近郊のパレスチナ難民キャンプに住み診療所で働く信原さんは、ほとんど「現地の人」で、周囲のパレスチナ人たちに溶け込んでいるという印象でした。

見た目は「フツーのオバサン」なのに、大変な状況の中で長年にわたって医療ボランティア活動を続けてきた、すごい人だなあと思いました。

その信原さんが何かのときに、「パレスチナ人って、すぐに殺されちゃうんだよね」と、ふともらした言葉が今も心に残っています。それはパレスチナ人たちが強いられ続けてきた厳しい状況そのものなわけですが、一方では、だから死なせたくない、医者として助けたいという信原さん自身の思いがあってこその言い方でもあったのだろうと思います。

いま、政治や経済のみならず、軍事面でも日本とイスラエルの関係が、以前には思いもよらなかったほどに拡大・深化されつつあります。かつてのように、日本でのパレスチナ連帯運動が、日本国内の様々な課題と無関係に、言わば「能天気」に存在し得た状況は、もはや有り得ないと思います。

そうしたなかで、かつての現地での経験をどんなふうに活かすことができるのかという問いは、いまも何がしかの意味を持ち続けているだろうと思います。医療ボランティアという、ひとつの専門性を大きな軸に、長年にわたって現場でパレスチナ人たちのありように関わってきた信原さんも、現地での経験をどう活かすのかという課題をたぶんずっと自らに問い続けていたのではないか、そんなふうに僕は勝手に推測していたし、僕自身のささやかな経験についても、それは構造としては共通するのかな、とも思っていました。

こうした問題意識について、いつか信原さんと議論してみたいと思っていたのですが、もはやそれはかなわぬことになってしまいました。いまはただ僕自身の怠慢を悔やみつつ、さらに、なおもしばらくは答の出ない問いを抱え続けるしかないようです。他にもいろいろと信原さんには不義理をしたままになってしまいました。ごめんなさい。

スァードはどこへ行った
――八五年夏のことなど

三井峰雄（元・信原孝子さんを支える会）

昨年の大阪の追悼集会の帰りに、誘われるまま『際《きわ》』というお店に行った。すてきなテーブルでゆっくりと楽しく、そして多めのウイスキーを飲み、翌日は京都駅でお土産を買ってから新幹線に乗った。東京駅に付く直前に、新聞やおみやげの袋をしまおうとザックを開けて、思わず「ゲゲッ」声が出た。信原さんのお骨を入れた小さな箱がそこに入っていたのだ。家に帰ると家族は笑って、大阪までお別れに行った信原さんをまた連れてきちゃったのかと言った。「東京駅に着いたけどいまから会えないだろうか」といきなり電話してくる信原さんのことを、きっと思い出してしまったのだろう。

一九八一年一月にパレスチナ連帯ツアーに参加して、レバノンのいくつかのキャンプに行ったことがある。南部の小さなキャンプの診療所の前で、日本人医師の名前を聞いた。北欧の国から来たと言う女医さんからだった。翌八二年の夏、信原さんは包囲されたベイルートで治療をつづけ、停戦時には医師や看護士たちと白衣でデモをして新聞に載り、最後は子供サイズの軍服を着てレバノンを撤退してシリアに行き、パスポートのないまま医師として仕事を再開した。その信原さんに初めて会ったのは、八三年の三月、布川徹郎さんの撮影スタッフに加わって行ったダマスカスでのことだった。追悼集会で上映されたビデオのテントの中の場面では、カメラのフレームの外で僕は録音機をまわしマイクを振っていた。取材の前に、布川さんは信原さんへいくつかの質問項目を挙げていたけれど、実際に会話が始まると見ての通りで、我々はただカメラと録音機を回し続けるしかなかった。いま改めてあの場面を見るとわかるような気がする。きっと信原さんはレバノンで、あんなふうに患者の話を聞き、症状や生活環境から診断を下し、薬も設備も不足する診療所でできる最善の治療をつづけてきたのではないのか。

その取材から戻って半年くらいして、信原孝子さん（の旅券法裁判）を支える会が発足した。現地報告を載せたニュースの発行、裁判傍聴の呼びかけとカンパ集め、時おりの集会開催などを続けていくうちに、やはり御当人と支援運動の間に意見の違いが出てきた。会の代表のT田君は何度かダマスカスに行っては、いつもボロカスに言われたと、めげて帰ってきていた。僕もバイトをやめて、信原さんに会いに行ったけれど、T田君から聞いていたとおり、確かに信原さんとの対話は過酷を極めた。人類史すべてを語るまでは言わないが、とにかく話が途切れないのだ。毎晩夜中の二時ごろまで、こちらから話を返す間もほとんどないまま、学生時代の運動経験からレバノンでの医療活動について、あるいはパレスチナや日本や世界の状況について考えていることを、彼女は延々と語り続ける。しかも、ちっとも面白くない。どこか説教じみていて、いちいち同意を求めてくるので、聞いているうちにストレスがたまってくる。さらに、自分はそろそろ日本に帰って闘うと言う。法廷で証言することでパレスチナ連帯運動に貢献するとかで、したがって自分の帰国を運動として方針化したいと言う。

あげくにパスポートを取ることが裁判の目標ではないとまで言うので、さすがにアタマに来て僕は言った。いま日本では在日韓国、朝鮮人が先頭に立って、指紋押捺拒否運動が起こっている。彼らは闘争のあいだ国外に出られないし、そもそも再入国許可がなければ出国しても戻っても来られないのが入管体制だ。その大切な渡航の権利を最後まで求め続ける決意があなたにはないのですか、と。日本に帰ってからの信原さんは、何かにつけてその話を持ち出し、「あの時は三井君に恫喝されたよねぇ」と言うのだが、信原さんそれは言葉の意味が違います、あれは恫喝なんかじゃありませんと僕はいまも言いたい。

日中は暑い季節だったので、ある夜に信原さんとヤルムークの表通りを歩いたことがあった。八時過ぎても人がやたらと街路に溢れ、ぞろぞろ歩き回っている。着飾った子どもたちもいるのでお祭りでもあるのかと質問したら、これは毎日の夕涼みの時間なのだと教えてくれた。停電のため街灯がいきなり消えてもみんな平気でぞろぞろ歩き、あるいは立ち止まって会話を続けている。真夜中の討論はきびしかったが、信原さんはあちらこちらで出会った人々のことを丁寧に説明してくれた。パレスチナ人でもシリア人でも、世代を超えて政治や戦争の影響を受けながら、仕事を見つけ家族を守ろうとする人達の話をたくさん聞かされていたので、一日の終わりを語らいのなかで過ごす人々の姿には胸を打たれた。そのヤルムークの街が、いまはひどく破壊されてしまい、人々は再び難民としての日々を送ることになってしまったと聞く。

レバノンへの小旅行中に信原さんを知るパレスチナ人に出会うと、ファードはいまどこに居るのか、いつこっちに戻ってくるのかとよく訊かれた。あの夏から三〇年、僕の家に何日間か鎮座していた信原さんの骨も、いまや彼の地のどこかに眠っているはずだ。いや、眠ってなんかいられないか、あの性分ではね。

信原さんのこと

つるたまさひで（太田福祉工場／原爆の図丸木美術館／ピープルズプラン研究所／元・信原孝子さんを支える会）

「信原孝子さんを支える会」に入ったのは、八〇年代の前半、コアメンバーもぼくも二〇代だった。コア・メンバーの三人は信原さんに出会って、世話になったことがあったのだけど、ぼくは写真と彼らの話でしか知らない信原さんで、その仲間のしっぽにくっついてときどきちょっとした雑用をしていたと思う。「また、おばはんがこんなこと言ってる」とか言いながら、作業していたおぼろげな記憶がある。三〇年以上も前の話なので、ほとんど覚えていないし、記憶違いもいっぱいありそうなのだけど。

そんな「支える会」の活動、詳しいことは忘れてしまったけど、いろんな過程を経て日本に帰ってきた信原さんは小柄できさくで、そしてまっすぐな「おばはん」だった。その頃ぼくはもうすぐ三〇歳という年代だった。いま、思うと、二〇代の、少し幼さを残したぼくたちと「おばはん」の関係は最後まで、幼さを残した若者とおばはんの関係のままだったんじゃないかな。信原さんはぼくたちが五〇代になっても、まだぼくたちのことを「おばはんとして」心配してくれていた、そんな気がする。そう、支えられていたのは、「支える会」のぼくたちだった。

そして、書き残しておきたいと思ったのは「日本赤軍」のこと。信原さんを支える会では「赤軍だろうと何だろうとパスポートは発給すべきだし、そして、信原さんは赤軍のメンバーではない」というスタンスで活動していた。

で、後になって(二一世紀に入って、それも一〇年くらい過ぎてから)、古い活動家の人に「そんなこと思ってたのは、おまえらだけじゃねえか」と言われて、ショックだったのを覚えている。ぼく(ら?)以外では信原さんは赤軍だったというのは明白だったというのだが、最近聞いた話では本人は最後まで否定していたとのこと。その話を、いつか直接、信原さんに確かめたいと思っていたのだけど、信原さんは逝ってしまって、彼女の話を聞くことはもうできないし、もしかしたら、そんなに重要なことでもないかもしれないとも思えるようになってきた。

医療ボランティアとしての信原さんを支えるということと、信原さんの旅券の再発給を求めることを通してパレスチナ解放闘争に連帯する、そしてそのことが世界の社会変革につながる、ということの重なる部分と重ならない部分をどの程度自覚していたのだろう。

おそらく、八〇年代のぼくはNGOも国際ボランティアの存在もほとんど知らなかった。そんなぼくにとって、「支える会」は革命や社会変革とのつながりでの旅券の再発給を求める運動だった。そして、当時、支える会の中で、ぼくだけは党派の下部組織の人間でもあった。まあ、そことは関係なく、誘われて「支える会」の活動に参加していたものの、その頃、何を考えていたのだろう。思い出そうとするのだけど、思い出せない。ほとんど何も考えていなかったのかなぁ(ま、いまもそんなに変わらないけど)。

最初に書いた原稿では「日本赤軍」のずるさとか、わかんなさとかを外在的に批判していたのだけれど、よく考えたらぼくも、そこからそんなには遠いところにいたわけではなかったのだと、愚かしい事に、今になって気づいて、校正で大幅に書き直している。

ともあれ、信原さんの思いややってきたことには、ほんとに共感できたし、信頼していたし、帰国後に彼女から具体的に援助をもらった仲間も多い。東京と大阪という距離はやはり大きくて、ぼくはたま～に会ったりするだけだったのだけど、最後に堺の病院に行ったとき、信原さんといっしょの時間を過ごせたのは楽しい思い出になった。でも、やっぱり、もう少しちゃんといろんなことを話したかったなぁ。

Adieu 信原さん！

ルティ・ジョスコヴィッツ

私が初めて信原さんに会ったのは一九八三年の夏だった。シリアにあるパレスチナ人たちのヤルムーク・キャンプで。小学生だった私の二人の子供と、日本・アジア・アフリカ作家会議のツアーに参加していた。

このキャンプでは、イスラエル軍の爆撃で、親を亡くした子供が沢山いた。この子供たちにとって信原さんは、母親のような存在だった。彼女もまた子供たちを大変可愛がっていた。

信原さんが働いている診療所を私たちに案内してくれて、多くの器具や医療、薬が足りないと訴えていた。こんな大変な状況の中で、彼女は一所懸命キャンプの皆さんの世話をし、そして信原さんはキャンプの誰からも尊敬されていた。

ヤルムーク・キャンプの子供たちは言葉は通じなくても、私の子供と毎日遊んではしゃいでいた。ある日、私の娘が熱を出して、ゆっくり寝ていたかったが、ここの子供たちは彼女のことを心配して、決して彼女から離れようとしない。とても心の優しい子だと思った。娘の具合が悪い中で、信原さんはずっと娘を世話してくれて、大変感謝した。

それまでパレスチナ人とともに、長年レバノンで暮らしていた信原さんは、シリアへ移動するときにパスポートの再発給を拒否された。おそらく二度とパレスチナ人と再会できないと思いながら、日本に残していた年取ったお母さんを世話するために、日本に戻る決心をした。

日本に戻った信原さんは大阪で暮らしていた。彼女のパスポート再発給のための支援運動が作られ、彼女は集会の時に時々東京に出て来て、東京で暮らしている私も再会が出来た。

彼女の中ではパレスチナ人やパレスチナ人の子供たちが

絶えず気がかりだった。いつかパレスチナ人のところに戻ることを夢見ていた。でもその夢は叶わなかった。

今、私の子供たちは父や母になった。おそらくシリアのパレスチナキャンプに居た子供たちも同じく、父や母になった。しかし今内戦になっているシリアでは、パレスチナキャンプはまた爆撃され、昨日の孤児になっていた子供たちにとって、今度は彼らの子供たちも同じ運命にさらされている。なんて皮肉なことだろう。シリアのことを心配しながら亡くなった信原さん。

Adieu　信原さん！

ルティより

パリに来られた信原孝子さんを偲んで

コリン・コバヤシ

一九七〇年代から、戦争さなかのレバノンやシリアの壮絶な状況の難民キャンプで、一七年もパレスチナ人を医療してきた信原さん。八〇年代に入って、私は彼女のかかわってきた現地報告をパリで読み、衝撃を受けた記憶があります。二〇〇四年、私自身がベイルートでの国際反戦会議に故人となられた越田さんやATTACの秋本さん、JVCの方々と参加した折、〈サブラー・シャティーラ虐殺二二周年記念〉行事に参列しました。これらの難民キャンプを実際に訪ねる機会を得て、その後もここで暮らしているパレスチナ人の暮らしを目のあたりにし、私はパレスチナ人の窮状が西岸地区やガザ地区だけではなく、パレスチナから近隣諸国に難民となって四散しているパレスチナ人たちが無数に存在し、多数の難民キャンプがある実情をこのとき初めて知ったのです。そして、こうした厳しい場所で医療活動を続けられ、パレスチナ難民の惨状を訴え続けてこられた信原さんの計りきれない尽力の大きさが、破格のものであることを少しずつ理解し始めたのでした。

その信原さんが、パリに見えたのは、二〇一一年一一月。二〇〇〇年以降になって初めて西岸を訪れ、その後、もう一度だけパレスチナを訪れただけで、この大先輩の経験からしたら、無知に等しい私に、どうしても会いたいとお電話を頂きました。私は、この大先輩に、正直なにをどう話せばいいのかまったく分からないまま、お会いしたのです。

お会いした信原さんは何かに憑かれたようにたいへん焦っているご様子でした。何かパレスチナのために出来ることがあれば、どこにでも行くといったとてつもない意志につき動かされているようでした。色々お話を伺ったのでしたが、私は、ただ拝聴しているのみでした。私には、とうてい提案可能な回路は、見いだせなかったのです。最後にぽつりと漏らされました。「私はガンなので、もう先があまりないものですから」と。そのときになって、私は信原さんご自身の窮状と必死の思いが分かったのでしたが、何もして差し上げられませんでした。無念の思いという以外に言葉がみつかりません。

今日のガザの虐殺の酷さを見ると、信原さんがお元気でいられたら、きっと駆けつけられたにちがいないと思うことしばしばです。信原さんの思いのひとかけらでも引き継いで、パレスチナ民衆の解放のために何か役立つことをと願うばかりです。合掌。

八月一二日、ガザ支援デモを先週行ったばかりのパリにて

※本稿は、二〇一四年八月二三日、東京・在日本韓国YMCAで行われた追悼集会「信原孝子さんとベイルート82年—偲びつつ、〈あの時代〉を振りかえる」に寄せられたメッセージ(当日配布パンフレット掲載)を転載させていただいたものです。

パレスチナ人の苦難を忘れない

栗原幸夫(元・AA作家会議事務局長)

集会のご案内、嬉しく拝見しました。よろこんでお引き受けしたいのですが、現在、健康上の理由からそれはちょっと不可能なのです。秋になって、足の状態も改善されれば、とはおもっているのですが、現状では東京に出て、集会に参加するのは残念ながら不可能です。

八二年のベイルートについては、当時、アジア・アフリカ作家会議の会員であった広河隆一がベイルートで撮影してきたビデオなどを見ながら、彼の報告を聞いたことなど思い出します。その後、AAの書記局会議でダマスカスに行ったときにも、雑用に追われ信原さんにお会いすることはできませんでした。パレスチナ解放闘争との連帯は、AA作家会議の創立以来の中心にある課題で、日本・アラブ文化連帯会議やダルウィシュを呼んだりいろいろな催しはやりましたが、隔靴掻痒の感がいつもつきまとっているのでした。そんななかで、信原さんの活動は直接的かつ継続的で、ある意味では羨ましくさえありました。もちろんそれぞれの運動にはそれぞれの分野とそれぞれの条件があるのですが。とうとう信原さんとはお目にかかることがない

ままに、今日に至りましたが、ご逝去のお知らせを聞き、長い年月が私のなかによみがえりました。

　イスラエルによる沢山の子供たちをふくむガザ市民の大量虐殺という、鬼畜の行為に世界の人びとが憤激しているときに、私たちは信原さんをおくらなければならなくなりました。オバマは、たとえアメリカ一国になってもイスラエルを守る、と公言しました。それなら私たちははっきりと言いましょう。たとえ一人になっても、ガザの人たちと連帯する、と。と同時に、一九四八年、ナクバ以来のパレスチナの人びとの苦難を忘れない、と。

　集会の成功を願っております。

※本稿は。二〇一四年八月二三日、東京・在日本韓国ＹＭＣＡで行われた追悼集会「信原孝子さんとベイルート82年―偲びつつ、〈あの時代〉を振りかえる」に寄せられたメッセージ（当日配布パンフレット掲載）を転載させていただいたものです。

信原さんの思い出

田浪亜央江（ミーダーン〈パレスチナ・対話のための広場〉）

　東京に住んでいるため、私が信原さんにお会いする機会は限られたものだったが、それぞれの印象が強く、一回一回のことがわりと鮮明に思い出せる。指折り数えてみると、お会いしたのは多めに見積もっても一〇回程度なのではないかと思う。

　初めてお会いしたのは、旅券裁判の判決のときだ。裁判官が「……棄却する」みたいなことを一言告げ、周りに座っている人たちは腱反射的に「ナンセーンス！」と声を上げたが、私はわけがわからず座っていた。大学に入り、「パレスチナ問題に関わりたい」と思うようになった矢先に人に紹介してもらって会ったのが「信原孝子さんを支える会」のメンバーで、「パレスチナに関わりたいのに、パレスチナにいたお医者さんの支援、って言われてもなあ」とまだ困惑していたときだった。傍聴に集まった人を前に、信原さんが激しい調子で判決を批判しつつも、弁護士さんや支援者に対する感謝の言葉を繰り返していた様子が、ぼんやりとだが浮かび上がる。九一年頃の記憶のはずだ。

　二度目に会ったのは、「支える会」のメンバーに赤ちゃんが生まれて、そこに信原さんが来ていると聞き、私も出かけたときだ。親が新生児に夢中だったので、新生児のお兄さんが、少し拗ねたりしたのだったと思う、信原さんはその三歳ぐらいの男の子を全力で相手にし始めた。畳の上で四つん這いになって「ほら～！お馬さんごっこしよう、おばちゃんとどっちが速いかな?」というふうに。大人の気まぐれというのではなく、ずっと終わらないのである。子どもとの遊び方を知らなかった私は目が点になり、信原さんのパワーに圧倒されたまま(信原さんから難民キャンプでの経験談でも聞きたいと思って出かけた目的も果たせず)、すごすごとそのお宅を辞した。

三回目に会ったときは……、という調子で書き連ねることは出来るのだが、省略する。若かった頃の私は頭が固く、信原さんに会うときには信原さんという生身の人間と接すること以上に、「パレスチナ連帯運動の歴史を聞きたい」という下心のほうが強かった。そして信原さんと話す度に、その期待が裏切られるのを感じていた。順を追って丁寧に聞いていく、なんてことはおよそ難しい相手で、こちらが気合を入れて「聞こう」とすればするほど、脈絡のない話が出てくるばかりだったから。だがある時二人で歩きながら、若い頃のさまざまな思いを問わず語りとして聞いたことがあり、信原さんに対して急に親しい感じを持ったのと同時に、「運動史」の聞き取りではない話の聞き方というのがあるのだと分かったのだと思う。一人の女性の生き方、という意味でも何だか考えさせられた。

亡くなる数年前の信原さんは、会ったときはつねに極端な躁状態だった。特に忘れられないのは、二〇〇九年に行なった「スピークアウトforアクション　イスラエルを変えるために」という集会の分科会での信原さんの振る舞いだった。さまざまな発言が出て議論が盛り上がっているところを、信原さんは話の流れと無関係にものすごい早口で、八二年のイスラエルのレバノン侵攻の話をし始め、それはどうにも止めようのない勢いで続いた。全体の時間が限られるなか、参加者の一人が口を挟んで終わったが、司会をしていた私は後で何人かに苦情を言われた。そのときのインパクトがあまりにも強く、その後、私が関わる集会に信原さんが来そうだという話が出ると、警戒心をもつようになってしまった。

私は信原さんが入院してから結局一度もお見舞いに行かなかった。本人が「もう死ぬ」と言っているというのに、なぜか「あの人が死ぬわけない」という不合理な思い込みを捨てることが出来なかった。今思うと残念なことはたくさんあるが、「死ぬわけない」と思い込ませるような生命力というのは、考えてみればとてつもない。こうして信原さんは、「死ぬわけない」人のまま、私のなかでずっと生きている。

信原孝子先生への言葉
――パレスチナ難民医療支援への『決意』にかえて

猫塚義夫（北海道パレスチナ医療奉仕団」団長／「医療9条の会・北海道」共同代表／勤医協札幌病院整形外科）

一昨年の夏、札幌で小田切拓さんの紹介で、清末愛沙さんにお会いしました。パレスチナ情勢を語り合う中で、「信原先生を札幌にお呼びして、是非お話しを聞いてほしい」と清末さんから提案されました。私が、信原先生について初めて接したお話しでした。そのことを話すにつれて信原先生への関心が高まりました。

しかし、二〇一〇年七月に「北海道パレスチナ医療奉仕団」を立ち上げた私たちには、残念ながら信原先生を札幌に招く力もゆとりもないのが実態でした。その後、二回のパレスチナ西岸とガザ地区での医療支援活動を行っている中で、今年に入り小田切さんから「信原孝子先生を囲む会」へのお誘いを受け、四月二六日大阪へ出かけました。

それを主催された「パレスチナの平和を考える会」のメンバーの暖かさに感激したともに「伝説」の信原先生にお会いできたことに心から感謝いたしました。病魔に侵された状態とは思われないほどの「元気」な様子で、当時を語り、アラビア語で歌う先生の姿をまぢかに見て、とても「パレスチナで長年活躍された」医師とは思われない優しさとしなやかさに溢れていました。私は、「これが本当の支援者」かと思われたほどでした。

「先生はどうして、パレスチナへ」などの愚問に対して、自らの生い立ちや六〇年安保闘争を戦った学生時代、病院勤務の後のパレスチへの旅立った思い、カイロに降り立ったときに歌った「三池炭鉱節」のエピソードなど、時にはユーモアを交えて語ってくれたのを昨日のように思い出されます。

私は、七〇年安保闘争世代ですが、六〇年安保闘争からの教訓は五〇年以上経過している今日でも歴史的に更に掘り下げなければならないことが数多くあります。その中でも、安保闘争後にパレスチナにわたり、その後の活動を続けてこられた信原先生の活動とその動機、現地での活動内容と実績を時間の許す限りお聞きしたいと思いました。そして、先生からは「呼ばれれば、札幌へも行きますョ」との言葉までいたのです。今思えばその言葉の中に、病身をおして私たちへの励ましを示されていたものと思われました。

その後、札幌に戻った私は、『奉仕団』のメンバーに相談し、

「来札が無理ならば、札幌から大阪へ会いに行く」ことにいたしました。

その後、九月二一日に予定している「鎌田實・マカドマ先生　札幌講演会」や一〇月の第五回医療支援団派遣の準備をしている中で、信原先生の訃報を受け取りました。

北海道という小さな地域からパレスチナ難民への医療支援を志している『奉仕団』からすると信原孝子先生は、もっともっとお話しを伺い、これからの私たちの活動の道しるべになっていただきたいと思います。今からでも遅くはない、信原先生のすべてをしっかり学んでゆきたいと思います。信原孝子先生、これまでの御活躍に心から感謝申し上げます。

これからも、私たちを見守り、安らかにおやすみください。

信原孝子さんを偲んで

佐渡正昭（旧・パレスチナ人民と連帯する会）

信原孝子さんを追悼しようとする時、私は、一九八二年八月三〇日のベイルート港を思い起こします。

それはレバノン戦争の最終局面、七万六、〇〇〇人という圧倒的兵力でPLOが拠点を築くレバノンに侵攻したイスラエル軍が、空軍・海軍をも動員して敢行したベイルート包囲戦を、二か月に亘って闘いぬいたPLOが、ついに仲介者アメリカに対して、多国籍軍による四〇万人のパレスチナ難民の保護を約束させて、停戦とレバノン退去を受諾し、一時代を築いたレバノンから撤退するに至った最後の情景です。

アラファト議長の乗るギリシャ船アトランティスは、午前一一時三〇分、鳴りやまぬ惜別の銃声に送られてベイルート港を出港しました。

そしてそれに先行し、海路あるいは陸路を陸続と退去していったコマンドたちの中に信原さんの姿もあったはずです。

思えば一九七〇年代の中東アラブ世界はPLOの時代でした。アラブ諸国の正規軍をしのぐゲリラ軍団を組織したPLOは、アラブ諸国を糾合して対イスラエル抵抗闘争を領導しつづけ、その戦いのもとに国際的支持を拡大し、国際社会にゆるぎない立場を占めるに至りました。

PLOの飛躍を基礎づけたのは「民族的、宗教的差別から解放された民主パレスチナの建設」というパレスチナ解放のスローガンでありその理念でした。

パレスチナに作り出された「イスラエル」という人工国家が、近代ヨーロッパ社会が作り出したユダヤ人差別の帰結として存在しており、それゆえパレスチナ問題の解決とは、難民と化したパレスチナ人の祖国への帰還にとどまらず、差別からのユダヤ人の解放という歴史的課題をも担わざるをえないこと、この根源的な自覚に立ちえたからこそ彼らの闘いは普遍性をもち、その道筋に辿りついたからこそPLOは、一九七〇年代の国際政治の正面舞台にあのように鮮やかに登場しえたのだと思います。

しかし、その理念は、その正しさゆえに、イスラエルのみならずイスラエルの存在に利益を得る欧米諸国の徹底的な攻撃の的ともなりました。

ベイルート撤退の半月後、誓約された多国籍軍の難民保護の約束は公然と破られ、サブラ・シャティーラの虐殺という残虐な報復をもたらしました。

以来、PLOは、軍事力を封印し、政治的・外交的戦いによるパレスチナ解放を目指すという困難な戦いに方向を転換し状況の解決に腐心しています。

PLOをレバノンから放逐しその軍事力を封じたのち、アラブ中東世界は、情勢の安定からますます遠ざかっています。イスラエルの強権支配はさらに偏狭さを加え、イスラエルというユダヤ教原理主義に呼び起こされたイスラム原理主義を各地に跋扈させ、原理主義化した両宗教の角逐のなかで、混迷はより深まっています。

パレスチナ問題の解決こそが、混迷する中東情勢と、それに端を発するテロリズムの国際的な拡散を終息させる唯一のキーワードであることはますます明らかになっています。

輝かしいベイルートのPLOの時代を、信原さんは戦いのさなかで連帯活動を担いつづけました。目を塞ぎたくなるような過酷な現実にも直面したでしょうし、シリアをへて帰国した後の日本では高度資本主義下の消費社会の日常への苛立ちにもさいなまれ続けたことでしょう。しかしその一方で、そうした困難を耐えかつ包みこんだのは、闘うパレスチナの人々との連帯という心安らぐ至福の情感ではなかったでしょうか。

一九八二年八月、パレスチナ戦士たちの再出発への隊列の中に、信原さんというひとりの日本人医師がいたことは、これからも続いてゆくパレスチナ解放の永い道程のなかで繰り返し思いだされるに違いありません。

パレスチナ人民連帯に生きた信原さんへの深い敬意をもって偲ぶ言葉とします。

永久に残る足跡

野崎正輝

信原孝子さんのご逝去に謹んで哀悼の意を表します。信原さんとのお付き合いは旧関パレを通しての出会いです。当時はPLO東京事務所が開設間もない頃で、パレスチナ＝赤軍と見る厳しい社会・政治情勢の中で信原さんが帰国され、私たちと一緒に運動をされました。名前は以前から聞いていましたが、お会いして「チッサイ方だな」が第一印象でした。彼女と突っ込んだ話をしないままに、月日が流れましたが、その後「二一世紀を考える会」での学習会に講師依頼をしましたが、「体調が思わしくない」とのことで、実現できなかったことが心残りでした。パレスチナに身体を張った医療活動は永久にパレスチナの人々と私達の連帯運動に残るでしょう。ゆっくり休んで下さい。

凡庸を排して

森本英之

時間は疾風の如く過ぎ去り、容赦なくあらゆるものを風化させていきます。

風化とは、物質が解体し、炭化して化石になる過程を言うのでしょうが、一方で心の風化もあります。鮮烈なリアリティの記憶が時間という霜を被って風化するのです。凡人は、この「風化」（つまり忘却）によって救済され、また貶《おとし》められてもきました。

その意味で、信原孝子さんの「記憶」は、私にはなかなか風化しそうにないものがあると思っています。それは何かについて、少し考えてみました。

二年前の或る夕べの梅田で、彼女はレバノン内戦やイスラエル侵攻時にキャンプが攻撃を受けた時を思い出して、次のように語っていました。

「……で、一体私の教養って何なの、と思ったの。銃弾や砲弾が至近に来た時、彼ら家族や隣人は迷うことなく、その場に飛んで行き、傷ついた人を介抱している。私はと言ったら、怖いから次の弾がどこに来るのかと動けないでいる。そんなことをしているうちに私は気がついて恥かしくなった。何を迷うことがあるのよ、と。今まで持っていた教養が邪魔をしていたの。私は彼らに教わってからすっきりした」と。

この話を聞いたとき、私はサルトルが路上で見知らぬ男から「金をくれないか」と声を掛けられ、戸惑う様子もなくポケットに手を入れて手渡した、というエピソードを思い出していた。

それは、自分の立場よりも、目の前にいる相手の立場に立って考えるということ、そこに生まれる迷いのない振舞い、という意味では二人は共通しているように思う。

私はといえば、実に情けない思い出ばかりである。サルトルではないが、一九七二年秋のニューヨークの地下鉄ホーム上で、ネクタイを締めた細長の黒人青年が正面に立ちふさがり、「マネー」と言われた時、恐怖心からか咄嗟の言葉で「無いで、何言うてんねん」と脂汗の大阪弁で返答しながら、その場をやり過ごしていたのだ。

考えれば、われわれ人間も社会の中では、いい加減なところで生きているのではないかと思う。もちろんそれにはそれなりの理由があるのだろうが……。

例えば、ガリレオは自説（地動説）によって処罰されると聞いて、やすやすと（科学的真理としての）自説を放棄した。ために自分の命が脅かされるのは「割が合わない」と考えたからという話である。しかし他方で、渡辺崋山は幕政を批判した為に蟄居を命じられたが、「朝に道を聞かば、夕べに死すとも可なり」と論語を引いて、長男には「餓死するとも二君に仕えるべからず」と認めて自死を選んでいます。もちろん時代は彼の予言通りに進みました。

つまり、「真理」の前には「自分にとって割が合うかどうか」の判断が常に先行してあるということであります。では、自分にとって「割の合う」真実とは何なのか。多分それは今の自分の地位や身分などの利益が保全されているのかどうかであるのだろう。それを無視すれば破滅型だと揶揄されるような社会でもあるように思う。

しかし、あたかも「生活の知恵」として、自分にとって「割が合う」真実のみに拘る生き方を選んだとすれば、そこに漂うのは所謂凡庸な世界ではないのだろうか。

凡庸……、それは例えば、アイヒマン裁判でハンナ・アーレントが言うように「悪は狂信者や変質者によって生まれるものではなく、ごく普通に生きていると思い込んでいる凡庸な一般人によって引き起こされてしまう」ことである。

信原さんは、その意味でこれまでその「凡庸」とは距離をおいてこられたと思う。それはパレスチナの人たちに対するストレートな思いと行動に示されている。しかしその生き方の代償がどれほどのものか、私も含めて想像の域を超えていると思う。

ただ、或る日凡庸な話をしていた電話口で、孫の話になった時、「私、とうとう子供をつくらなんだなぁ……」と零していたその口調には、何か少し無念さを帯びて聞こえたように思う。
しかし、傷つき、肉親を失った子どもたちへの、あの迷いのない熱い思いは、遥かに陳腐な凡庸さとは異なり、人間としての普遍性に根ざしていると思う。合掌

……なんじ、ラオデキアの教会の使者に書き送るべし、アメンなる者、忠信なる真の証者、神の造化の初めなるもの、
かくのごとく言うと。いわく、
なんじ冷ややかにもあらず、熱くもあらざることを、なんじのわざによりて知れり。
われなんじが冷ややかなるか、或いは熱からんことを願う。
汝すでにぬるくして、冷ややかにもあらず熱くもあらず、
この故に、われなんじをわが口より吐き出さんとす。
なんじみずから、われは富みかつ豊かになり、乏しきところなしと言いて、
まことは悩めるもの、あわれむべきもの、
また貧しく目しい、裸なるを知らざれば……

『悪霊』（ドストエフスキー著、米川正夫訳）第二編
「スタヴローギンの告白」より

（二〇一四年一二月二八日）

パレスチナ問題への視点

諸留能興（パレスチナに平和を京都の会）

「イスラエル国家は近代ヨーロッパ社会の作り出したユダヤ人差別の帰結として成立した」と良く言われる。だが、果たしてそれだけだろうか？　近代国家成立以前の二千年もの間、欧州キリスト教会の執拗な反ユダヤ主義が厳然と存在し続け、パレスチナ問題の根底に「地下水脈」としてそれが底流している点を、上記の主張に対し私は対置したい。

私のこの指摘に対し、「アウシュビッツの悲劇を生み出したユダヤ人迫害は、近代ヨーロッパ社会に起因したものだ。パレスチナ問題はあくまで近代以降の政治・領土問題であり、宗教問題ではない。両者を混同するのは大きな間違いで峻別すべきだ」との反論が直ちに返されてくる。

私が驚かされる点は、そうした反論が、自らの信仰に固執しようとする、妄信的・護教論的なキリスト教信徒の方々からのみならず、キリスト教徒でもなく、宗教や信仰にも無関心な、民主的な市民運動活動者であると、自他共に認

めるような「民主的人権意識の高い市民」たちからも、再三発言され、指摘されるという点である！

そうした「民主的人権擁護派のパレスチナ支援者」の多くは、「アウシュビッツ」と聞くだけで、現代版の水戸黄門の「葵の印籠」のように、「アウシュビッツ」の言葉の前では、それがあたかも世界史上最大の悲劇であるかのように頭を下げ、沈黙に終始する。その現象が私には実に滑稽かつ奇異に思われる。ヨーロッパ二千年に渡るキリスト教会や聖職者、キリスト教信徒によるユダヤ人迫害の凄まじさは、量・質共に、ナチのユダヤ人迫害を遥かに上回るものであった。この歴然たる史実を、キリスト信徒や、宗教や信仰に無関心な、民主的市民運動活動者たちはどこまで知っているのだろうか？「ナチスによるユダヤ人犠牲者数は六百万人」との数値を、ただ盲信するだけで、史実に基づいた科学的客観的考証を自ら確かめようともしない、一般市民や平和活動者が圧倒的に多いことに、首をひねらざるを得ない！

帝政ロシア下で迫害されたユダヤ人犠牲者数だけでも、ナチによるそれを遥かに凌駕している。ヒトラー登場前までの全ヨーロッパのユダヤ人迫害と比べれば「ヒトラーお坊ちゃま」の犯罪は「お遊び」程度であった！全世界のキリスト教会が「反ユダヤ主義」「主キリスト殺し」の汚名のガソリンをたっぷり浸み込ませた綿を二千年間にわたり全世界に撒き散らしてきた。その中へ「反ユダヤ主義」という危険極まりない膨大な量の「引火物」の中へ、更に一本のマッチを彼が放り込んだに過ぎない！「火の気の無い処」には、あれほど苛烈かつ広範囲にホロコースト（ヘブライ語で「焼き尽くす生贄」の意）の炎を燃え上がらせることはヒトラー一人だけで燃え上がらせることは不可能だった筈！

「私たちはキリスト教徒と共存しても何ら問題はないのに、何故かキリスト教世界のほうでは、私たちと共に暮らすことを拒み続けてきた……」ユダヤ人ラビたちの幾世紀にも渡る、こうした数多くの嘆きの言葉を、私の指摘への反論者達はどう受け止めるのか？

ガス室送り後のユダヤ人の空地空家は、キリスト教徒たちに占拠所有されたまま現在に至っている！一九四五年以降は全欧州のユダヤ人口は十分の一に激減した。イスラエル建国前の圧倒的多数のユダヤ人は、パレスチナへの移住等は全く望んでもいなかった。そのことはイスラエル建国の父、シオニズム運動の創始者のテオドール・ヘルツル自身も熟知していた。欧州から追放されたユダヤ人がやむなく選ばされたのがパレスチナであり、その「玉突式悲劇」の犠牲者がパレスチナ人である。

信原孝子さんがキリスト教信徒であることを私が知ったのは、彼女の葬儀の時だった。「ユダヤ人差別やパレスチナ問題の根源にはキリスト教会が、深く関与していること、バチカンを始め全世界のキリスト教会は、その所有する全財産を、パレスチナ難民とユダヤ人に無償で提供し、安心して暮らせるユダヤ人国家を「欧州の地」に建設してあげるべきだ……それこそが、全世界のキリスト教会の「責任」(語源はラテン語 respondo「応答する」＝神への返答＝真の信仰)では……?」との私の指摘に、彼女だけは「うん、うん、全くそうだよねぇ……」と、最後まで熱心に頷いて聞いてくれた。護教論に固執するだけの多くのキリスト教徒が示すような感情的反論や嫌悪感も、彼女は示さなかった。また「反ユダヤ主義と反シオニズムは区別されるべき」等の《非現実的空想的反論》も、彼女は言わなかった。声を立てる隙も無く殺され、傷ついていくパレスチナ人の悲劇の渦中に身を晒した彼女だからこそ、多くのパレスチナ支援者のような、史実を無視した「近代前後区別論」等は安易に持ちださなかったのだろう。キリスト者としてパレスチナ問題に取り組み、ユダヤ教にも関わってきた一人として、彼女もキリスト者だった、と知って、「キリストの《キ》の一言も口にしなかった彼女こそ、まことのキリスト者だったなぁ!!」と痛感させられた。パレスチナ問題やユダヤ人問題にどう関わるべきか? どう生きるべきか? を教えてもらった彼女に出逢えたことを、改めて有難く感じている。

ベイルート難民キャンプ血の海で医療奉仕せし君の今朝逝く

澱みの無いパレスチナへの想い

水野まり

偲ぶ会の為に信原孝子さんの絵を描くことになった。ガラス絵に人物を描くのに新しい技法を試みたいと思っていた頃だったので軽く引き受けてしまったが、考え込んでしまった。人物を描くとき、その内面を表現したいと思っているが、はたして私は信原さんの何を知っているのだろうか? 彼女はレバノンの難民キャンプで一七年間ドクターとして働いてきた方である。

彼女の七〇年の人生を支えてきた思想はどのようなものであったか?

彼女の断片的な話からスケッチをスタートすることにした。

衣装や体型は写真を送っていただき参考に描き始める。

パレスチナの人々の他者への温かさは祈りの言葉が生活にあること。初めて会うひとへの挨拶から始まってお風呂に入るとき、食事をする時、出かける時、相手を祝福する祈りの言葉をかける。あなた方が平和でありますように、あなたの身体に健康が宿りますように、など。

よくパレスチナのオリーブの実がどんなに大きかったかキャンプで聞いたこと、また彼女の作るパレスチナの料理はアラブ風ではなく正確に私たちに伝えようと細かに気候や女性たちの生活の話を交えてのものであった。

診療においては医療器具や医療品の足りない中、患者さんの話に耳を傾け、共に生活をし手当てが中心であった。その方法は日本に戻ってからも同様であったと聞いている。

スケッチを重ねているうちに彼女のパレスチナへの想いは澱みの無い、真っ直ぐなものであったと確信した。土地を追われてふるさとに帰れない人々と同様に彼女もパスポートを取り上げられレバノンを訪れることが出来なかった。

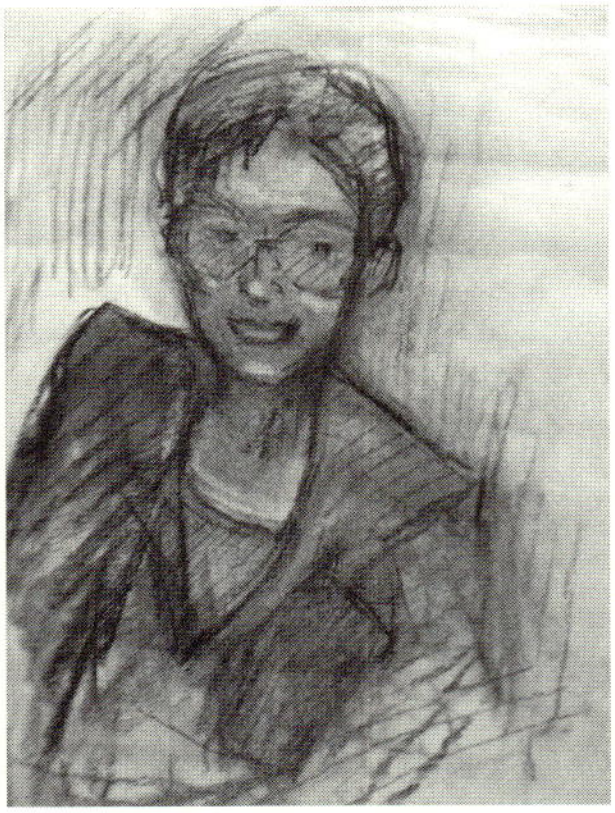

画・水野まり

いつかパレスチナの女のひとを描きたいと言って以来、信原さんに励まされて人物デッサンを続けて二〇年、最初に描いたパレスチナの女性が信原孝子さんであった。

永遠に生きる孝子さんの世界

小山広明（泉州沖に空港をつくらせない住民連絡会代表、元泉南市議、七二歳）

信原孝子さんとは何度かお会いをした。この方があの信原さん、という印象でした。最後まで。ガンやねん、と言われた時も別に驚かなかった。驚かせなかった。

お医者さんおらへん、と私が生きてきて想像もつかない、茶でもという感じでひょいと、孝子さんのきゃしゃな体から発せられた言葉に、隣町の市長をやっていた方に電話をした。なんとなくそれが実を結んだようで、助かりました、と何度もその後言われました。

体も何度か玉川診療で見てもらった。お医者さんらしくないお医者さんだった。こんな感じでパレスチナ（しっかりと分からない）あたりで診ていたんだ、すごい。その手で私も診て頂いていたんだ、何度か。

関電前の原発とめろの集まりで会った。雨が降っていましたな、肥後橋を渡ったところの二階で魚料理を頂きながら、いっぱい二人で意気投合してお話をしました。丸ごと認めていただいた私にとっては、数少ない理解者でした。

会ったことの感動を書くにあたって、改めて幸せを思わされています。

凄い人なんですが、それが普通であることに更なる感動、間違いないほんまもんの人間にあった嬉しさであります。

運動の醍醐味は歳を重ねるほど深く味わい深く、真の若い命に出会っているこの頃であります。

今回、全く(地縁血)縁のない地域から、選挙広報だけで、大阪市を五つに割り、市町村支配の権力的な上からの前時代的発想の大阪都構想、橋下政治はアカンやろう、市町村自治体を活かし、支えるのが大阪府の役割やろう、と孝子さんを背に感じ語りかけながら、天王寺駅前か難波駅前あたりで思いっきり訴える府議選をやりたいと思っている。

また、脱原発は市町村の施策、集団的自衛権容認反対は、市町村の施策、諸外国との自治体間交流で住民同士のお付き合いの平和政策を、でやっていこう。

軍隊を持っていない市町村自治体が憲法九条を活かす場。憲法九条は市町村を立場として書かれていると考えるとすっきりします。そんな市町村を支えるのが大阪府の役割でしょう、と孝子さんによっしゃ、イケーと言われながら、楽しくやります。

四月三日告示、一二日投票日に向けて。孝子さん頑張りまっせ。

世界に繋がる孝子さんの言葉が何時も耳の底に響いています。

消えることなく、永遠に。

二〇一五年二月一四日　終わり、そしてまだ続く……。

信原さん追悼文

松村克彦（尼崎市住民）

私は、現在、全原子力発電再開反対、(自然エネルギーへの転換)、集団的自衛権反対、特定秘密保護法反対、憲法改悪反対、米軍基地撤去など、大衆運動を行うとともに、市民の考えを実行する議員を応援したいと思っている。過去私は赤軍派といわれる党派に所属し、軍を立ち上げ、自国政権及び他国人民を抑圧する政権を、打倒しようと考えていた。そしてアラブへも出かけパレスチナを支援するつもりでいた。だけど「大衆運動から浮き上がった軍事行動はだめだ」と言う人たちが現れ、その人たちの感化で、私も考えを改めるようになった。七〇年代安保闘争前のことではあったが、大学闘争の中でアラブへ信原さんを誘った。信原さんを誘いながら私は転向し、大衆運動派になり、アラブへは行かなかった。信原さんは、医師としてアラブ民衆の治療にあたり帰国されても平和の大切さを説かれた。地域医療をしながら、その詳しい内容は、私が反基地、反原発闘争にまい進していて、知っていない。皆さんの追悼文を読ませていただくことで、追悼に変えたいと思います。また、世界の被抑圧人民の戦いとも、連帯したいと思っている。

（二〇一五年初頭）

いつでもどこでも弱い立場の側に

笠原優（泉南生協理事長）

信原さんと初めて出会ったのは、泉佐野市の末広公園で開催した「食べ物フェスティバル」の会場でした。この催しは泉州の労働組合や市民団体がお互いの活動を知り、交流を深めようという趣旨で開いたもので、一〇年くらい続いたと思います。紹介してくれたのは全電通の赤本君でした。

その後、二〇〇〇年の春から介護保険法が施行されることになり、泉南生協は「介護の社会化を進める一万人市民委員会」の事務局を引き受けることになりました。また、法の施行に合わせて介護事業に踏み出すことも理事会で決議しました。高齢化社会の到来を前にして、食品の供給事業だけでは組合員の生活を守り切れないと考えたのです。

二〇〇〇年四月から事業を始める準備を進めましたが、必要な人材は一向に集まりません。求人誌で看護師やケアマネジャーを募集しても問い合わせはゼロ。なぜ生協が看護師を雇うのかと思われたのでしょう。もちろん介護保険の利用者もなかなか増えませんでした。

そこで信原さんを訪ねることにしました。玉川診療所におられることは聞いていたので、地域で一緒にやれることはないか相談したかったのです。信原さんは白衣こそ着ていたものの、まるで近所のおばちゃんのような話しぶり。上田育子さんと佐野さんが同席する中で、熱心に泉州の地域医療について語ってくれました。また、知り合いのホームヘルパーを紹介してもらい、泉大津でのヘルパー派遣が始まりました。

後日、信原さんがケアマネジャーの資格を取得したことを聞きました。お年寄りの介護に携わるとき、医師とケアマネジャーという二つの異なった立場で考えられる人がいることは、なによりも有効です。いかにも信原さんらしいと感心しました。

若いときから志を持ってパレスチナでの医療活動に飛び

込んだ信原さん。いつでも、どこでも弱い立場の側に立って仕事をしようと考えている人でした。どうぞ安らかに。

信原さん追悼文

柳田健

パレスティナの闘いは正義の闘いです。パレスチナ人が永らく平和に暮らしていた土地に、ある日突然シオニストが武器をもって押しかけ、パレスチナ人をこの地から追い払い、奪いとったのです。それはレーニンも言うように、二〇〇〇年も前にそこにすんでいたから、ということは歴史的に無効であり、理由には成らないからです。ＰＦＬＰのライラ・ハレド等がさかんにハイジャックを繰り返して戦った、七〇年初頭から、信原さんはこの闘いに共鳴し、パレスチナに赴き、パレスチナ人と共にパレスチナ解放闘争に長きにわたって献身しました。

この闘いはアメリカに支援されて強力な軍事力を持つイスラエルとの厳しい闘いであり、奥平君ら、リッダ空港の三戦士の闘いをはじめ、丸岡君等のドバイ闘争、西川君等のベカー高原での闘いに見られるように、多くの日本の青年がパレスチナの闘いに馳せ参じて戦いました。ある者は戦死し、ある者は囚われて獄舎に繋がれています。城崎君は米軍に拉致され、米国の獄舎に囚われています。重信房子さんは癌に冒され八王子の医療刑務所に二〇年の刑で服役を強いられています。丸岡君は二〇一一年五月に獄死しました。

重信裁判に証人として出廷したライラ・ハレドがいみじくも言ったように、彼等は褒められこそすれ、囚われるなど、もってのほかなのです。

信原さんはパレスチナの戦場で死と隣り合わせの野戦病院で医療に従事しました。私は大阪市大の先輩として彼女に敬意と誇りを抱いています。深く追悼の意を表します。

（二〇一四年一〇月）

信原さんのこと

森石香織

信原さんのことを思い出そうとすると、かれこれ一五年ぐらい前まで遡らないといけません。それぐらい、私は信原さんと疎遠のまま訃報を受け取りました。そのことを思うと、こうして信原さんのことを私が書いてもいいのかどうか迷います。別にけんかしたとか不仲が高じたというのではなく、単に私がパレスチナ連帯運動から遠ざかり、その流れで「パレスチナの平和を考える会（以下、平和を考える会）」の人間関係とも縁遠くなってしまったというだけなのですが、結局そのことで信原さんの近況やご病気のことからも遠ざかってしまったのが後悔の気持ちを起こさせます。

私は「平和を考える会」の設立当初より活動に関わり、二〇〇二年の夏にパレスチナのガザと西岸地区、そしてエルサレムを訪れました。二〇〇二年は「パレスチナ・オリーブ」主催でパレスチナとイスラエルで協働している女性ふたりを会として大阪にお招きして（「オリーブの木の下で共に生きる」講演会）、お話をうかがったりおふたりを貧困地域に案内したりして、当時の私はかなり熱心に活動していました。

信原さんとはっきりいつ知り合ったという記憶があいまいです。もっと以前からパレスチナ問題や中東地域情勢に詳しい先輩が関西にいらっしゃって、信原さんともそういった大先輩たち（阿倍野教会の村山牧師さんなど）を通して「平和を考える会」につないでいただいたように記憶しています。

信原さんは「平和を考える会」の会議によくいらっしゃって、でもそれほど会議で発言するというよりは、かの地の話や中東情勢について話す時のほうがよく発言してらっしゃったような気がします。活動のこまかいところには口を出さないけれど、自分にできることがあれば買ってでてくださる方でした。

当時、たしかスンブラだったと思うのですがフェアトレード商品（パレスチナ刺繍を施された小さなお財布）を買ってくださったことがありました。そのときはいただくことに躊躇したのですが、今思えば信原さんは私へのねぎらいというか励ましの気持ちでくださったのだと思います。おそらく、私には想像できないくらいかの地への深い想いがあった信原さんにしてみれば、やはりパレスチナの人々の立場に立ってイスラエルの暴挙を批判する、そのことを伝える行動をしていた私（たち）に何かしら親愛の表現をしたかったのだと思います。信原さん自身ほんとは自分もいっしょにパレスチナに行きたかったけど行けないので、私たちの報告を聞いたりサーミアさんとハダスさん（前述の講演会のゲスト）のお話を聞いたりしていっしょに活動していたのだと思います。

今から思えば、もっと信原さんの運動のお話を聞いたらよかったのですが、信原さんも全然そんなことを自分から話すでもなく、私もレバノンとシリアのお話を自分からふって聞くということもしませんでした。そのときは、いつかまた聞こう、そのうちみんなでそういう時間を持てるだろうと思っていました。ほんとにもったいなくて申し訳ないことをしたと思います。

信原さんは疑問に思ったことを素直に聞き感想を率直に話す方でした。レバノンやシリアに飛んで行って支援したことを思うと、すごく正義感というか信念の強い人を想像します（実際、信原さんもそうであったと思います）が、堅苦しいイメージよりも好奇心が強くて喜怒哀楽や感情表現の豊かな人という印象がありました。

医師としては、まだ免許とりたてぐらいのときに異国へ旅立ったために日本に帰国してから仕事をするのに苦労したとうかがいました。研修の受け入れ先がなかなか見つからなかったことや、またそういう仕事の面でも運動の人間関係に導かれて今の職場につながったというようなお話を聞きました。

私が看護師なので、仕事の愚痴をこぼされたことが一度ありました。訪問診療の話で、信原さんはドクターなのに「私が介助してるのよ」と言われて、「え！　そうなんですか？　なんでナースがしないんですか？」と、いっしょに憤慨したことを憶えています。きっと信原さんは患者さんにも真摯に向き合って医療を実践されていたのだと思います。仕事のこともっとお聞きすればよかったと今更ながら悔やまれます。

ニコニコと気さくに話しかけてくれて、熱心に活動にされていた信原さん。もし信原さんのために私ができることがあるとしたら、パレスチナや世界のことに関心を持ってもう少し私の時間をその活動に費やすことだと思います。

最後に、この文章を書く機会をくださりありがとうございました。こういう形で信原さんを追悼することができたことを心より感謝します。信原さんに顔向けできるように少しずつでもがんばろうと思います。信原さん、ありがとうございました。

大好きな信原さん

志賀直輝

二〇一四年六月一一日に信原孝子さんが亡くなった。

信原さんは、一九七一年から一七年間、イスラエル軍の砲撃にさらされるベイルートの病院や、最前線の南レバノンの診療所、ダマスカスのパレスチナ難民キャンプで医師として医療活動を続けてきた。帰国後は、旅券の再発給を拒否する外務省との長い裁判闘争を闘ってきた。また、二〇年間、地域に根差した医療活動を行ってきた。

私が長旅から大阪に移り住んだ五年前、彼女は私のところへ来て、金がない私に、たくさんのカンパをしてくれた。初対面とは思えない程、馴れ馴れしく、ざっくばらんで優しい人だった。それから、何かあるたびに信原さんは私に昼夜問わず長電話をしてきた。信原さんは、ビリン村のデモ隊が、イスラエルが作った隔離鉄格子を殴りつけるように、言いたいことを、一方的にしゃべり続けていた。

信原さんが、何か思い立てば、すぐに仲間を呼び出し、イスラエルに対する抗議ビラを街頭で配ったり、集会やイベントに参加しろ、と誘っていた。信原さんのビラは、乱雑で、説明不足で、感情的で、文章構成も関係ない。ただただ熱意と勢いが強く、生命力と魂に満ちているビラだった。

信原さんは七三歳だったと思う。信原さんを英雄視する人もいるみたいだけど、勿論、戦場の中で、パレスチナの人々に寄り添ってきた医療活動は本当に素晴らしいし、尊敬されることだと思う。だけど、私が彼女に思うのは、英雄なんかじゃなくて、彼女は、不安定で、感情的で、情熱的で、言いたいことばっかり言って、相手の話はあんま聞かないし、だけど、年齢や性別や習慣や権威や国家や、なんやかんやなんて、全く関係ない、本当に好き勝手で、自由な魂の人だった。どうでもいいことかもしれないが、信原さんは、いつも自分のことをアナキストだって言っていた。激しくも優しいアナキストだった。いや、暖かくて、土臭い人間だった。

でも、信原さんは、日本の生活がしんどかったと思う。物質的で、人間と人間のコミュニケーションが脆い日本の生活が。信原さんは、パレスチナ人を隔離する壁に対して嘆いていた。でも、パレスチナには人々を隔離する壁に立ち向かう雑草のような魂やコミュニティがある。しかし、日本には、人と人を隔離する見えない壁がある。それをぶち破る魂やコミュニティが弱いと嘆いていた。だから、彼女は、いつもそんな壁をブチ破れと、鉄格子を殴り叩くように、みんなのケツをいつも、うるさく殴り叩いていた。

私と信原さんは四〇歳、離れている。けど、なんか、いつも酒を飲みながら、パレスチナについて、アナキズムや運動について、くだらない下ネタを、タメ語混じりで話し、自由に突っ込みあえる、本当に大切な、一人の仲間だった。信原さんという大好きな人間が、いってしまった。私は、彼女の意志を勝手に引き継いで、生きたいと思う。信原さんのように、もっと勝手に、しなやかに、優しく、縛られず、自由に。

一年経って

井上郁子

雨に白く輝く卯の花に、一年前の通夜の帰りにも卯の花の香りがあったな、と思い直されました。

私と信原さんとの交流はとても短いものでした。私の方は以前から、でも遠くから信原さんを見ていました。お互いを知っての交流は、亡くなる一か月前からでした。ネタニヤフが京都に来る、その抗議集会に信原さんはもう歩けない身体にもかかわらずタクシーで駆けつけて来られ、その夜は帰ることができなくて、一緒に京都に泊まることになりました。修学旅行生の泊まる宿で、広い部屋に布団を敷いて、枕投げこそしませんでしたが、明け方までとめどなくお喋りしました。勿論ほとんどは信原さんが。聴いて記憶に刻んでおかねば、と朦朧とした中で自分に言い聞かせていました。

「こうなってみると、子供をつくっておけばよかったって思うわね」。レバノンでの日々、子供をもうける選択もあり得たでしょう。ある種の倫理観の強さがそれを選ばせなかったのでしょうか。学生時代を過ごした場所が同じであったり、私の家のすぐ近くにその昔、お祖母さんが住んでおられたりという奇遇の上に、〃近い〃という感覚は、〃女であること〃にあったように思います。

この一年、様々なシーンで信原さんの顔が浮かびました。今、この時にも。笑って、了解し合う、私の一方的な妄想であったとしても、幸せな瞬間です。

ドクターラ、ようやく〈さようなら〉って言えそうだ

清末愛砂（パレスチナの平和を考える会）

私が「ドクターラ」と呼んでいた信原孝子さんが亡くなってから半年以上が経過した今になって、私はようやく「さようなら、ドクターラ」と言えそうだと思った。二〇一四年六月の悲報。いつかこの日が来ることはわかっていたはずではあったが、そのときの私には、ドクターラの死を受け入れることなどできやしなかった。その二か月前、私は室蘭から大阪にいるドクターラに会いに行った。どうしても会いたくて仕方なかったからだ。そのとき、これが最後になるかもしれない、と思わざるを得ない状況ではあったけれども、そのときの私はとにかくドクターラに会う、ということだけを考えることにし、飛行機に乗った。

私はドクターラのことを、勝手に大阪の母のような存在だと感じていたことから、ホスピスから電話をくれた彼女に、そのことを伝えたことがある。それに対して、彼女はあっさりと言った。「ううん、違う。私は、あなたの母じゃない。姉妹だよ」と。続けて、「死んだら、風になって、あなたの身体に入るから」とも言った。彼女の死を受け止めることができたときに、ドクターラは風になって、私の身体のなかに入ってきてくれるだろうか。悲報以来、そんなことを考えながら、ずるずると気持ちを整理できずにいた。それはなぜなのか。

信原孝子、という名前を最初に知ったのは、パレスチナ関係の書籍からだ。「すごい医者がいるもんだ。七〇年代のレバノンで、闘うパレスチナ人とともに過ごしながら、内科医をしていたとは。すごい女性だ」というのが最初の感想だった。そのときから、彼女は私にとって圧倒的存在となっていった。まさかその後、本人と一緒に活動をすることになるとは、思いもしなかったけれども。確か、関西で「ルート181」の映画上映会を開催したときに、一所懸命話をする細身の小柄な女性に出会った。彼女の話に耳を傾けているうちに、私はようやく気がついた。あの信原孝子さんである、と。日本におけるパレスチナ支援運動の文字通りの歴史的人物である彼女が目の前にいることに、あっけにとられたその日以降、私は「パレスチナの平和を考える会」の活動等で彼女に頻繁に会うようになった。

ドクターラには、大変かわいがってもらった。彼女からは、自身の身の上に関係する重要な出来事を伝える連絡をもらうことが多かった。手術をすることになったときも、彼女から電話でそのことを告げられた。その前に、病気のことはすでに本人から聞いていたため、「やはり手術をせざるを得ないのか」と思ったが、一方、医者の彼女が平然と説明をしてくれるため、なぜか妙に落ち着いて聞いてしまった。

緊急な用事があるわけでもないときにも、彼女は何度も連絡をくれた。ある日、電話をかけてきた彼女に、「今日は所属学会の大会で広島にいる」と言ったところ、「じゃあ、今から行くわ」と言って電話を切った。本気にしていなかったら、しばらくして、彼女は広島に現れた。その学会の大会で、あるパレスチナ人の活動家がスピーカーを務めることを知っていた彼女は、その人に会いたいと思ったようだ。ホテルの予約なんてしていなかった。仕方ないので、私の宿泊先のホテルの部屋にそのまま同宿することになった。

ドクターラは、明らかに自分の体調の方が悪いにもかかわらず、私の病気の母のことを気にしてくれ、専門医に相談してくれたこともあった。当初、母の病状については最悪の事態も予想されたため、電話で彼女にはっきりと言われた。「覚悟を決めなさい」と。しかし、母は幸いにも根治し、ドクターラが逝ってしまった。実はその電話口で私は思っていた。「(抗がん剤を使っている)ドクターラの状況もかなり大変に思えるけれど、医者としては自分以外の病人のことが気になるんだなあ」と。ホスピスに会いに行ったとき、別れ際に私が右手首を差し出したら、さっと脈をはかってくれた。彼女の職業的反応だった。そして、二人でにやりと笑った。彼女は、ホスピスの前からタクシーに乗ろうとする私を抱きしめて、両頬にパレスチナ人のようにキスしてくれた。

ホスピスにいたドクターラと電話で話をしたとき、「戦争はしてはいけない。私は戦争に反対だ」と言っていたことが、今でも耳のなかにこびりついている。レバノンでどれだけ多くの人の死を見てきたのだろう。一九八二年にレバノンをどんな思いで去り、シリアに行ったのか。パレスチナ人による死に物狂いの抵抗運動を見続けてきた歴史の証人である彼女の口から出た「戦争反対」の言葉は、私の心のなかにずしりと響いた。

パレスチナ解放を心の底から願っていたドクターラ、今こそ、風になって私の身体のなかに入っておくれ。姉妹だといってくれたのは、〈同志〉という意味だよね。だとすれば、ドクターラは私に〈闘う〉勇気を持たせ続けるために、風になって私の身体のなかに入ると言ってくれたのでしょう。ドクターラ、今や日本社会は戦争前夜だよ。これからはさらに厳しい闘いを強いられる。でも、ドクターラの全身全霊の闘いには及ばないかもしれないけれど、私は粘り強く闘い続けるよ。今、ドクターラに〈さようなら〉って言うよ。そうすれば、風になって入ってきてくれるから。いや、本当は、もう入ってきてくれているね。それなのに、私の方が、ドクターラの死を受け入れることができずにいただけなんだ。私は動き出すために、風となったドクターラを受け入れるよ。ドクターラからもらった指輪も外すことなく、いつも右指にはめているよ。生前にもらったものなのに、遺品となってしまったね。これをしていると、ドクターラの気配を感じることができると思えるのは、ドクターラの風のおかげであるのかもしれない。

「内科医だから、外科医のように手術はできないからねえ、(戦闘中は)あんまり役に立たなかったよ」と言っていた、信原孝子医師が逝った。今、私はようやく、さようなら、と言うことできる。彼女の遺志とともに、動きだすために。あっぱれなドクターラ、さようなら、さようなら、さようなら。

とんだ不義理

藤井詩葉

信原さんと初めて会ったのは、私がパレスチナのための運動を始めてしばらくたってからですので、お付き合いは一〇年になるかならないかくらいだったと思います。笑顔に屈託がなくて、多弁で、人懐っこく、そしてズバっと物を言う、言動が年齢より若く見える、そんな印象でした。その時、私が言われたのは、「あなたはイスラム寄りよね。」だったと記憶しています。パレスチナでハマースが台頭して、運動をする人たちもその分析と評価にとまどっていた時期だったと思います。

ただ、勘違いかも知れませんが、何となく私に好感を持っていただいたような気がしていました。それは、パレスチナの大義への献身の結果、アラブ世界に十何年も身を置いた信原さんが、多少の年月を中東で過ごし、その言葉を少しは解する私へ幾何かの親近感を持っていただいたのだと勝手に理解しています。

そんな信原さんと、アラブ諸国ではなくヨーロッパを旅するチャンスが二〇一〇年にありました。九月頃、イギリスに行きたいとメールがあり、それからすぐ、一〇月にヨーロッパに行った後で、レバノン・シリアに行きたいから一緒に旅行してくれないか、とお誘いがありました。その頃の私は、人の家を泊まり歩きながらヨーロッパを何年も旅してまわっていて、薬の実験のアルバイトと重なる信原さんの日程に参加することに難色を示したのでした。最終的にはレバノン・シリア行きの希望は外務省の制限でかなわず、イタリアに行ったとメールがありました。今、メールを読み返していますが、信原さんらしからぬ、いや信原さんらしい丁重な文面で、私もとんだ不義理をしたものだと胸にしみます。結局、私は何もできなかったのに、丁寧に事後報告までしてくださったのは、信原さんの律儀な一面だと思います。信原さんの病気のことは知っていたので、私が二〇一二年に帰国したときは、信原さんと再会することができて大変うれしく、またほっとしたのを覚えています。

その後、私はアフリカに駐在することになり、信原さんの容態は悪くなりました。一時帰国の折、すぐにお見舞いに行こうと連絡を取ったのですが、メールの返事は、「いま余り力が出ないのですが、あなたに聞いておきたかったのが、アフリカのユダヤ人のことです。お目にかかったらいいのですがちょっとしんどいかな。」というものでした。今度は私が会ってもらえないまま、最後までパレスチナのことを考えて、信原さんはいってしまいました。

私の経験は信原さんのほんの一面で、信原さんはただアラブ愛好家というわけではなく、普遍的な理想主義者であり、闘士であり、地域医療と福祉に尽くした人でもありました。信原さんにひとつ注文するなら、いろんな事情もあったのでしょうが、もっとご自分のことをたくさん語って欲しかったです。シリアに行こうとしたジャーナリストがパスポートを取り上げられるようなこの時代、信原さんはもっと必要とされているし、信原さんも生きていたらいても立ってもいられなかったでしょう。早すぎる逝去が惜しまれます。個人的なことを少しばらしてしまってごめんなさい。また会えますよね、信原さん。

心の母のような人

北村記世実（パレスチナ・アマル）

信原さんを偲ぶ言葉など、私にはまだ見つからない。だけど、その笑顔、そのやさしさ、その厳しさ、その熱い想いを思い出さずにはいられない。

私がはじめたフェアトレードまがいなことも、最初は「アマル」という屋号にひどく憤慨していたのに、いつだったか病院にお見舞いに行ったときには認めてくれていた。

退院後のパーティーでは「あなた、お金大丈夫なの？」などと経営のことを心配してくれたりもして。

もっとご自分のことを気にかければ良いのに。

だけど、そういえば、それが最後にかわした言葉だった。

私はひどく不器用なので、失敗したり、あきらめそうになったり、挫けそうになったりする。

そういう時、「あなた、もっとしっかりしなきゃダメじゃないの」という信原さんの声が聞こえる。

信原さん、私、大丈夫だから。

信原さんに習って、きっちり「アマル」を育んで、パレスチナの人たちのために最後まで尽力いたします。

だから、どうか見守っていて下さい。くじけそうになったら、また叱咤して下さい。

信原さんは気づかなかったかもしれないけど、あなたは、私の心の母のような人でした。

アジア・太平洋戦争と信原さん

役重善洋

信原さんと最初に出会ったのは、一九九八年に河合塾大阪校で行われた、カセム・アイナさん（ベイルートの「子どもの家」の創設者）の講演会の後の交流会でのことだった。たまたま同じテーブルに座り、話しているうちに、ふと私はどこかで聞き知っていた日本人医師のことが思い浮かび、「ひょっとして信原さんって有名な方ですか」と、妙な質問をした。そのとき彼女がちょっと嬉しそうな顔をして、「そうよ、私有名人なの」とかなんとか、冗談めかして答えてくれたことも、つい最近のことのように思い出す。信原さんは、私がその講演会の質疑応答でした質問（日本とイスラエルの歴史認識問題についての質問だった）が強く印象に残ったらしく、そのときに彼女が「難しいことを話す奴だな」と思ったということをかなり最近になるまで事あるたびに語ってくれた。

もう一つ信原さんが、私に関して繰り返し気にしてくれたことがある。それは私がなぜパレスチナに関わるのか、その動機は何なのか、ということだった。この質問に、いろいろなかたちで私は答えてきたつもりだったが、彼女はどうも納得がいかなかったらしい。実際のところ、私自身も、十分に説明しきれたという自信はない。おそらく彼女の疑問は、先に述べた「難しいことを話す奴だな」という印象とつながっていたのだと思う。これ以上自分のことは述べないが、日本人であれ、誰であれ、パレスチナ問題に直接自分が関わらなくても生きていける環境にある人がパレスチナに関わるようになるということには、何がしかの必然性があるのだろうと思う。それは、主観的には一見偶然の結果であるように思えるにせよ、どこかで、自ら無意識に探し求めた、あるいは知らず知らずのうちに導かれた、というような側面があるのではないだろうか。これは人間の権利とか尊厳にかかわる問題であれば、どんな問題についてでも言えることではないかと思う。

信原さんはレバノン・シリアで一七年にわたりパレスチナ解放運動に携わり、そこでの人間関係の中から、この運動のもつ普遍的意義を体得してこられたのだと思う。私はパレスチナ現地には合算してもせいぜい数か月しか滞在していないが、それでも「ここでパレスチナ人とともに闘うべきなのでは」とつい感じさせてしまうような社会の空気があることを理解できる。ただ、普遍的意義をもつ「闘い」は、日本の中でもどこでも、いくらでもあるのに、なぜパレスチナなのか、ということについては、信原さんも（私と同様）十分には説明し切れていなかったようにも思う。もちろん、そうすべきだったということではない。先に述べたことと矛盾するようだが、「偶然の出会い」という以上に説明のできないことをきっかけとして大きく人生の進路が変わることとは誰にでもあり得ることである。

しかし、信原さんが亡くなられてから、信原さんの遺稿や写真などにあらためて触れるなかで、ふと思ったことがある。それは第二次大戦中、ビルマ戦線で亡くなられたという信原さんのお父さんのことである。信原さんは、しばしば、写真でしか記憶にない父親について、「何であんなバカな戦争に行ってむざむざ死んだのか」というようなことを何度か洩らされていた。「戦争は本当にいやだというのが私の原点」といった言葉も何度も聞いたように思う。そのときはそれ以上深く考えなかったのだが、信原さんが亡くなられた後、彼女の自宅で遺品を見させていただいているときに、まだ赤ん坊の信原さんが軍服姿の父親とともに収まっている家族写真を見てハッと思った（一八頁を参照のこと）。彼女が「医者として」パレスチナに行ったことは、戦死した父親に対する想いと深くかかわっているのではないかと。信原さんのお父さんは大日本帝国陸軍の軍医だったのである。

信原さんが物心付くようになってから、自分の父親がなぜ死ななければならなかったのか、あるいは、戦場で医療活動に従事しながらどのように死んでいったのかについて想いをめぐらしたことは一度ならずあったであろう。しかしまた、学生運動世代の彼女が、自分の父親の関わった戦争が正義にもとる侵略戦争であったことに気付かなかったはずはない。そこで彼女が感じざるを得なかったであろう葛藤は、頭のなかでどれだけ突き詰めたところで解消できるような性格のものではない。意識していたにせよ、していなかったにせよ、その葛藤こそが、彼女を「戦地パレスチナ」における医療活動へと向かわしめ、また持続せしめた重要な動力源だったのではないだろうか。もちろん、これは私の勝手な想像に過ぎないことである。しかし、「パスポート裁判」のために「信原孝子さんを支える会」が作成した資料を読むなかで、レバノン時代の彼女が、常に追い求めるかのように「最前線」での任務を志望していたことを知り、私の中でこの想像は半ば確信に近いものになっている。

ちなみに、信原さんは、亡くなられる直前まで、「非暴力」運動としての対イスラエルBDS（ボイコット・資本引上げ・制裁）キャンペーンに大きな希望を見出されていた。そして、このBDS運動の重要な支持者であるミュージシャンのロジャー・ウォーターズもまた、第二次大戦の対ファシスト・イタリア戦線で戦死した父親について直接の記憶を持たない。彼は、二〇〇五年に初めてパレスチナを訪ねて以降、パレスチナ連帯運動に深くかかわるようになった理由について、「（父を戦争で失った）自分の生い立ちを考えれば、他に選択肢はなかった」と述べている。彼の場合、父親がファシズムとの闘いに斃れたという点に大きな意味が見出されているという点で、信原さんが抱いていた(と私が推測するところの)葛藤と簡単に比べることはできない。しかし、共に第二次大戦中に生を授かり(信原さんが一九四〇年、ウォーターズが四三年)、物心付く間もなく父親を戦争で奪われ、戦後の厳しい経済状況の中、母親の一手で育てられ、そして、相も変わらず戦争が繰り返される世界の矛盾に向き合うようになっていった二人が、パレスチナ連帯運動に大きな意味を見出し、多大な貢献をするようになり、また、BDS運動に対するブレることのない協働者となったことは決して偶然ではないと私は思う。

追悼・信原孝子さん

パレスチナの平和を考える会

二〇一四年六月一一日、長年パレスチナ支援に携われてこられた信原孝子医師が永眠されました。信原さんは、一九七一年から一九八七年にかけて、ボランティアの医師としてレバノンおよびシリアのパレスチナ難民キャンプで医療支援をされ、帰国後も地域医療に関わられながら、精力的にパレスチナ連帯運動を担われてきました。

一九七〇年代後半のレバノン内戦や一九八二年のイスラエルによるレバノン侵略という厳しい状況においても、信原さんはパレスチナの人々と共に最後まで医療活動を続けられました。その後、ダマスカスに活動拠点を移された信原さんは、日本赤軍との関係をでっち上げられ、パスポート発給を拒否されました。この処置の取消しを求めて行われた裁判闘争は一二年に及び(一九八三~九四年)、結果的には敗訴してしまいましたが、パレスチナ解放運動と日本をつなぐ重要な草の根の取組として記憶されて良いでしょう。

パレスチナの平和を考える会には、一九九九年の設立当初から積極的に関わられ、七、八年前からは会の事務局メンバーとして、私達の活動を一貫して支えてくださいました。一七年にわたり現地でパレスチナ人と生活を共にされてきた信原さんの存在は、様々な面で私達の運動を豊かなものにしてくださいました。会議や作業に追われ、皆が疲れているときに、レバノン時代の思い出話でその場を和ませたり、アラブ・コーヒーを入れていただいたこともありました。最後に私達の活動に参加されたのは、京都でのネタニヤフ来日抗議集会(五月一四日)でした。信原さんは、最後の最後まで、パレスチナの状況、とりわけ内戦下にあるシリアのパレスチナ難民の状況について心配されていました。

私達の友人であるヨルダン渓谷連帯委員会のファトヒ・

クデイラートさんは、信原さんについて「彼女は特別な人でした。彼女は自由のための闘争に人生の全てを捧げました。私達は彼女に（天国で）再び会うまで、（パレスチナの根源的な解放という）彼女が歩んだ方向を目指して歩み続けなければなりません。私の良い友人であり、良い姉であったスアードのためにイスラム教徒として特別の祈りを捧げます」と哀悼の言葉を送られています。

また、ベイルートのNGO「子供の家」の所長であるカッセム・アイナさんも「私の友人、信原医師の死を深く悼みます。私達にとって彼女の死は大きな喪失です。彼女の魂がどうか安らかに眠られますように。彼女の思い出は私達の中でこれからも生き続けるでしょう」とのメッセージを寄せられました。

信原さんは、そのオープンな人柄と平和への情熱をもって、パレスチナの解放を願う多くの人々をつなぎ合わせる重要な役割を果たして来られたように思います。私達は、彼女が渇望した公正な平和への思いを引き継ぎ、さらに多くの人々を反戦・反占領・反植民地主義の闘いにつないでいく触媒となれるよう、人間的にも思想的にも成長していきたいと思います。信原さん、長い間私達を支えていただき、本当にありがとうございました。どうかゆっくり休んでください。

（二〇一四年六月）

友人／同窓生から

信原孝子さんとのこと

志水紀代子

二〇一四年九月の彼女を偲ぶ会のその日、高槻から泉大津に向けて高速道路を車で走りながら、在りし日の遠い記憶が走馬灯のように頭の中を過っていました。

私が彼女と出会ったのは高校一年の夏、当時通っていた教会で、大阪教区の夏季学校が能勢であって、参加を勧められたのでした。彼女が春日丘高校だと知って、かつて地元の茨木市に住み、憧れていた高校でもあったことで、親近感を覚えたのが出会いのきっかけでした。その後、彼女は大阪市大の医学部へ、私は一浪して阪大の文学部へと進路は異なりましたが、六〇年安保の年に大学生であったことは、その後の人生に大きな影響を及ぼすことになりました。

ただ、その当時の彼女は、色んなことを理詰めで考えていて、行動に踏み切るのに、とても慎重でした。糸の切れた凧のように無鉄砲なのは、むしろ私の方でした。ある晩、かなり激しい口論をして、その後しばらく音信不通になりました。やがて結核で療養することになったと手紙が来て、近江八幡のサナトリウムで再会、その後、会ったのは、私の結婚式の時でした。式の後、彼女は私の連れ合いに単刀直入、「彼女のどんなところが気に入ったのですか」と大真面目に訊いて、夫が一瞬返事に窮しました。

その後消息は途絶えたまま、やがて彼女がパレスチナで医師として活動しているというニュースが飛び込んできました。そしてパスポートの発給が停止されたということも、直接の接点がないまま、新聞の記事で、もどかしい思いで知りました。

再び彼女と接点ができたのは、六年ほど前のこと、私はあるサイトで、懐かしい彼女の名前を見つけました。清末愛砂さんを介してつながり、その後高槻で再会。実に半世紀ぶりのことでした。長い電話がかかり、五〇年の空白をお互いに語り合おうとしていた矢先、突然の入院のメールがあって、狼狽えました。

忘れもしない二〇一四年三月二四日、ご自宅に電話を入れたところ、幸いお姉さんが電話口に出て下さって、彼女の入院先がわかりました。この日、泉大津の病院に車を走らせて会うことができました。「今生の別れかもしれない」と、覚悟して行ったのでしたが、がりがりに痩せてしまった彼女は驚くほど饒舌で、玉川診療所の看護師さんがお部屋に来られるまで、パレスチナでの日々について小一時間近く話し込んでしまいました。「もう長くないです」と、客人に教えられ、胸ふさがる思いで帰途につきました。

その後、覚悟をして診療所に電話をすると、思いがけなく退院していた彼女が電話口に出てきて、私はすっかりうれしくなり、そして油断してしまいました……。

『エルおおさか』であるパレスチナの集会に行くけど来れないか」とのこと、残念ながら先約があり、このときは行けなかったのですが、「また泉大津に行くから」と、約束したのでした。先約をキャンセルしてでも、このとき「エルおおさか」に行くべきでした！　いまはそれがとても悔やまれます。彼女とは、それきりになってしまいました……。今は埋まらなかった私たちの空白が、多くのみなさんの偲び草で埋められることを願っています。彼女のご冥福を心よりお祈りしつつ。

高等学校美術部の信原孝子さんの思い出

石川俶子

約六十年前、私達が在籍していた頃の春日丘高校の美術部はデッサンの腕を競うとか美術展に出展しなければならない、というような決まりは無く、顧問の先生も滅多に顔を出しませんでしたので、気楽な同好会のような雰囲気でした。放課後、三々五々立ち寄り、水彩画や油絵など好きなものを描いていました。

大人になる前の多感な時期、皆それぞれに言葉にならない未知への不安、希望を抱えていたことと思いますが、あまり難しい話はしませんでした。美術教室が見晴らしの良い三階にあったことも幸いだったと思います。

信原さんは少し遅れての入部でした。色が白くてふっくら丸くて、甘えることもある可愛い人でした。

初めて見せてもらったりんごの水彩画に驚きました。私達のような幼い絵の具の使い方ではなくてグリーンやグレーがかった中間色を使い構図も整いとても達者だなと思いました。

版画に熱中していた頃、夕方遅くまで美術室で二人だけの時がありました。ベニヤ板をガリガリと彫りながら子供の頃の話になりました。敗戦後間もない五、六歳の頃のこと「大きな胸当てポケットを付けてもらい、その中に子猫を入れて留守番をしていた」とのこと、小柄な信原さんと子猫の映像が浮かびどんなに可愛いかったことかと涙がにじみます。その時彫っていた版画のモチーフは猫と少女でした。

二年生になり誰よりも大胆に作風が変わりました。文化祭に出品したのは、八十号だったか、これまでよりもかなり大きなカンバスにオレンジ系の配色でデフォルメされた裸婦像でした。顧問の教師は美術界の新しい流れを拒否する人でしたから、少し押し問答がありましたが展示できました。

医学部に進むことは、ほぼ決まっていたと思いますが美術への思いも強くて悩んでいたことと思います。結局行かないことが解っていて、美術系の大学も受験し合格したのです。音楽に対しても感性豊かな人でした。

絵筆を持ちたい希みは終生持っていたことと思います。パレスチナから帰国してからも、時折描いていたようです。

早すぎる別れを悲しく、寂しく思いますが、過日大阪での追悼集会でパレスチナでの医療活動の様子をフィルムで見せて頂き、全力で疾走するような生き生きとした様子に、医者になることを選んでよかったのだと、少し安堵もいたしました。

アルチュールランボーの詩、「サンサシオン」が好きだと言っていました。信原さんはきっと、金子光晴の訳で読んだのだとおもいますが手許にあった宇佐美斉訳の詩集より抜粋で。

感覚（サンサシオン）

夏の青い夕暮れに ぼくは小道をゆこう
麦の穂にちくちく刺され 細草を踏みしだきに
夢みながら 足にそのひんやりとした感触を覚えるだろう
吹く風が無帽の頭を浸すにまかせるだろう

話しはしない なにも考えはしない
けれどかぎりない愛が心のうちに湧きあがるだろう
そして遠くへ 遥か遠くへゆこう ボヘミアンさながら

充実した人生

荒尾照雄（小学校六年の同級生）

そのクラス（昭和二七年吹田市立第一小学校六年七組）は良くできる人が多いとの評判でした。その中で特に信原さんは抜きん出ており、できの悪い私には羨望の的でありました。

その後、時々あった同窓会において、信原さんの多方面の活動の話を聞くに及び、我が身を顧みて圧倒されるような思いを持つことが度々でした。

信原さんにとって志半ば、との思いがあったのかも知れませんが、平々凡々と生きてきた私から見れば、充実した人生を送られたのでは、と思っています。

今は唯心からご冥福をお祈りします。

信原孝子さんを偲んで

今川（増田）米子

アンゴラのピンクのミトンの手袋を
なくしちゃったと泣いた子は
今は遠い星になり
世界が平和になるために
何かないかとさがしてる

尽きない思い出

遠藤延子

信原さんとは、小学校四～五年生と同じクラスでしたが、彼女は頭が良い上に歌も絵もとても上手でした。

中学一年では同じダンス部で、彼女の家で創作ダンス？の練習をしていましたが、高校生になってからは、長い間会う機会がありませんでした。

六年前に女子五人で紅葉のきれいな大山崎の美術館へ行った時は、思い出、近況等、閉館になっても話が尽きず、遅く迄お喋りしていました。今年五月、彼女の希望で、同じ所へ行こうと約束していましたが、前日の夜に体調が悪いと中止になり、末にお宅へ伺ってお喋り歌と、ひとときを過ごし、帰る時、外まで送りに出てこられて、一人々々に握手をされたのですが、それがとても力強かったのを忘れません。

それから約二週間後の悲しい知らせでした。

六甲山の思い出

大嶋信吾

大学に入った年だったか、夏休みも終わりに近づいたころ、信原さんを六甲山のロックガーデンに誘ったら思わぬ快諾。このコースの特徴は、①軽装で行ける、②所要時間が二時間程度、③眺望がすばらしい、④怪石奇岩の岩場の魅力、……これらを含めて稜線歩きが楽しめることでした。

高座の滝の水しぶきを浴び、風吹岩に登り、海からのすずしい風を受け、彼女は大変気に入った様子でした。信原さんって、案外自然派なんだ、と思ったことを思い出します。心よりご冥福をお祈りいたします。

信原孝子さんを想う

奥田信一（六年七組同窓生）

信原さんとは小中学校を通じて四年間同じクラスで過ごしました。オッチョコチョイで出来の悪い私から見ると、確か全国中学模擬テストで四五番とかいうすごい成績を残した彼女は、常にトップに君臨する眩しい存在でした。

中学一年の時、クラス評議員選挙があって女子は圧倒的多数で彼女が選出され、何のはずみか男子は私が選ばれたのですが、数が多い方が評議員会に、少ない方は副評議員会に出席することになりました。副評議員会は全体で男子は僅か二人で、先輩の怖いお姉さんに囲まれる会議では萎縮して何とも憂鬱な気分でした。今から考えると、逆に彼女は環境に支配されず、男ばかりの中で堂々と意見を述べ輝いていたのだと思います。

大学時代は関東に居たので殆ど会う機会はなかったのですが、社会に出てから眼病で大阪市大病院に入院すると彼女が医師として勤務していて、私の病室まで見舞いに来てくれました。当時、まだ医師になりたての頃だったのに組合活動の闘士で有名だったらしく、私の主治医の病院長が「君は信原君の友人らしいね。団交でいつもやっつけられているので、お手柔らかに、と頼んでおいてね」と言われたのを思いだします。

子供の頃から物事の理非曲直をはっきりとさせる正義感の強い人で、この面では男勝りの性格でしたが、本当は少しはにかみ屋で、弱い立場の人のことを真剣に考え行動する心の優しい人だったと思います。

そんな彼女が自らの意志でパレスチナに赴き、我々の想像も出来ない数多の試練を乗り越えて難民救済に取り組み、一回りも二回りも大きく成長して帰国された時には「天の采配」を感じました。

帰国後も重篤な病に侵されながら医師としての活動とパレスチナ支援活動を継続され、パレスチナ支援組織のメールを転送して来たり、自分の病がひどい時に「私は反原発デモに行かれないから、オックン代わりに行ってきてえな」と連絡があり、デモに駆り出されたこともありました。

信原さん、まさに貴女は、私たち頼りない六〇年安保世代に「しっかりせんとアカンヨ」というメッセージを残して、最後まで首尾一貫して戦う戦士として生涯を全うされました。そんな貴女は、我々六年七組の誇りです。

天国では少しゆっくりして、恋人をつくって安らかに過ごしてください。

信原孝子さんへ

田村典子

吹田第一小学校四年七組の三学期に転入した私は、あなたの大人びたタッチの絵を見て、びっくり。そして音楽の時間には、透き通った美しい声での独唱。大柄な私は小柄な孝子さんを尊敬の眼差しで眺めたものです。

お父様を戦争で亡くされたと知り、それからは「里の秋」を聞くたび、歌うたびに〝ああ、父さんのあの笑顔、栗の実食べては思い出す〟の歌詞に孝子さんもきっと同じようなお気持ちなんだろうなと思い続けてきました。でも、いつも明るくコロコロときれいな声で笑い転げるお姿が印象的でした。

いつかポロリと体調不良をこぼしたとき　よく効くからとすぐに漢方薬を送ってくださいましたね。お言葉通り、すぐすっかり回復しました。患者さんにも親身になって相談に乗ってくださるあたたかいお医者様だったのでしょうね。もっともっと、長生きしてほしかった。とても残念です。
どうぞ、安らかにお眠りください。

小学校クラス会のひととき

戸田眞

信原孝子さんは、小学校の同窓会に久し振りに出席した私を見て突然「東大法学部は私の敵やで……」と話し始め、それからは、率直に本音で人生を熱っぽく語っていました。過去の出来事の一齣一齣を開けっぴろげに、あることは愉しげに、あることは憎々しげに、あることは淡々としゃべり続けていました。その時の、子供の頃とまったく変わらない柔らかく穏やかな眼差しを思い出します。

パレスチナのこと、医療活動のこと、軍医であった父上のこと、学生運動の時のこと、女性としての人生のこと、ひたすらな生き方でした。

亡くなる一カ月程前東京の私の家に彼女から電話がありました。不在の私に代わり私の妻がいろいろとお話したようです。体調を崩している私の妻に貴重なアドバイスもしてくれました。そろそろ電話しようかなと思っている矢先届いたのは余りにも突然の悲しい報せでした。今、ありし日の彼女を偲び、一句を贈り心からご冥福を祈ります。

「強くゐてどこか寂しき撫子よ」

内に秘めたエネルギー

花井荘輔

信原さんとは、吹田第一小学校、第三中学校で同級生として数年間を過ごしました。当時から内に秘めたエネルギーを発揮してみんなをリードしていました。中学三年のときだったか、中間試験で一〇〇点取り競争をして見事負けました。成人してからは、時折の同窓会でお会いする程度で、詳しい話を聞く機会はなかったのですが、中東での活躍ぶりには敬服していました。その意図は理解できても行動が伴わない一友人として陰ながら応援することしかできなかったことが残念です。パレスチナでの問題だけでなく、今や日本も含め歴史は大きく後戻りしている感じですが、戦争のない、人殺しのない世界を実現するために頑張った彼女の意志を少しでも継いで、出来ることを頑張りたいと思っています。

信原さんへの十句

平山國代

・爽やかに強く生きたる君逝きぬ
・露の世の夢の半ばに逝かれけり
・約束の蝶々となりて還り来よ
・デイゴ散るドクトルタカコ燃え尽きて
・梅雨に逝く「孫文」半ばまで読みて
・彼の世にてピアノ弾かれよ爽やかに
・パレスチナ恋ひたる汝や鳥渡る
・渡り鳥となりてゲバラに逢ひに行く
・身にぞ入む電話の声の「さやうなら」
・医師汝れの遺徳偲べば秋深む

小学生の頃の憧れのマドンナ

薮内肇

信原孝子は強固な意志と繊細な優しさを兼ね備えた女性であった。彼女とは小学校を卒業するまでの三年間、共に過ごしただけである。私は卒業と同時に京都へ移住し、しばらくは疎遠になりましたが、京都工繊の受験会場でばったり彼女と出会い、偶然に驚き懐かしさもあって暫く語り合いました。その折彼女は大阪市大の医学部も受験するとの事でした。結果両方とも合格し直後に出会ったとき、彼女は医学の道か芸術の道かの選択で随分と迷ったと話していましたが結局医学を選び生涯医師としての人生を全うされました。学生時代は医局制度の問題で先頭に立ち改革に奔走していたと彼女の下で参加していた友人から聞きもしました。また、パレスチナ難民キャンプで医療ボランティアに参加することを新聞記事で知り随分と誇らしく思いました。

不本意に帰国されてしばらくして彼女に会ったときに我々に何か出来ることが有ればと問うと即答で旅券が欲しいそれ以外のものは何も要らないと言われて無力な私には返す言葉が有りませんでした。それからは三・四年ごとに一度クラス会で会いましたが実に寂しげで見るのが辛い程でした。何度か難民の苦しむ姿や闘う戦士の写真が送られてきました。この夏にトルコを訪れシリアとの国境の近くまで行きましたが静かな田園風景ばかりで彼女が戦ったあの悲惨な状況を垣間見ることも出来ませんでしたが其の時ふっと、もし彼女が医学の方ではなく芸術の道を歩んでいたならどんな人生を送っていただろうか、きっとすばらしい指導者と成っていたのではなかろうか強固な意志と繊細な優しさを兼ね備えた彼女の創り出す作品を見ることが出来なかったことが無念で悔しく想われます。

再録　パレスチナの信原孝子さん

ダマスカス―信原孝子との再会

広河隆一

砂漠化した大学通りの道を、コーラと呼ばれる十字路まで行くと、昨日いたレバノン警察はもういないくて、そのかわりに速射砲が置かれ検問している。ここから南へ行こうとする車を止めて、Uターンさせているのだ。私は近づいて行った。自動小銃を持つ若い男が、私の質問に答えて「クウェート大使館のところまでイスラエル軍が入ってきて、左派の組織とぶつかっている。だからこの先は危険だ」と言う。「君たちはどの組織だ」と聞くと、「レバノン共産主義行動組織だ」と胸を張る。

私は布川徹郎と真暗闇の中をビール・ハッサンと呼ばれる地区の方に歩いていった。ここはシャティーラ・キャンプからほんの数百メートルのところである。レバノン左派軍が建物の蔭に隠れていて厳戒体勢をとり、そして丘に上ると、下の方で銃声と砲声が聞こえる。私たちはそれ以上近づかなかった。敵か味方か分からない真夜中の戦闘では危険すぎるし、第一フィルムをまわせない。

戻るときにスポーツ・スタジアムの近くに足を踏み入れたが、地雷とクラスター爆弾がいっぱいだといわれていたところだ。大通りに辿りついても安全ではなかった。車は前の車の走ったあとを行かないと、何が爆発するか分からないのに、暗闇では何も見えなかったからである。砲声は背後に長く続いていた。ときどき火の手が上がるのが見えた。イスラエルはいよいよ本性を剥き出しにして、PLOを撤退させたあと、約束を破棄して、西ベイルートに兵を近づけたのだ。この日ビール・ハッサンで三人の左派のコマンドが負傷した。またドルーズ派のシューフ地区でも、車に仕掛けられた爆弾が爆発し、一〇人が負傷、イスラエル兵三人も負傷している。

PLOの撤退を取材し終えた各国のジャーナリストたちが、続々と引きあげている。アラファト議長が撤退した翌日の八月三一日に、日本の取材陣もかなり帰国した。西ベイルートでは、仏、米、伊の国際監視軍が当分居座り、そしてレバノン軍がここに進駐し、バシール・ジュマイエルが大統領に就任し、強いレバノン、レバノン人によるレバノン建設に向けて長い道のりを歩み出すだろうというのが大方の予想だった。私たちも今後どうするか決定しなければならなかった。持ちこんだ一六ミリ・フィルムは、ほぼ撮影し終わっている。そして予定されていたワクにのせるためには九月末までにフィルムを編集し終る必要があった。私はフィルム編集の方は素人であり、これまで何本かテレビ番組を作ってきた布川徹郎に、その判断をまかせなければならなかった。彼は、日本人医師信原孝子さんの撤退についての番組をまとめることにし、そのためダマスカスで追取材の上、日本にフィルムを持ち帰ることに決定した。私はダマスカスからレバノンに戻って、もうしばらく取材を続け、事情が許せばイスラエルに入ることも検討することにした。

私たちにとってベイルート最後の九月四日、国連難民救済事業機関（UNRWA）の広報官の案内で、私たちはブルジバラジネのパレスチナ・キャンプで、国連による小麦粉と砂糖の配給の様子を見て、そこから出ようとすると、ちょうどレバノン政府軍が入れかわりに入ろうとするところだった。もうここはレバノン政府軍が支配することになったらしい。私たちはシャティーラ・キャンプの路地に入って、布川徹郎が昔撮影した小学校の跡に行ってみた。そこは、青い教室も防空壕も昔のままだったが、小学生はどこにもいない。まわりの建物も破壊されてしまっている。そのとき教室の中から女たち四、五人が出てきた。南部レバノンから逃げてきて、ここに住んでいるという。おばあさんも加わってみんなでパレスチナの歌を合唱してくれた。最後に、「革命勝利！（サウラ・ハッタ・ナスル！）」と叫んで、「さようなら、また会いましょう」と手を振ってくれる。そしてこの日から二週間後に私は再びこの青い教室の前に立つことになる。九月一八日の虐殺の朝のことである。

サブラ・キャンプの中のガザ病院では、リン爆弾でやられた人々や、他の戦傷者たちに会ったが、負傷したコマンドたちはすでにギリシャに移送されていたため、女や子供たちがほとんどだった。病院の中はごったがえしていたが、ここには絶望感はなかった。病院にいるかぎり、何とかなるだろう、と人々は考えていたし、PLOの武装勢力が去った後は、このパレスチナ月赤十字社が、パレスチナ人社会の中の支柱といえる存在になっており、ここに身を寄せている以上、生きのびられるだろう、と人々は考えていたのだ。

夜、私たちは時事通信の森戸さんと、共同通信のジュネーブ支局長の坂井氏に会った。坂井氏は日本にいるころからよく知っていたし、彼は一九七五年から七六年のレバノン内戦のとき、ちょうどベイルートの特派員だった。そして今回の戦争中に病気になった佐々木氏をロンドンで治療させるために、一時交替のためにやってきたのである。聞けば佐々木氏は明日の早朝に出発するという。

私たちはダマスカスまで便乗させてもらうことにした。こうして私たちの出発は、思いもかけなく早まることになったのである。

九月五日、私たちはダマスカスに向けて出発した。途中多くの検問を抜け、レバノン山脈を越えてベカー高原に入って、そしてアンチ・レバノン山脈を越えて、ダマスカスに入る。いつもこの街に入ると、ほっと一息つくのだが、そのとき自分が今日三九歳の誕生日を迎えたことを思い出した。ベイルートにいたのはたったの八日間なのに、私はもう何カ月も経ったような気がしていたのだ。

そしてこの日のうちに私たちは月赤十字社の本部に行って、そこの所長室の椅子にチョコンと腰かけている信原孝子さんと再会することができた。全くの偶然だった。

彼女の話によると、彼女はその後、港から船に乗り、両わきをアメリカの第六艦隊の船に「護衛」され、長い間かかってシリアの海岸に着いたという。そこで日中じりじりとこげつくような暑さのなかで待機し、そしてダマスカス近くのパレスチナ・キャンプの病院の医師として、仕事を開始したという。

彼女はパレスチナ・キャンプの中の三畳間ほどの部屋に、

やはりベイルートから撤退した看護婦二人と同居し、部屋らしいものといえば、ベッドと机だけという状態だった。

ＰＬＯの人々が、ダマスカスの路上やカフェやホテルで、無事の再会を喜んで抱き合っている姿がよく見られた。離散したＰＬＯは、もうすでに確かな何かを各地で築き上げ始めているように見えた。そしてここでもドクトル・スアードの名で親しまれている信原さんは、パレスチナ人社会と日本との、もっと大きな交流を可能にするための役割を果たしたいと望んでいる。彼女はシリアで、パスポートを手に入れるために大使館への働きかけを開始した、と言っていた。私たちは彼女の職場を撮影し、そして布川徹郎はそのフィルムを持って日本に戻って行った。九月九日だった。

〔『ベイルート大虐殺』（三一書房、一九八三年）より転載〕

パレスチナに生きた一七年
――医師信原孝子さんが見たもの

土井敏邦

自分が必要とされている所へ

「将来、誰かがパレスチナと日本の関係について歴史を書きしるす時、その著書はドクター・サアード（幸福）、信原孝子医師の記述のためにたくさんの時間を費やすことになるだろう。信原孝子さんこそがパレスチナ人と共にあった最初の日本の〃大使〃なのだと言わせていただきたい」

一九八七年一一月二六日、イスラエル軍の砲撃にさらされるベイルートの病院で、最前線の南レバノンの診療所で、そしてダマスカスの難民キャンプで、パレスチナ人のために一七年間、医療活動を続けてきた信原孝子医師（当時・五〇歳）の帰国報告集会の席で、ＰＬＯ駐日代表バカル・アブドル・モネム氏は、その功績に対する感謝の意を、そう表現した。

身長一五〇センチ、体重四五キロという小柄で柔和なこの信原さんのどこに、パレスチナ人と生死を共にしながら長年激務をこなす体力と気力が潜んでいるのか。帰国から間もない一九八八年春、初めて信原さんに出会った時に私

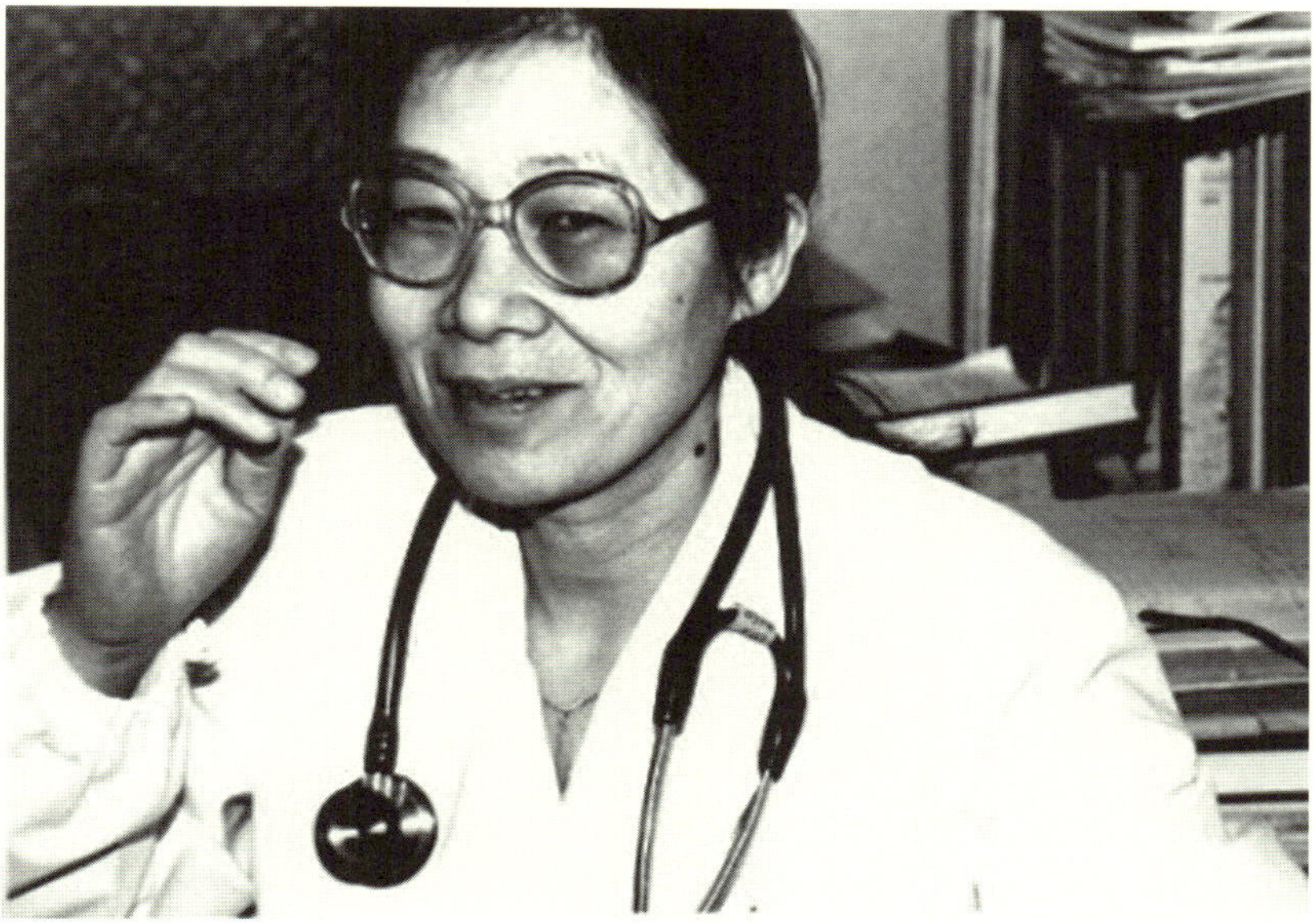

が抱いた第一印象である。その体験を淡々と語る言葉には、なんの気負いも衒《てら》いもない。

だが、パレスチナ人側の感謝と賞賛とは対照的に、一七年ぶりの祖国の政府は、信原さんを決して温かく迎えはしなかった。帰国後に待っていたのは、旅券の再発給を拒否する外務省との長い裁判だった。「日本赤軍との関係」を疑う外務省は、信原さんの一七年間の活動の意義に目を向けようとはしなかったのである。

信原さんが私たち日本人に問いかけているのは、まさにこの活動の意義であり、日本人がパレスチナ人と関わることの意義であった。

「父親がいないから、いいところへは就職できないよ」と、周囲から言われてきた信原さんが、女性である自分が、社会で差別を受けないために手に職を、と選んだのが、医者という職業だった。だからその選択に、それほど高邁な理想があったわけではない。日本中が安保闘争の渦に巻き込まれていた一九六〇年、大阪市立大学医学部の二年生だった。決して政治意識が強い学生でもなかったが、当時は言葉よりも行動を重んじる雰囲気があり、青年たちはデモによって表現していくのがごく普通の時代だった。また、六〇年代半ばには、医学生の間で、インターン制度の廃止運動が盛り上がる時代でもあった。一九六八年には、ある事件をきっかけに、教授との対立、大学紛争、機動隊導入へと事態は拡大し、全国の国立大学へこの運動は波及していった。

信原さん自身、製薬資本に影響された薬中心の医療のあり方、医療点数を上げることしか考えず、圧力団体化してしまっている医師会のあり方に、強い不信と反発を抱いていた。それはやがて、日本の社会で取り残された者や、その社会の抱える矛盾の真っ直中に入っていかなければという思い、しかもその医療は、ただ身体を診て終わりとするのではなく、日常生活を含めた人間の全てを診る医療でなければ、という発想へと膨らんでいった。日雇い労働者の街・釜ヶ崎の診療所に入り、実態調査をする大学の社会医学研究会というサークル活動に信原さんが参加するようになったのも、そういう動機からであった。

関西の市民や学生たちの呼びかけで生まれた「パレスチナ難民支援準備会」が、現地で医療活動をする医者を募集しているという話が、大阪市立大学医学部に持ち込まれたのは、医師となった信原さんが大学病院を辞め、南大阪の病院に勤務し始めた一九七一年であった。

「医師の世界は、いやなところがたくさんあり、お互いをかばいあって、ぬるま湯みたいなところがある。このままの生活を続けていけば、自分自身が堕落してしまいそうな気がした。なにか厳しい状況に自分を置いてみたい、自分が必要とされている所へ行って、必要とされていることを、やれた方がいいのではないか」。

そういう思いを抱き続けていた信原さんは、その募集の話を聞いて、「そんな辺鄙で、汚いところへ行くような独り者の医者は、他におらん。それなら、私が」と決めた。二、三年、長くても五年ぐらいだろうと思った。当時、信原さんはナセル・エジプト大統領の死亡記事を新聞で読んで知っていたぐらいで、中東の情勢など、ほとんど知識もなかった。さっそく英語とアラビア語のにわか勉強を始めた。ドイツ語で医学用語を学んできた信原さんにとって、英語は文字通り「ブロークン・イングリッシュ」だった。

パレスチナ人に近づきたい

一九七一年、信原さんは、同じくボランティアとして医療活動をする看護婦の中野マリ子さんと共にベイルートに入った。当時は、前年のヨルダン政府によるパレスチナ人への大弾圧、いわゆる「黒い九月」が起こった直後で、ベイルートの病院は負傷したパレスチナ人で溢れていた。

「パレスチナ人が置かれている現実の問題に近づきたい。どういう思いで、彼らがイスラエルと闘っているのかを知りたい」という願いから、やがて信原さんは、イスラエル空軍の爆撃に絶えずさらされている南レバノンの南端にある、ラシャディーエ・難民キャンプの療養所に移った。

ベイルートの診療所の状況は、敗戦直後の日本の状況よりひどかった。レントゲンもない。せいぜい血圧を計って、簡単な処方せんを書くことぐらいしかできない。尿検査もほとんどやれない。施設の乏しい、そんな診療所にも、朝には既に数十人が並んでいた。診療終了時間の間際になると、「あなたはどこが痛む?」「頭が」「はい、ではアスピリン」といった調子で、次々と処方せんを切っていく。まるで薬の配給みたいなものだった。これではだめだと、信原さんは、一人ひとりのカルテを作って、診察システムの改善にも取り組んだ。

パレスチナ難民キャンプの診療所の仕事は、朝の外来診察から始まる。午後は研修会、夕方からはまた診療、夜は往診……と、仕事は一日中続いた。尿路結石、膀胱炎、アメーバー赤痢、チフス、寄生虫、高血圧、心臓病、貧血など、病気もさまざまだ。栄養の不足や偏りから起こる症状も多かった。

女医ということで、婦人科の相談も多かった。妻や娘を男性の医者には診せたくないという夫や父親の意識もあったようだ。また、病気だけでなく、夫婦間や嫁と姑の人間関係についての相談も持ち込まれることも多かった。

救急患者が出れば、夜中でも気軽に出かけていく。学校へ行けなくて文盲の娘たちに、医療活動への参加を呼びかけ、診療所で彼女たちに栄養や避妊の講習も開いた。夜の往診も厭わず、相談も聴いてもらえる。しかも、戦争になっても逃げ出さないこの外国人医者に対するパレスチナ人たちの信頼は、日を追うごとに増していった。

難民キャンプの住民たちは、結婚式や葬式はもちろん、なにかあるごとに、信原さんを家へ招きたがった。御馳走を作ると、住民たちはまず信原さんに食べてもらおうと持ってくるのである。信原さんがパレスチナ人住民に受け入れられた理由の一つは、彼女が日本人だったことだ。アラブも同じアジア、髪や目の色も同じ黒。欧米のようにアラブ人を支配した歴史もない。しかも、「日本人は、赤軍のように、パレスチナ人のために自分の生命も犠牲にする」というイメージがパレスチナ人の中にあった。

難民キャンプでは、パレスチナ人の家に下宿した。パレスチナ人の家庭生活や家族問題を理解したかったからだ。下宿先や診療所でパレスチナ人と交わす言葉はアラビア語。診察や日常生活に必要なアラビア語は、〝耳学問〟で学んだ。

イスラエル軍包囲下のベイルート

一九八二年六月四日、ロンドンでのイスラエル大使館攻撃を理由に、イスラエル軍は一〇万人の軍隊を動員して南レバノンやベイルートを爆撃。六日には南レバノンへ軍事侵攻した。その一週間後には、ベイルートはイスラエル軍に包囲され、砲撃にさらされた。この無差別攻撃の中で、パレスチナ人、レバノン人を問わず、たくさんの市民が殺され、負傷した。

この時、信原さんは西ベイルートの病院で、この犠牲者の治療にあたった。そのあまりの酷さにいたたまれず、信原さんは日本にリポートを書き送り、惨状とイスラエル軍の暴挙を訴えた。白紙に縦横に線を引いた原稿用紙に、その文字がびっしり書き込んであった。その行間から、訴えずにはいられない信原さんの焦燥と怒りが、読む者の胸を揺さぶる。

「難民は夜も眠れず、水も不足し、物価も上がるなかで、じりじりと迫る敵の包囲網と、爆撃、砲撃の音、爆弾におびやかされ、若い女性が卒倒する例が激増しています。皮膚病も増えています。チフスの流行や、子どもも扁桃腺炎、感冒の流行、リューマチの増加が見られます」と、現地の状況を報告した後、信原さんは日本人に向かって、こう訴えた。

「現在の赤三日月社病院では、物資は高価な軟膏や抗生物質を、薬局で買わなければならず、思うような薬が手に入りません。また、スタッフナース（日本では高等看護婦）が圧倒的に不足し、ボランティアの外国人たちが重要な役割を果たしています。多くのベイルートで働いていた人々は、残っていません。病院の職員もほとんどいないので、レバノン人の大学生を中心に、ボランティアで掃除や食事づくり等をやっています。薬やお金、そして看護婦など、日本で救援活動を強化し、赤三日月社をはじめ国際赤十字や、日本の政府を通じてでも送り届けてくだされば、どんなに励ましになるかと思います。

正しい報道が、今ほど重要な時はないと思います。日本の新聞報道も、こちらではわからないのですが、どうか、この報告を手始めに、出来るだけ広く、イスラエルへの批判や、レバノンからの撤退のための国際世論をさらに喚起し、皆殺しの危機に立たされているパレスチナ人民解放の支援の輪を広げて下さるよう訴えます」（一九八二年六月二日）」

さらに、イスラエル軍による西ベイルート包囲と砲撃が二カ月も続いた同年（一九八二年）八月二日付のリポートには、その状況の悪化を次のように伝えている。

「この一ケ月間、ベカー高原のシリア軍ミサイル基地を再度空爆し、空港周辺からのベイルート内への侵入が何度も試みられ、空爆は断続的に続き、七月二〇日以降は、連日の空爆・砲撃で、夜眠れない状態がつづいています。この六日間、再度、水や電気が絶たれ、チフスの再度の発生や、食糧事情の悪化で病気も増えています。七月三〇日、アラブ・リーグ（アラブ連盟）でPLO軍のベイルートからの撤退条件の協定が成立したにもかかわらず、断水、停電は続き、逆にシオニスト（注・イスラエル軍）は、西ベイルートへの侵入、空爆、大量砲撃への最後の決戦をいどんでいます。パレスチナ人居住区と周辺の町々はほとんど破壊し尽くされ、建物は一〇メートルおきに崩され、多くの市民が生き埋めになっています。二〇〇人近くの死者が出ていると報道されています。この一週間では、一〇〇〇人を超える死者が出ているようです」「余りに多くの死者が出ているため、どこの市内の病院でも、負傷者の処置に精一杯で、内科疾患や、慢性・長期疾患には対処できない状態です。市民病院が爆撃されているため、それらの患者さんの寝る場所を確保するのも大変です。多くの患者は、地下防空壕のある建物へと非難しています。キャンプ近くの赤三日月社の病院では、それでも地下の手術室で、爆撃の中でも、手術を続行しています。爆弾の雨の中を、血で染まった鉢巻をした人が運転する救急車は、猛スピードで走り回り、車同士の衝突という悲劇もおこっています」

このような異常事態の中で、信原さんは我を忘れて救援活動に走り回った。

「一二時間勤務体制で過労の上、水の汚染で病院の内・外でチフスがはやり、私自身も、クロマイを飲みながら、ふらふらしながらやっている状態でした。タンクを洗浄し、井戸水を運んできたり、井戸を掘ったり、水の対策をたてても、ガソリンが不十分なため、病院では、お茶も十分支給されず、患者は水の確保に、負傷した足を引きずって自分で水を捜しに出かける人もいます。ヤミで、東ベイルートから危険を冒して、ミネラル・ウォーターを仕入れて来ていた商人も数が減り、手に入りにくくなっています。ジュース、缶詰、飲料水も減ってきました。動けない患者への水の補給が、看護婦だけの大きな仕事になっています。それでも、生き埋めになった人々のことを考えると、病院にいる人々は生きているというだけで、まだ明日があります。診療所に流れていた血を必死で洗っていた看護婦が、耐えられなくなって姿を消したり、パジャマが血だらけで、血の臭いを放散しながら、じっと耐えていた八歳の男の子は、砲撃の中で両親にもはぐれてしまいました。

この血の臭いを、今思い出したとたん、日本の広島・長崎、ヴェトナム、朝鮮の血の臭いが臭ってきます。地球は狂っているのか、人間は狂っているのか、と叫びたくなる思いに時々かられながら、この現実と闘い、生き延び、平和な祖国に帰り、ユダヤ人もアラブ人も共に平等に生きれるパレスチナ国家を造ろうとしている人々に勇気づけられ、彼らが流している血を無駄にしてはならない、と思うのです」(一九八二年八月二日付)

砲弾に直撃され、建物の下敷きになって死ぬ住民も多かった。イスラエル軍の爆撃で、爆弾が病院の玄関口で爆発したり、夜道で不発弾やクラスター爆弾を踏んでしまうことを恐れて、懐中電灯を照らしながら、恐る恐る歩いたこともあった。病院の隣の一〇階建のビルが、イスラエル軍の真空爆弾で音もなく崩れたこともあった。いつその病院が砲撃されてもおかしくない状況だった。そんな砲撃が数日続くと、正気を失いそうになる。

しかし、そんな状況の中でも、パレスチナ人の少女たちは、重い救急袋を抱えて走り回っている。小児マヒや眼の不自由な子が、一生懸命に看護婦の仕事を手伝っている。負傷した住民や動けない老人を必至に救出しようとしている。負傷し、松葉杖をついている青年が、我を忘れて自分の杖を放り出し、負傷した老婆を抱きかかえて救う。その後で、ふと我に返り、自分の傷の痛みに気づく。その困難な状況の中で、打ちひしがれて号泣しても、また立ち上がって闘っていく。また自分は貧困で苦しんでいるのに、利己を超えて救援活動を続けていく。そんなパレスチナ人たちの姿を目の当たりにすると、信原さんも「これは逃げるわけにはいかない。自分もここで殺されてもしょうがないなぁ」という気になってしまう。

こうした現場には、外国人医師の自分がいることで、「自分たちは一人ではない。国際的にも見守ってくれているんだ」と、彼らの励ましになれば……と思うと、どんなに危険でも、現場から逃げることは、信原さんにはできなかった。

人間への信頼

パレスチナ人の中で一七年間暮らして、どう変わったのか？　という問いに、信原さんはちょっと考えて、「人間が好きになったかなあ」と答えた。日本のような機能的な尺度ではなく、パレスチナ人は、妻のため、子どものため、また故郷に帰りたいという思いで、自己犠牲をしながら闘っている。かって「人間嫌いだった」信原さんは、今は、そんな人間たちに強い愛情を抱くようになったというのである。

また、自分の変化を、帰国報告会での挨拶の中で、信原さんはこうも語っている。

「私が海で他の二、三人と一緒に溺れて浮き袋が一つしかない時、どうしよう、といつも考えていました。私はその浮き袋に掴まらないで、他人に譲るだろうか？　と。でも自信がない。だから自分も信じられないし、他人も信じられない。これをずっと考えていたんです」

しかし、そんな人間不信から信原さんを救ってくれたのは、パレスチナ人だった。

「爆弾が落ちて柱が崩れそうになると、パレスチナ人は、まず他人をその柱からどけようとする。そんな行為がとっさにできる。だから、浮き袋が一つあろうが、二つあろうが、どうでもいいのです。みんな一緒に泳げばいいのだから。日本では考えても、考えても、判らなかったことが、あそこへ行けば即座に解答が出てくるんです」

パレスチナ人との生活の中で、民衆に対する信頼を回復した信原さんは、「人間というのは誠意を尽くせば、心を通じあえるはずだ。どこかで必ず信頼できるはずだ」という確信を持てるようになった。抑圧される中で生きる人間の強さも肌で知った。それは「人間というものはこんなに凄いものなのか」という驚きでもあった。これが、自分が殺されるかもしれないような状況の中でも、人間に対する信頼を失わないパレスチナ人から学んだものだ。

日本の中では、「苦しんでいる人たちが主体で、彼らは自分たちでやっていくエネルギーを持っている」ということに確信もなく、釜ヶ崎や部落解放の運動、新左翼の運動にも、そんなエネルギーを感じることはできなかった。しかし、パレスチナ人にはその自力更生のエネルギーと、それを作っていけるという共同社会という基盤があった。

「パレスチナ人は単に祖国へ帰りたい、失った土地を取り戻したい、というだけではないんです。抑圧や差別を受けている中で、同じ立場にある弱い人たちの気持ちを理解し、人間を解放しようと目指しているんです」

今なお、現地の困難な状況の中で、毅然と闘っているパレスチナ人たちの姿が脳裏に蘇ってくるのだろう。そう語りながら、信原さんは初めて涙を見せた。

裁判闘争

信原さんが勤務したパレスチナ赤三日月社は、一九六八年にPLOによって設置された医療機関で、パレスチナ人キャンプでの診療や衛生管理、戦闘で傷ついた人々の治療などの要求に自らの力で応えようとするのである。この赤三日月社の他にも、各パレスチナ解放組織が医療組織を運営している。信原さんも赤三日月社から出向し、PFLP（パレスチナ人民解放戦線）の診療所で治療にあたったこともあった。

一九八二年、PLOが西ベイルートから撤退した時、信原さんは期限が切れていたパスポート再発行の申請をしたが、撤退まで間に合わず、赤三日月社のスタッフと共に、シリアのダマスカスへ向かった。そこで改めてパスポートの再申請をした。だが、外務省は翌一九八三年二月、「日本赤軍と密接な関係がある」と疑い、パスポートの発給を拒否した。「著しくなおかつ直接的に我が国の利益または公安を害する行為を行うおそれがある」（旅券法第十三条一項五号）というのが、国側のパスポート発給拒否の法的根拠であった。日本大使館側はまた、一九七六年にパスポートの期限が切れているにも関わらず、今まで連絡もせずに放置しておきながら、突然パスポートをくれというのが虫がよすぎるとも主張した。しかし、期限が切れた一九七六年当時、レバノンは内戦で混乱状況にあり、日本大使館もベイルートから一時退去していた。

一九八三年、信原さんは東京の弁護士・庄司宏氏を法廷代理人として、外務省の旅券発給拒否処分の取り消しを求めて裁判所に訴えた。以来、一九八九年一二月の結審まで六年半続いたこの裁判の中で、被告の外務省は、信原さんのPFLP診療所への出向は「パレスチナ過激派グループ」との接触であり、それは「日本赤軍の非合法武力活動を直接あるいは側面的に援助するおそれがある」と主張した。またパスポート発給は「海外に拠点を有して活動中の（赤軍）関係者等の国外滞在を積極的に正当化し、その活動を容易ならしめた場合には、テロ防止に関する我が国の基本姿勢について諸外国から疑念を招く結果となり、それが『我が国の利益』を害することになる」と説明した。

しかしその一方、信原さんの医療ボランティア活動については一切触れなかった。現地で信原さんの医療活動を見て来た青年たちを中心に、東京で「信原孝子さんを支える会」が結成され、その裁判を支援する運動を開始したのは、裁判所に提訴した直後の一九八三年七月であった。そして、一九八七年、信原さんは五年目に入った裁判闘争に本腰を入れるために、一七年ぶりの帰国を決意した。長い間会っていない母親のことも気がかりだった。

当局側は、信原さんの「赤軍との関係を証明する証拠」の一つとして、一九七二年のテルアビブ事件（日本赤軍のメンバー三人がテルアビブ空港で銃を乱射し、多数の死傷者を出した）の一年前、現地を訪問したある日本人映画監督が撮った信原さんと赤軍のリーダー・重信房子氏が並んだ写真をとりあげた。唯一の日本人医師であった信原さんに重信氏が診療を依頼してきたことは、信原さん自身も認めている。しかしそれが「赤軍の関係者」と結び付けられることが信原さんには納得できない。日本の公安当局は、日本赤軍の関係者や支持者たちに「こういう人物を現地で見たことがあるか？」と尋問し、信原さんと赤軍の関係を探ろうとした。現地を訪問する日本人は、唯一の日本人医師として現地でよく知られていく信原さんを訪ねていく者は多いから、当然知っている。すると公安は「ここでもお前の名前が出た。あそこでも」と、強引に「赤軍との関係」を造り上げていく。

原告側が上げた争点は四点あった。第一は旅券法第十三条一項五号自体が「外国に移住し、又は国籍を離脱する自由を侵されない」と規定した日本国憲法第二十二条二項に違反するという主張。第二点は、たとえ旅券法が違憲ではないにしろ、信原さんの場合にそれを適用するのは違憲であること。第三には、たとえ適用は違憲でない場合でも、その旅券拒否の通知書に付記すべき理由がなく、その義務を怠っていること。第四には、たとえこの旅券発給拒否理由付義務に外務省は違反していなくても、事実誤認に基づいた違法処分である、という四点であった。このうち最初の三点に対し、被告の外務省側は、過去の判例を上げて、その合憲性を主張した。この裁判の最大の焦点となったのは、第四の争点であった。

つまり、外務省が挙げる信原さんと日本赤軍との連帯関係」の例がどれほど信憑性があるか否か、という問題に絞られてきたのである。外務省側が挙げる例は公安情報を元にしたものであることも、その裁判の過程で明らかになってきた。

例えば、被告の外務省側が、その例として挙げたのが、日本に強制送還されたある日本人の調書である。その中に、ドクターと言われる女性が赤軍の「アジト」や『なみだ橋』と呼ばれている拠点」にいたという箇所があった。そのドクターが信原さんであるという被告側の主張は、その日本人に信原さんの学生時代の写真を見せて「確認した」というのだ。だが、その本人の法廷での証言によれば、「なみだ橋という名前は聞いたことはあるが、それがどこの場所をさすのかは知らなかった」という。しかも、その写真の特定も「百数十枚の写真を見せられたが、信原さんの写真については、取調べの警察から『これがドクターだ』と言われたので、そう(調書に)書いた」ことも明らかになった。

その調書は、弁護士との面会も妨害される中で、朝から深夜にまでおよぶ過酷な取調べの中で取られ作成されたものであった。また外務省側は、「(信原さんが)今どこにいて、何をしているのかについては全く知らない」と主張しているが、一九八二年暮れ、国会議員がシリアを訪れ、信原さんに会っているし、在シリア日本大使館員の案内で日本の新聞記者たちが信原さんに会い、そのアパートを訪ねているのである。

本当の国際支援とは

信原さんと赤軍とを強引に結び付けようとする外務省側

の動きに対して、信原さんは法廷での陳述書の中で、こう反論している。

「私は『赤軍』と政治的にも実践的にも、密接な継続した連帯関係をもった事実はありません。個人的な交流や医療行為は現地での自然な、人間としての行為であり、またPFLPとの関係も主として医療分野での協力関係であり、『赤軍』と直接かかわることではありません。（中略）パレスチナ人の置かれていた厳しい状況とのかかわりで、必要なボランティア活動をやってきた事に対して、『近い場所にいた』とか、『連絡がとれたはず』等とかのことを外務省が根拠にすることなどは、もってもほかです。また情報源の不明な情報をもとに、被拘留者に誘導尋問して取った『確認』を、あたかも確かな情報として連絡役としてでっちあげるなど、被告外務省は人権無視を当然としています」

また、自らの活動についても信原さんは、「私がたとえPFLPの医療活動を支援しようが、また、PLO総体を支援する立場でボランティア活動を行い、パレスチナの人々の友情を受けてきたことも、日本国民として恥じる行為とは考えられません。むしろ国際的な視野と友好が、ますます問われている時代に、日本人として誇るべきことと考えています」とも主張した。

一方、「医者としての評価も、（赤軍の）連絡役であるということで打ち消される」とする、被告外務省側の主張に対し、原告の信原さん側は、シリアの難民キャンプの診療所における信原さんの医療活動を撮ったビデオを法廷で公開し、その活動の意義を訴えた。「赤軍との関係があったかどうかという、そうしたものの見方、それ自体がおかしい。それよりも、信原さんの現地での活動をどう評価するか、が問われているのだ」と主張したのである。

「政府はこの旅券発給拒否で、『海外のボランティア活動も、国の外交政策の中でやれ。それをはみ出した者は許されない』と言いたいのでしょう」

「信原孝子さんを支える会」事務局メンバーの一人として、当初からこの裁判を支援してきた豊田直巳さん（当時三四歳）は、外務省の狙いをそう推し量る。

「今、政府は〝国際平和協力隊〟の派遣を主張し、『国際協力』『中東の人々の支援』を強調する。それを言うのだったら、一七年間も現場で、その中東の人々のために支援活動をしてきた信原さんに、まずパスポートを出すことを先にやるべきです。それを拒否しておきながら、『中東の人々のために』と言う。結局、その掛け声は嘘で、本音は〝派兵〟への道を作りたいんですよ」

信原さん自身も、この日本の「国際協力」「援助」のあり方について、先の陳述書の中でこう訴えている。

「薬や機械の援助、医療ボランティアへの援助、救急車などの寄付も、欧米諸国に比べ日本からはほんのわずかであり、政府関係の援助は全く目に見えませんでした。大国になった日本、技術・工業ですばらしい日本と言われるたびに、肩身の狭い思いをしました。国際化が叫ばれている今日、ボランティアに対する援助・支援だけでも早急に考え直してもらいたいものです」

一九八九年一二月一八日、東京地方裁判所は、「被告（外務省）が原告（信原さん）に対し昭和五八年二月一七日付けでした一般旅券の発給をしない旨の処分を取り消す」という、原告、信原さん勝利の判決を下した。その判決は、外務省が旅券法第十三条一項五号に該当するとしたことの「前提となる重要な事実を誤認したもので、事実上の基礎を欠く違法なものというほかない」とした。また、この旅券法の規定は、憲法で保証された海外渡航の自由を制約するものであるため、外務大臣の裁量権は「それほど広いものではなく」、「裁判所の審査が及ぶべきことは言うまでもない」と結論付けている。

信原さんはこの裁判の結果を、「第三世界の問題にも日本は平和の中で安閑と傍観している。そんな状況の中で、現地に入って活動し、住民の信頼を得ていることに、それなりの評価を（司法が）下してくれた。またそんな活動に対する外務大臣の政治判断による裁量権も無制限ではないことも認められた」と評価している。「私の生きる姿勢や考え方を通して、パレスチナの現実を大衆化した」という自信もついてきた。

しかし、この判決を不服とする外務省は控訴し、裁判は今（本稿執筆の一九九一年現在）なお継続中である。

パレスチナから見る日本

信原孝子さんは、軍医だった父親は戦死し、母親一人に育てられた。その母は、娘のパレスチナ行きに反対はしなかった。「医者として行くんだから、他人に迷惑をかけなければ、いいんじゃないかと思っていたんじゃないですか」と信原さんは笑う。だが、その後、公安がその母親を訪ねて、「お宅の娘さんは赤軍の重信らと付き合っている」と吹聴する。すると心配した母親は「変な人と付き合わないように」と手紙に書いてよこした。

戦争で夫を亡くしたクリスチャンの母は、「戦争」や「暴力」に対しても強い拒絶反応を示す。その母に信原さんは「私も戦争には反対です。しかし、ベトナム戦争にみられるように、侵略する側と侵略される側があり、侵略される側は闘わざるをえない時があるし、武力で抵抗する権利があります。パレスチナ人もそうです」といった趣旨の返事の手紙を母親に書き送ったことがある。

母の反対は予想以上に強かった。「そんな戦争を肯定する人間は嫌いです。そんな危険な思想を持つお前とはもう縁を切る。勘当です!」という手紙が信原さんの元に届いた。しかし間もなくすると、その母の方から「やはり、子どもは自分の手足のようなものです。切っても切れません」という手紙が届くのである。

この母親のように、一般の日本人には戦争はいやだといっても、それを生み出す大きな社会機構に対して、どう立ち向かい、どう闘っていくか、といった発想が欠落しているように信原さんには思えてならない。だから、個人で良心的に生きよう、平和を守ろう、という幅の狭い平和主義に留まってしまうのでは、と。しかし、その母親も、娘が個々の人間に対して理解をしようという姿勢に対して信頼は抱いていると、信原さんは肌で感じ取ることができた。そうした信原さんの行動に、母親も頭から反感を持つことは、もうなくなった。

〝あなたの国〟(母はパレスチナのことをそう呼ぶようになった)に私も一度行きたい。でも、体が悪くて行けない」と書き送ってきたこともある。信原さんが帰国した後も、パレスチナ人の客が来ると、「家に来て欲しい」と催促するまでに母は変わった。

現地で、故郷へ帰りたいというパレスチナ人の言葉を聞かされるたびに、信原さん自身は「自分にとって故郷とは何か」と自問してきた。それは〝祖国〟である日本の見直しでもあった。アラビア語のように考えなくてもしゃべれる日本語、緑の少ない中東で思い出す水と緑に恵まれた日本の風土……遠く離れて初めて祖国のよさを思い知った。

しかし、一七年ぶりの帰国後に見たその日本の姿は、以前とは全く変わって映った。電車の中の男の人の顔がずんべら坊で「女みたい」に見え、ケーキを買うと、一つ一つ丁寧に紙で包み、その上にまた袋に入れる。その資源の浪費にも驚かされた。

以前より一層悲惨に見えたのは、日雇い労働者の街「山谷」や「釜ケ崎」の実態であった。アルコール中毒になっても病院にも行けない老人。一日中全く食事もできない中年の男性……。「パレスチナよりひどい」皆が助け合って暮らす社会で暮らしてきた信原さんには、「豊かな日本」の中で見たこの光景に、思わずそう呟いてしまった。

「信原孝子さんを支える会」の機関誌に信原さんはこう書いている。

「巨大な壁が、三〇階建てのビルから一〇階建てのアパートや二階建てのウサギ小屋にまで連なっているように見えてきた。職種や会社や学歴、家族や学校やサークルやグループがいっぱいあって、複雑にどこかで触れ合っているようだけれども、まだまだ職種や会社や学歴の壁で仕切られているような気がする。いろんな社会的・政治的な活動をしている人々の間にも違った壁がある」

以前にも増して、信原さんには、モノの豊かさで幸福度を計ろうとする、いびつな日本人の姿もはっきり見えてきた。確かにモノは溢れている。進んだ技術もある。しかし、逆に、それに毒されてはいまいか、と思えてならないのである。

（『世界』〈一九九一年二月号、岩波書店〉より転載）

信原孝子さん略歴

一九四〇年八月二九日　兵庫県神戸生まれ。その後、八歳まで疎開先の香川県で過ごす。
一九五六年四月　大阪府立春日丘高校入学
一九五九年四月　大阪市立大学入学
一九六六年　大阪市大医学部卒、大阪市大医学部附属病院第二内科研修
一九六七年三月　医師国家試験ボイコット闘争
一九六八年　医師免許取得
一九六九年　西成区津守診療所勤務
一九七〇年秋　「パレスチナ難民支援センター設立準備会」発足
一九七一年四月　アラブ連盟を通して中野まり子さんとレバノンへ
一九七一年五～一一月　ベイルート市、パレスチナ赤三月社（PRCS）アル・クッズ病院およびシャティーラ診療所で研修
一九七一年一一月～一九七四年五月　スール（ティール）市、ラシャディーエ難民キャンプ内のPRCSラシャディーエ診療所に勤務。PFLPラシャディーエ診療所でも週一、二回午後勤務（ベイルート市内は医者はある程度足りていたので、前線に近い、より必要とされている南部レバノンでの勤務を志願）
一九七二年二～四月　日本へ一時帰国
一九七三年五～七月　レバノン軍の包囲解除直後からシャティーラ難民キャンプへ応援。各地区に診療所を作り、応急手当。女性の救急班の教育やキャンプの清掃を女性同盟等と共に行う
一九七三年一〇月　第四次中東戦争時、救急体制強化のため前線待機班に志願、前線の厳しさと同時に体力の限界を感じる
一九七四年五月～一九七六年一月　スール市、ブルジュ・シュマーリー難民キャンプ内のPRCSアル・ジャリール診療所、PFLPラシャディーエ診療所（七五年まで断続的）に勤務。主に外来診療。看護婦教育や救急車での救援にも従事
一九七五年四月　レバノン内戦勃発。若者達が志願してベイルートで戦死していくのを見聞し、再びベイルートでの勤務を志願
一九七五年一一月　パスポート失効
一九七六年二～一二月（レバノン内戦中）ベイルート市、アラブ大学救急病院に勤務。前線視察や救急診療所づくりの手伝い等
一九七七年一月～一九八二年五月　スール市、アル・バース難民キャンプ内のPRCSスール病院に勤務。主に内科外来診療
一九七九～八〇年　ナバティエ市、レバノン病院（レバノン民族戦線）にて鍼灸治療協働、ベイルート市、ブルジュ・バラジュネ難民キャンプ内のPRCSハイファ病院などにも支援・協働
一九八二年六～八月　イスラエル、レバノン侵略開始。ベイルート市ハムラ地区のトライアンフ病院に勤務。レバノン民族主

義組織に救急教育。
一九八二年八月三〇日　ＰＬＯとともにベイルートを撤退、シリア・ダマスカスに移動
一九八二年九月　シリアの日本大使館を通して旅券再発給の申請
一九八二〜八七年　ダマスカス市、ヤルムーク・キャンプ内のＰＲＣＳデイル・ヤシーン診療所等に勤務
一九八三年二月　外務省、パスポート発給拒否
一九八三年六月　パスポート発給拒否を不服として外務大臣を相手に民事訴訟を提訴。七月、「信原孝子さんを支える会」結成
一九八七年一一月二〇日　帰国
一九八八年一月　阪神医療生協阪神医生協診療所勤務
一九八八年九月　京都南病院勤務
一九八九年一二月一八日　東京地裁、パスポート発給拒否処分の取消を命じる勝利判決
一九九〇年　徳州会徳田病院勤務
一九九二年五月一八日　高裁判決、逆転敗訴
一九九二年　玉川診療所勤務
一九九四年二月七日　上告棄却、敗訴確定
二〇〇七年　パレスチナの平和を考える会の事務局に参加
二〇〇八年一一月　講演会「難民キャンプでの医療活動の中から（一九七一〜八七）」（於・大阪聖パウロ教会）
二〇一〇年　期間・地域限定のパスポートでイタリア旅行
二〇一一年一一月　期間・地域限定のパスポートでフランス旅行、ＢＤＳフランスと交流
二〇一四年五月一四日　「ネタニヤフ来日に抗議する五・一四京都集会」に参加
二〇一四年六月一一日　永眠

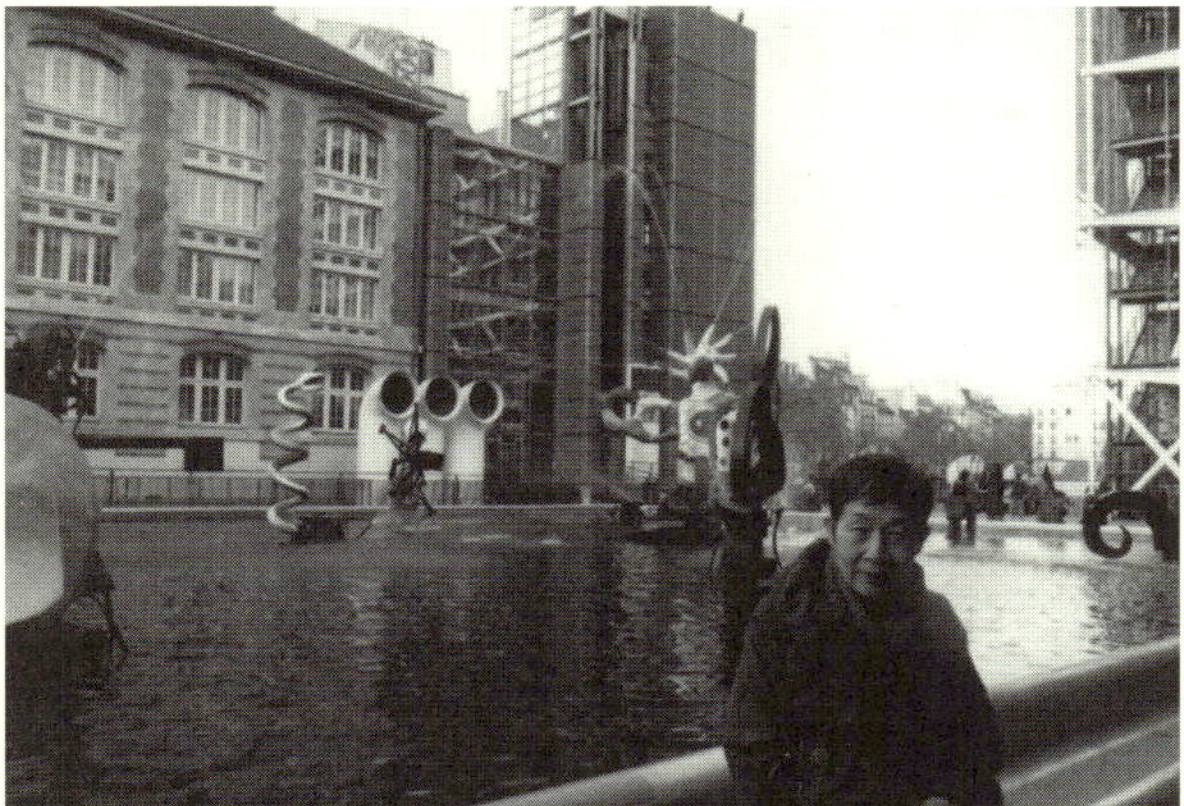

パリ・ストラヴィンスキー広場にて。2011 年 11 月。

あとがき

本書は、パレスチナ解放運動と地域医療とに一生を捧げ、二〇一四年六月一一日に永眠された故・信原孝子さんと様々なかたちで親交をもった人びとによって編集された（以下、故人のことを生前と同様、「さん」付けで呼ばせていただくことをお許し願いたい）。具体的には、二〇一四年九月二〇日に大阪・泉大津市民会館で行われた「信原孝子さんを偲ぶ会」実行委員会のメンバーがほぼそのまま編集委員会のメンバーとなった。偲ぶ会には全国各地から一〇〇人近くの参加者があり、故人を偲んだ。ご遺族や職場の方々、小学校・中学校・高校・大学の同窓生、そして連帯運動・市民運動関係者が一堂に会し、信原さんが生前もたれていた人間関係の豊かさを彷彿させる会であった。また、この会が多くの参加者にとって感慨深い場となったもう一つの理由として、同年七月から八月にかけて起きたイスラエルによるガザ大虐殺の凄惨なイメージを皆どこかで意識していたということもあるのではないかと思う。信原さんが生涯をかけて取り組んだこの問題が、今なお多くの罪なき生命を奪いながら、世界平和への深刻な不安定要因であり続けていること。また、そうした中東情勢の混迷と連動するかのように、日本の戦争国家化に向けた動きが加速していることについての不安感や、それを乗り越えていかなければ、という思いが漠然と共有されていたように思う。ともあれ、この偲ぶ会の記録を残すということが、本書の出発点となった。

編集委員会には、関西においてパレスチナ連帯運動を担ってきた人々や、帰国後の信原さんと共に地域医療に取り組んでこられた方など、信原さんがいなければ一緒に一つのことをやる機会はなかったであろう、活動領域や世代の異なる人びとが集まった。

このことは、つまるところ、信原さんの人間関係の豊穣さによるのであるが、それは本書の内容にも大きく反映されている。より具体的に言えば、本書は、「パレスチナ問題」をパレスチナだけの問題に切り分けず、日本における足下の問題とつなげようとした信原さんの生き様を、彼女自身、および多くの関係者の「証言」によって再構成することにかなりの程度成功しているように思う。

追悼文集のなかでいみじくもイヤス・サリムさんが「信原先生の行動はパレスチナ人が孤立していないということ

を示すものです」と書かれているが、同様に、日本の中の様々な問題が実はそれぞれ孤立したものではなく、世界中の「人間」の問題とつながっている、ということをも、彼女はその身をもって示されたように思う。

本書に収録することはできなかったが、「偲ぶ会」に寄せられたメッセージの中に次のようなものがあった。信原さんが診療されていた方のご家族からのものである。

> 一人暮らしの叔母が晩年大変お世話になり頼りにさせて頂いておりました。「世の中にはこんなお医者様もおられるのか」と深い感銘を受け、何と申し上げていいのか言葉にならない程感謝致しております。［中略］この度ご訃報に接し、残念でたまりません。又、先生にこのようなご経歴がおありだったこと全く存じ上げず驚きました。先生のご冥福心よりお祈り申し上げます。

信原さんが、パレスチナ難民への医療活動においても、日本における地域医療においても、同じ真摯さをもって「弱者」に向き合われていたことを象徴するメッセージであるように思う。そうした意味では、彼女がパスポート再発給を拒否され、中東に戻ることができなくなってしまったという不条理は、それ自体決して許されることではないものの、結果的に信原さんの一六年半にわたるパレスチナ人との協働の歴史的意味をより豊かにした面があるのではないだろうか。

＊　＊　＊

本書は三部構成になっており、第一部では、主として、「信原孝子さんを支える会」発行の『サアード』に掲載された信原さんの文章のうち、一九八四年から八六年にかけて連載されたレバノン時代の回想録「パレスチナ人民と共に一三年」（一～六）の全文と、一九八三年から八七年にかけて

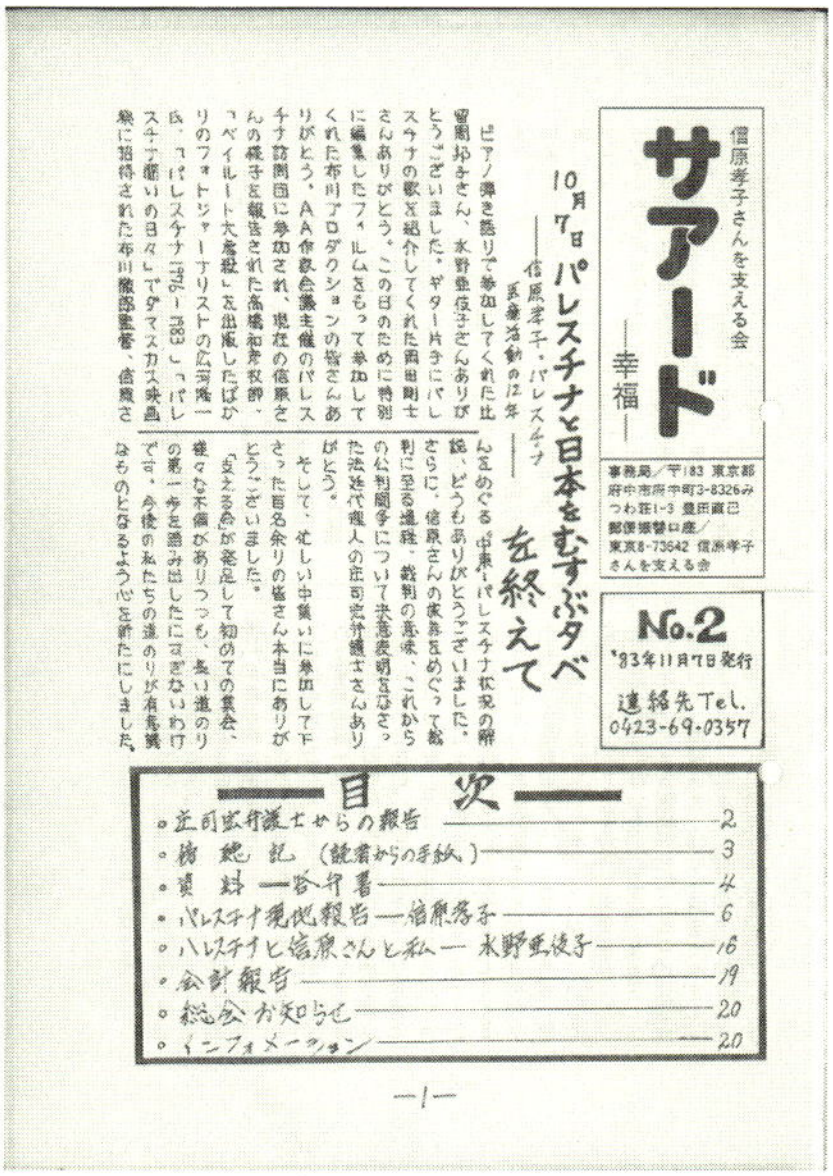

『サアード』2号（1983年11月7日発行

連載された「パレスチナ現地報告」（二〜二五）の中でパレスチナ人との具体的交流や医療活動の様子が描かれている箇所を中心に抜粋して掲載した。なお、「パレスチナ人民と共に一三年」は本当は全七回の連載になっていたはずなのだが、手違いで信原さんの手元に置いたままになっていた原稿が一回分あり、それが二〇一四年になって本人によって発見され、同人誌『四季』に掲載されたものを一緒に再録させていただいた。

また、一九八二年のレバノン戦争は、信原さんが広く日本社会に向けて現地情勢を伝える努力を始めるきっかけであったが、このとき彼女はかなりの頻度・分量の「通信」を日本のパレスチナ関係者に送っている。その主要な内容は、小田原紀雄・村山盛忠編『パレスチナ民衆蜂起とイスラエル』（第三書館、一九八八年）に収められている。本書では、紙数の都合もあり、一九八二年六月の「イスラエルのレバノン、パレスチナ人民虐殺に抗議する」のみを収録した。

これらの現地レポートは、およそ三〇年を経た現在読んでも、十分に読み応えのある、みずみずしい感性にあふれた貴重なドキュメントである。そこには、信原さんが帰国した直後にパレスチナ被占領地で勃発するインティファーダをも予感させる民衆のたくましさが印象的な筆致で記録されている。その一方で、これらの文章の多くが執筆された場であるシリアにおける内戦の現状にもつながるようなアラブ社会の「弱さ」の一面も垣間見ることもできる。特にパレスチナの女性たちが被っていた重層的な抑圧への共感的視点は、女性外国人医師としてアラブ社会で深い信頼を得た信原さんだからこそもち得たものだといえる。

帰国後に信原さんが書かれた文章は非常に少ないが、亡くなられる三カ月ほど前に、「パレスチナの平和を考える会」のメンバーが入院中の信原さんを訪ねて聞かせていただいた話の一部を「インタビュー」として収録させていただいた。

第二部は、パスポート裁判関係資料の中で、最低限、裁判の概要と経緯が分かるものを選んで掲載した。この裁判は、第一義的には信原さんに対するパスポート再発給拒否の違法性を問うものではあったが、より重要な意義として、信原さんを介して、パレスチナ解放運動と日本の市民運動とが本格的につながっていく大きな契機となったということがあるように思う。この裁判を現在から振り返って見たときの意義については、当時「支える会」事務局長として裁判闘争を担われた豊田直巳さんに「信原孝子さんの旅券問題の現在」を寄稿していただいた。

第三部には、全五六篇の追悼文を収録した。冒頭の三篇は、「偲ぶ会」での基調講演の内容をもとにしたものである。他の追悼文は、「偲ぶ会」の際に寄せられたメッセージをそのまま掲載させていただいたものもあれば、その後、あらためて執筆依頼をして書いていただいたものもある。また、東京で二〇一四年八月二三日に開催された追悼集会「信原孝子さんとベイルート82年—偲びつつ、〈あの時代〉を振りかえる」に寄せられた追悼文も再録させていただいた。他にも、東京の運動のつながりによって、寄せていただくことができた追悼文がある。これらについては、上記追悼集会の主催メンバーであった田浪亜央江さんにご助力いただいた。

あらためて言うまでもなく、本書の発刊は、多くの方の協力があって実現した。本書第一部と第二部の土台となった『サアード』や裁判関係資料を提供してくれた元「信原孝子さんを支える会」の岡田剛士さんと豊田直巳さんには特に感謝したい。豊田さんには本書に掲載した多くの写真も提供していただいた。手書きの書簡を含め、大量の資料の文字起こしは、「パレスチナに平和を京都の会」の諸留能興さんが一手に引き受けて下さった。また、校正に際しては、「パレスチナの平和を考える会」の村田豪さんに手伝っていただいた。

写真の一部は信原さんのご遺族の方にもご提供いただいた。軍医としてビルマで従軍中に戦死されたお父様が一緒に写っている出征前の家族写真や、高校時代の美術展入賞作品の写真などがそれである。写真の提供だけでなく、スケジュールが大幅に遅れてしまった本書の編集作業について、辛抱強く応援していただいた。

また、なかなか商業ベースには乗りにくい出版企画であるにもかかわらず、最初から快く相談に乗っていただき、刊行までこぎ着けて下さったインパクト出版会の深田卓さんには、特に深く感謝したい。私の不手際でいろいろと迷惑をかけることも多かったが、お許しいただければと思う。

＊　＊　＊

信原さんはいろいろな意味で稀有な人であったと思う。もちろん、パレスチナ難民キャンプで一六年半も医療ボランティアをしていたという時点で稀有な人であることは間違いないのであるが、そのようなことができた根底には、特権的な生き方を拒否し、虐げられた人々とともに生きる、というシンプルな理念を実直に追及する基本的な姿勢があった。それは、戦争の影を深く引きずっていた「戦後日本社会」に育ち、その社会の欺瞞性を告発した六〇年安保闘争以降の学生運動・社会運動に身を投じた世代の、一つの典型的な生き方ということもできる。しかし、信原さんの場合、そのことが、もう一つの第二次大戦が生み出した「欺瞞」であるイスラエル国家に立ち向かうパレスチナの人々の闘いに結び付いたという点において歴史的な意味をもつ。しかも、女性医師として市井のパレスチナ人の苦悩と希望に寄り添うという彼女の支援活動のあり方や、帰国後の地道な地域医療への貢献は、その「歴史的意義」を特定の組織やイデオロギーに回収してしまわないかたちで、周囲の人びとに大きな影響を与えたように思う。

そうした影響を受けた者の一人として、信原さんという稀有な存在に出会えたことを感謝するとともに、さらに多くの人が信原さんに新たに出会う機会を本書が提供することができれば幸いである。

二〇一五年一一月

信原孝子遺稿・追悼文集編集委員会　役重善洋

写真提供：
豊田直巳＝次の各ページの写真 :69,71,73,79,92,95 上 ,96,97,134
信原孝子医師ご遺族＝次の各ページの写真 :15,18,75,146,147
医療法人協生会 玉川診療所＝ 144 ページの写真
土井敏邦＝ 219 ページの写真
パレスチナの平和を考える会＝上記以外の写真（信原医師から生前に寄贈していただいた写真を含む）

聴診器を手に絆を生きる
信原孝子医師のパレスチナ解放運動と地域医療

2015 年 11 月 25 日発行
著　者　信原　孝子
編　者　信原孝子遺稿・追悼文集編集委員会
装　幀　宗利　淳一
発　行・インパクト出版会
113-0033　東京都文京区本郷 2-5-11　服部ビル
TEL03-3818-7576 FAX03-3818-8676
E-mail:impact@jca.apc.org
http://www.jca.apc.org/~impact/
郵便振替 00110-9-83148
印　刷　大信印刷株式会社